한의학의 현대적 해석과 고혈압

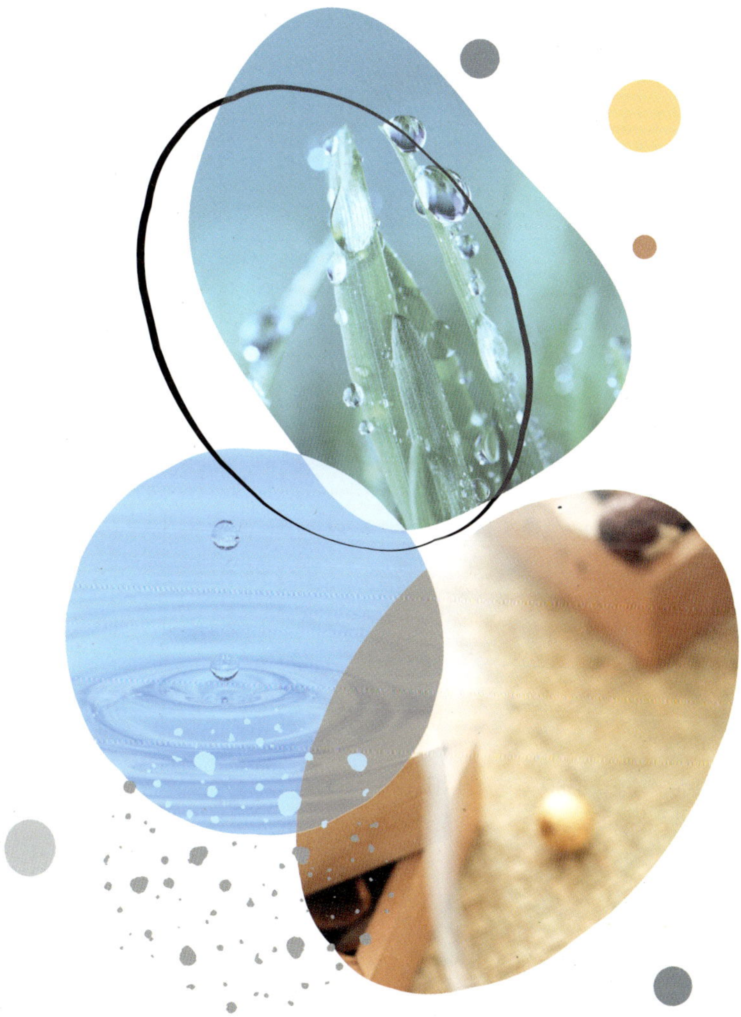

A Modern Interpritation of Korean Medicine and Hypertension

한의학의 현대적 해석과 고혈압

초판 인쇄 | 2023년 08월 10일
초판 발행 | 2023년 08월 25일

지 은 이 이준우
발 행 인 장주연
출 판 기 획 김도성
출 판 편 집 이민지, 김형준
편집디자인 양은정
표지디자인 김재욱
일 러 스 트 유학영
제 작 담 당 황인우
발 행 처 군자출판사(주)
등록 제4-139호(1991. 6. 24)
본사 (10881) 파주출판단지 경기도 파주시 회동길 338(서패동 474-1)
전화 (031) 943-1888 팩스 (031) 955-9545
홈페이지 | www.koonja.co.kr

ISBN 979-11-7068-044-4
정가 30,000원

한의학의 현대적 해석과 고혈압

高血壓

추천사

우리는 혈압이 높더라도 대부분 뚜렷한 어떤 증상도 느끼지 못하는 경우가 많아서 고혈압을 '침묵의 살인자'라고 부릅니다. 더구나 고혈압을 지속적으로 방치할 경우 심장질환, 뇌혈관질환, 신장기능 상실, 동맥경화 등과 같은 합병증을 유발할 수 있기 때문에 혈압은 반드시 관리되어야 할 질환입니다.

고혈압은 2021년 기준으로 30대 이상에서 26.8%의 유병률을 가지고 있는 아주 흔한 질환입니다. 고혈압약은 복용하다가 정상혈압으로 돌아오는 경우도 간혹 있지만 대다수는 평생 복용해야 하는 것이 엄연한 현실입니다. 나이가 들수록 만성질환이 많아지기 때문에 복용해야 하는 약의 개수 역시 많아지게 되고 이는 노인들의 다양한 합병증을 낳게 되기 때문에 반드시 필요한 약이 아니면 복용을 하지 않거나 복용하는 약의 개수를 최대한 줄이는 것이 삶의 질을 위해서도 꼭 필요하다고 생각합니다.

우리나라도 기대수명이 길어지고 조만간 초고령 사회로 접어드는 길목에서 한의학에서도 고혈압의 진료와 치료에 일조가 되어야 한다고 생각합니다. 한약이나 침치료 혹은 다양한 운동 요법을 통해서 고혈압을 조절하거나 고혈압약 복용량을 줄이거나 시기를 몇 년이라도 늦출 수 있다면 이는 고혈압 환자의 삶의 질에도 도움이 될 뿐만 아니라 다양한 합병증의 진행 역시 늦춰줄 수 있을 것이라 예상됩니다.

그런 의미에서 이번에 탑마을경희한의원 이준우 원장이『한의학의 현대적 해석과 고혈압』이라는 책을 출간하게 된 것은 참으로 반가운 일이라 생각됩니다. 이준우 원장은 경희대학교 한방병원 순환신경내과학교실에서 본인의 지도하에 전문수련과정을 거치고 한방내과전문의 자격증을 취득한 이후에 개원하였습니다. 한방병원 순환신경내과학교실은 수련 기간 동안 고혈압의 가장 중요한 합병증인 뇌혈관질환 환자 진료를 전문적으로 하게 되며 수많은 뇌혈관질환 환자들을 진료하였기 때문에 고혈압에 대한 이해는 그 어떤 한의사보다도 준비가 잘 되었다고 생각합니다.

이번에 이준우 원장이 저술한『한의학의 현대적 해석과 고혈압』이라는 책은 이러한 준비된 과정을 거쳐 고혈압에 대한 한의학적 관점을 새롭게 정립한 결과이므로 고혈압 진료에 참고하신다면 많은 도움이 될 수 있으리라 생각합니다.

바라건대, 이를 계기로 우리 한의사들이 고혈압에 대한 관점이나 치료에 대한 임상자료들이 쌓이고 쌓여서 고혈압치료에 우리 한의계가 한 축이 될 수 있기를 기대해 봅니다.

2023년 8월

전 경희대학교 한의과대학 순환신경내과학 교실 주임교수

김 영 석

서문

이 책은 2021년부터 민족의학신문에 '현대적 의미로 풀어쓴 한의학 이야기'라는 이름으로 연재한 칼럼들을 모아서 만든 책이다. 지금에 와서 돌이켜보면 이 칼럼들을 통해서 한의학을 재해석해보고자 했던 것 같다. 한의학을 재해석하는 데 있어 사용한 도구는 크게 대기과학을 중심으로 한 자연과학과 의학생리학이었다. 그리고 한의학을 재해석하는 과정에서 두 가지 원칙을 견지하려고 노력하였는데, 첫째는 고대인들이 남겨 놓은 단서들을 철저하게 따르려고 노력하였고, 둘째로는 개념들 간에 서로 모순됨이 생기지 않도록 수없이 생각해보았던 것 같다.

그동안 한의학을 현대과학의 개념으로 재해석하려는 노력은 수없이 있었던 것 같다. '氣=에너지'와 같은 노력들이다. 그리고 어설프게 한의학을 재해석하는 것을 많은 한의사 선생님들이 우려하는 것도 잘 알고 있다. 하지만 이렇게 다시 도전해야겠다고 마음을 먹은 것은 한의학 용어들을 추상적인 상태로 남겨 놓으면 한의학을 선명하게 이해하기 힘들다는 아쉬움 때문이며, 그로 인해 한의학이 앞으로 더 나아가기도 힘들고 일반인들과의 소통에도 어려움을 겪는다는 아쉬움 때문인 것 같다. 현대인들에게는 현대인들이 소통 가능한 개념들로 재해석되어야 함은 분명하다. EBM이라고 해서 한의학의 치료결과들을 확률적으로 검증해나가는 노력들은 높이 평가받을 만하다. 하지만, 이는 치료효과들을 객관적으로 검증하는 것이지 EBM을 통해서 한의학의 개념들이 재해석되어지는 것은 아니었다.

2011년도부터 5년간 민족의학신문사에 보험한약임상사례라는 칼럼을 투고하면서 삼음삼양이 온도, 습도, 압력을 의미하는 것이며 특히 少陽相火는 높은 압력과 관계가 있다는 생각을 잠시 소개했었다. 그러다가 2020년 3월에 코로나가 시작되었고 한의원이 한가해지면서 그 당시에 미처 마치지 못한 三陰三陽과 온도, 습도, 압력의 관계에 대해서 보다 더 명확하게 개념을 정리해보기로 마음을 먹게 되었다.

三陰三陽은 六氣의 닉네임이며, 六氣 즉, 風寒暑濕燥火는 날씨를 의미하기 때문에 우선 대기과학과 기상학 서적들부터 공부해보기 시작하였다. 대기과학이나 기상학 관련 책뿐만 아니라 유튜브들을 수도 없이 보면서 공부하였고, 한의학의 개념들과 연결지어보면서 생각에 생각을 거듭했던 것 같다. 그러면서 하나씩 둘씩 한의학의 개념들을 '나만의 방식'으로 정리해나가기 시작하였다.

한의학에서는 인체를 소우주라고 하였기 때문에 우주의 원리를 한의학 서적에서만 찾을 필요는 없다고 생각하였으며, 대신에 자연과학과 의학생리학을 통해서 한의학 용어들의 개념들을 찾아보기로 하였다.

六氣와 三陰三陽에 대한 개념들이 어느 정도 정리가 되고 나서는 五行으로 넘어갔다. 오행은 육기보다는 조금 더 어렵고 막연하였으나 고대인들이 남겨 놓은 많은 단서들이 있어 이들을 통해서 개념들을 명확하게 하는 작업들을 해나갔다. 오행이 정리되고 나서는 경락으로 넘어갔다. 육기와 오행 그리고 경락을 정리하고 나니 한의학 기초이론들에 대한 개념정리를 나름대로 정리할 수 있게 되었고, 한의학의 개념들을 정리하는 데 있어 가장 중요한 요소들이 '열과 물과 압력'이라는 생각에 미치게 되었다.

한의학을 '열과 물과 압력'이라는 개념을 통해서 정리를 하고 나니 이 내용들은 자연스럽게 의학생리학의 내용들과도 연결될 수 있다는 것을 알게 되었다. 의학생리학에서도 열과 물과 압력이라는 개념은 가장 중요한 부분들을 차지하고 있는데, 심장과 순환, 체액과 콩팥, 자율신경계, 대사와 체온조절 등 파트에서 관련된 내용들을 찾을 수 있었으며 이들 내용들과 한의학의 개념들이 어떻게 연결될 수 있는지도 조금씩 정리할 수 있게 되었다.

한의학 용어들을 자연과학이나 의학생리학의 내용들과 연결시키다보면 견강부회에 빠지는 경우가 많은 것 같아서 여러 선생님들에게 자문을 구하게 되었다. 자연과학을 전공하고 다시 한의학을 전공한 선생님들이나 왕성한 연구활동을 하고 있는 교수님들 그리고 각 분야의 전문가인 한의원 원장님들 등 다양한 선생님들에게 자문을 구하였다.

칼럼을 처음 쓸 때는 三陰三陽 중에서도 少陽相火가 높은 압력을 의미함을 중점적으로 소개하게 되었으며, 의학생리학에 넘어와서는 소양상화가 자연스럽게 혈압과 연결이 되면서 혈압의 내용이 추가가 되어 책의 이름을『한의학의 현대적 해석과 고혈압』으로 정하게 되었다. 그러므로 이 책은 처음부터 고혈압을 염두에 두고 쓴 책이라기보다는 글의 흐름상 자연스럽게 고혈압과 연결되어 이름을 정하게 된 책이라고 할 수 있다. 오히려 이 책의 중점 내용은 '현대적 개념을 이용해서 한의학을 재해석하기'라고 할 수 있으며 거기에 고혈압의 한의치료를 더해서 완성한 책이라고 할 수 있다. 그러므로 이 책은 고혈압과 관련된 질환이나 고혈압의 한의치료에 대해서 본격적으로 다루고 있는 책이 전혀 아니다. 다만 이 책이 본태성 고혈압을 한의학적으로 이해하고 치료방향을 설정하는 데 있어 입문서 역할만 할 수 있어도 충분히 만족스럽다고 생각한다.

이 책을 쓰면서 수많은 사람들의 도움을 받았으며 고마운 마음은 이루 헤아릴 수 없을 것 같다. 우선 이 책의 핵심은 그림을 통해서 내용을 쉽게 전달하는 것에 있었는데, 그림을 준비하는데 군자출판사 김도성 차장님, 유학영 과장님, 이민지 대리님에게 많은 도움을 받았다. 이 책은 칼럼 모음집이라고도 할 수 있는데, 칼럼들은 민족의학신문사에서 게재해주었으며 그 역할은 김춘호 기자님이 맡아주었다. 자연과학과 관련된 내용들에서는 물리학과 한의학을 전공한 황남주 원장님, 화학과 한의학을 전공한 이상헌 교수에게 검토를 부탁하였으며, 침치료와 관련된 내용들은 침구과 전문의 정인태 원장과 침구과 이승훈 교수가 검토해주었다. 水와 濕에 관한 내용은 한방안이비인후피부과 전문의 정재호 원장이 검토해주었으며, 보중익기탕 관련 논문들과 한의학과 인체의 소고 파트에서는 한방신경정신과 권찬영 교수가 검토해주었다. 그리고 갱년기 파트는 한방부인과 전문의 김동환 원장이 검토해주었다. 정인태 원장은 이 책의 마지막 교정 역시 흔쾌히 맡아주었다. 그리고 일반인의 눈높이로 봐도 크게 이상하지 않은지 피드백을 받기 위해 훌륭한 조언자인 부모님과 아내에게 필요할 때마다 항상 의견을 물어보았다. 책을 한번 쓰고 나면 나 자신이 얼마나 많은 사람들의 도움 속에서 살고 있는지 다시 한 번 실감하게 되는 것 같다.

무엇보다도 고혈압과 한의학이라는 거창한 담론을 꺼낼 수 있었던 배경에는 경희대학교 한방병원 순환신경내과학교실에서 수련을 받으면서 수많은 중풍 환자들을 진료하고 치료했던 경험들이 있었기에 가능했다고 생각한다. 마지막 고혈압의 한의치료 칼럼들을 쓸 때는 수련하던 시절이 아련하게 떠오르기도 하였다.

한의보험진료가 정체된 이유 중의 하나는 너무 근골격계 통증질환 위주인 것도 한몫한다고 생각된다. 비통증질환의 한의보험진료 영역을 확대하는 것에도 우리 한의사들이 많은 관심을 가져야한다고 생각한다. 그런 의미에서 필자의 졸저 『보험한약 입문』과 이번 책이 한방내과질환의 보험진료를 다지는 데 있어 조금이라도 도움이 되기를 간절하게 바라면서 글을 마치고자 한다.

2023년 8월 야탑동 진료실에서
이 준 우

목차

2. 고혈압과 관련된 한의학 내용들

목차

3. 고혈압의 한의치료

이야기를 시작하기에 앞서

우선 이 책은 민족의학신문사에 2021년부터 2023년까지 3년간 연재한 '현대적 언어로 풀어쓴 한의학 이야기'라는 제목의 칼럼들을 묶어서 만든 책이다. 그러므로 이 책의 순서는 칼럼의 순서로 되어 있다.

칼럼은 총 76개로 되어 있으며 칼럼과 칼럼이 서로 연결이 되어 있고 칼럼에서 또 다른 칼럼을 참조하였기 때문에 책에서도 칼럼의 형식을 그대로 유지하였다.

이 책의 내용은 한의학에서 시작해서 한의학+고혈압으로 끝나는 형태로 이루어져 있으며 대략 한의학 : 고혈압=7 : 3 정도로 내용이 구성되어 있다. 하지만 고혈압과 전혀 상관이 없는 한의학 내용들도 추후에 고혈압을 한의학으로 설명하는 과정에서 많이 인용이 된다.

대기과학에 관한 내용들은 많은 서적들을 참고하였으나 Lutgens와 Tarbuck이 지은 『대기과학 13판』 내용을 주로 참고하였다. 특히 초반의 '온도와 열' '물의 독특한 성질과 수소결합' '습도' '기압과 바람' 등 가장 기본적인 내용에 대한 참고내용은 전적으로 『대기과학 13판』을 참고하여 정리하였다.

의학생리학에 관한 내용들은 많은 서적들을 참고하였으나 『Guyton and Hall 의학생리학 12판』의 내용을 가장 많이 참고하였다. 특히 중요한 부분에서는 따옴표를 사용해서 책의 내용을 그대로 인용하였는데, 따옴표를 사용해서 인용한 내용들은 거의 대부분 『Guyton and Hall 의학생리학 12판』의 내용들이다.

고혈압에 관한 내용은 『Guyton and Hall 의학생리학 12판』과 함께 대한고혈압학회에서 엮은 「고혈압 개정판」을 주로 참고하였다. 특히 고혈압의 한의치료 파트에서 고혈압에 대한 내용은 「고혈압 개정판」을 주로 참고하였다.

즉, 이 책에서는 『대기과학 13판』이나 『Guyton and Hall 의학생리학 12판』 그리고 「고혈압 개정판」과 같이 한 분야에서 충분히 검증된 책들을 중점적으로 참고하였다. 즉, 이 책의 가장 중요한 참고서적은 세 가지 책이다.

이 책의 주된 참고문헌들을 미리 소개하는 이유는 다음과 같다. 이 책에서는 한의학을 주로 대기과학과 의학생리학의 내용들을 통해서 재해석하고자 하였는데, 그럴수록 여기서 참고한 대기과학이나 의학생리학 관련 내용들이 충분히 검증되고 보편적으로 널리 받아들여지고 있는 내용들이어야 할 필요가 있다고 생각했기 때문이다.

현대적 언어로 풀어쓴 한의학 이야기

지난 보험한약임상사례 칼럼들을 통해서

2011년부터 2015년까지 '보험한약임상사례'라는 칼럼을 100편 가까이 쓰면서 필자가 직접 경험했던 보험한약의 임상사례들을 소개했었다. 칼럼의 내용은 대부분 보험한약의 임상사례들이었지만, 군데군데 한의학에 대한 필자의 생각들을 정리해서 소개하기도 하였다. 그 당시 소개했던 한의학에 대한 생각들을 정리해보면 다음과 같다.

가장 비중을 많이 할애한 것은 六氣 중에서 궐음풍목과 소양상화에 대한 내용이었다. 육기는 기상현상을 말하는 것인데, 한열은 온도 그리고 조습은 습도라는 물리량으로 이해하면서 유독 궐음풍목과 소양상화는 관념적으로만 접근하는 것은 문제가 있다고 문제제기를 하였으며, 風과 火 역시도 현대적인 물리량으로 해석되는 것이 타당하다고 생각하여 기압(압력)으로 해석되어야 한다고 의견을 개진하였다. 관련 내용은 보험한약임상사례 37, 38편에 소개했었다.

다음으로 사상의학이 기후의학이라는 글을 썼었다. 기후는 장기간의 대기현상을 종합한 것으로 六氣가 기상현상이라면 체질은 기후에 가깝다는 것이다. 적도의 기후와 극지방의 기후, 런던의 기후와 우리나라의 기후가 서로 다르듯이 사람의 체질이 서로 다름을 소개한 의학이 사상의학이라는 것이다. 그렇게 생각하게 된 근거들은 보험한약임상사례 43편에서 소개하였다. 특히 소양인의 表寒證에서 시호 대신에 형개 방풍 강활 독활을 사용하는 기전에 대해서는 보험한약임상사례 21편에서 소개했었다.

오행에 대한 글들도 여러 칼럼에 걸쳐서 소개하였다. 보험한약임상사례 17편에서는 金의 장기들이 갖고 있는 공통적인 특징들에 대해서 그리고 보험한약임상사례 78편에서는 火의 장기들이 갖고 있는 공통적인 특징들에 대해서 설명하였다. 금의 장기들은 외부환경에 1차적으로 노출이 되는 장기들로 인체의 최전선 방어선에 해당되는 장기들이며, 화의 장기들은 움직임이 가장 활발한 장기들이라는 것이다.

보험한약임상사례 74편에서는 오행 중에서도 목의 성질과 금의 성질이 어떻게 서로 다른지에 대해서 설명하였다. 목의 성질은 힘을 가했다가 빼면 원래대로 돌아오는 '탄성'과 같은 성질을 말하며, 금의 성질은 망치로 두드리면 모양이 변형되거나 길게 늘어나는 '전성'이나 '연성'에 가깝다고 소개하였었다.

한의학을 현대적인 언어로 풀어쓰고파

이렇게 소개했던 내용들은 모두 한의학을 현대적인 언어로 다시 풀어쓰려고 했던 시도들이었던 것 같다. 하지만 그 당시에는 보험한약의 임상사례들을 소개하는 것이 주였으며, 한의학에 대한 생각들은 부차적인 것들이었고 조금 더 정리가 필요한 생각들이었다. 2020년을 관통한 코로나 사태로 인해 필자의 한의원 역시 상당한 타격을 받게 되었으며, 오히려 진료시간에 여유가 생기면서 필자가 가지고 있던 한의학에 대한 생각들을 다시 정리해볼 수 있는 시간들이 되었던 것 같다.

그동안 대기과학이나 기상학 같은 서적들을 사서 보았으며, 아울러 Guyton과 Hall이 저술한 의학생리학 서적도 살펴보았다. 한의학을 현대적인 언어로 소개하기 위해서 가장 필요한 책들이라고 생각했던 것 같다. 이런 참고문헌들을 토대로 필자가 정리해본 한의학에 대한 생각들을 새로운 칼럼으로 써보려고 한다.

앞으로 써보고 싶은 내용들은

- 육기와 온도 습도 기압
- 오행
- 오행과 육기
- 경락에 대해 음경락과 양경락, 수경락과 족경락 그리고 경락과 장부
- 이런 생각들이 임상에서는 어떻게 이해될 수 있을까?

등등에 관한 내용들이 될 것 같다.

주로 필자가 스스로 질문을 던지고 스스로 답하는 형식을 취하려고 한다. 예컨대 다음 칼럼에서는 '소양상화는 고기압이라고 이야기할 수 있을까?'라는 질문을 던질 것이고, 거기에 대해서 필자는 그렇다고 대답할 예정이다. 그리고 왜 그렇게 생각하는지에 대한 근거들을 제시해나갈 생각이다.

저자 소개

경희대학교 한의과대학을 졸업, 동 대학원에서 한방내과박사, 경희대학교 한방병원 수련 및 한방내과 전문의를 취득한 후 포천중문의대 한의과 교수 및 분당차병원 한방내과과장을 역임하고 현재는 2007년 8월 분당 야탑동 탑마을경희한의원을 개원하여 16년째 진료를 하고 있다.

저서로는 『일차진료 한의사를 위한 보험한약 입문(첫째 판, 둘째 판)』, 『보함한약 브런치』, 『보험한약 브런치 더샵』 등이 있으며, 민족의학신문에서 「현대적 언어로 풀어쓴 한의학 이야기」라는 칼럼을 연재하고 있다.

1 한의학 이론과 높은 압력

1 배경 설명 및 개요

배경 설명 및 개요

육기와 기상현상

한의학에서는 인체를 小宇宙라고 하고 있다. 그리고 한의학의 이론적인 배경을 天人合一說이라고도 하고 있다. 이들을 통해서 자연의 이치가 인체에도 그대로 적용된다는 생각으로부터 한의학 이론들이 출발하고 있음을 알 수 있다. 인체와 자연을 설명하는 데 있어 매개가 되는 이론들이 陰陽五行, 六氣와 三陰三陽, 經絡과 같은 이론들이며 이 이론들을 통해서 자연의 이치와 인체의 이치를 설명하고 있다. 그리고 이런 내용을 체계화시킨 가장 대표적인 서적이 『황제내경』이라는 책이라고 할 수 있다. 『황제내경』이라는 책은 전국시대로부터 시작되어 서한에 이르러서야 완성된 것으로 알려져 있는데 이는 이 시대의 의학자들의 끊임없는 경험과 연구의 산물로 알려져 있다.

인체가 소우주이고 우주의 이치가 인체에 그대로 적용된다면 우주의 이치를 과거의 서적들에서만 찾을 이유는 전혀 없다고 생각된다. 눈부시게 발전한 현대 과학의 성과를 한의학 이론에 접목시켜서 한의학 이론들을 설명해낼 수 있다면 보다 세련되고 설득력 있게 우리에게 다가올 수 있을 것이다. 그러기 위해서는 우선 한의학에서 사용되고 있는 용어들의 개념을 분명하게 하고 넘어가는 것이 반드시 필요하다. 하지만 문제는 한의학에서 사용되는 용어들 중에서는 지칭하는 것이 분명해 보이는 용어들이 있는 반면에, 지칭하는 것이 분명하지 않은 언어들도 많이 있다는 점이다. 육기에 해당하는 용어들은 비교적 지칭하는 것이 분명해 보인다. 風은 바람을 뜻하고 熱은 따뜻함을 그리고 寒은 차가움을 지칭하는 것은 분명해 보인다. 오행에 해당하는 용어들은 지칭하는 대상이 보다 막연하다. 木火土金水는 나무, 불, 흙, 금속, 물을 뜻한다기보다는 그러한 속성을 가진 대상들을 지칭하는 것으로 보인다.

- 지칭하는 것이 분명해 보이는 언어 : 風(바람), 熱(따뜻함), 寒(차가움)
- 지칭하는 것이 분명해 보이지 않는 언어 : 오행의 木火土金水

지칭하는 것이 분명해 보이지 않는 용어들일지라도 그 용어들이 사용된 전후 맥락을 살펴보면 그 용어들이 어떤 의미를 가지고 있는지 유추해볼 수 있다. 그래서 이 글에서는 가장 중점을 두고 있는 것은 '한의학에서 사용되고 있는 용어들의 개념을 분명하게 하기'이다.

한의학 용어들의 개념을 분명히 하는 데 있어 우선적으로 六氣로부터 시작해 보았다. 왜냐하면 육기에서 사용되고 있는 용어들은 비교적 지칭하는 것이 분명해 보이기 때문이다. 風은 바람을 의미함은 분명해 보인다. 마찬가지로 熱은 따뜻함을 의미하고 寒은 차가움을 의미하며 濕은 습함을 燥는 건조함을 의미함 역시 분명해 보인다. 하지만 육기 중에서 火가 무엇을 지칭하는지 애매하다. 火는 글자 그대로는 불이기 때문에 따뜻함과 관련이 있어 보이지만, 그렇다고 한다면 왜 육기에 熱과 火를 따로 넣었는지가 분명하지 않아 보인다. 그래서 육기에서 지칭하는 火의 개념을 분명히 하는 것이 가장 먼저 풀어야 할 과제가 되었다.

육기를 한글로 표현하면 바람, 추위, 더위, 습함, 건조함 그리고 불이 된다. 여기서 火가 무엇을 가리키는지는 의문으로 남겨 두더라도 육기가 기상현상을 가리킴은 분명하다는 사실에서부터 '한의학 용어들의 개념을 분명하게 하기'를 시작해 보았다. 『素問 五運行大論』에 보면 그에 대한 소개가 나오는데 暑(육기에서 暑와 熱

은 같은 의미로 쓰인다.)와 火의 비교를 보면 '暑以蒸之 火以溫之'라고 하고 있으며 '暑勝則地熱 火勝則地固'라고도 하고 있다. 이를 보면 暑와 火의 차이는 분명해 보인다. 즉, 暑는 한여름에 습기가 가득한 무더위를 의미하며, 火는 사막과 같이 건조하면서 온도가 높은 상태를 의미한다고 볼 수 있다.

육기가 기상현상이라고 한다면, 육기라는 개념을 분명하게 해나가기 위해서 기상학이나 대기과학에서 그 실마리를 찾아가는 것이 당연할 것이다. 육기 중에서도 寒熱은 기온의 높고 낮음을 의미하고 燥濕은 습도의 높고 낮음을 의미하는 것은 분명해 보인다. 그런데 대기과학 교과서를 펼쳐 보면 기상현상을 설명하기 위해서 온도, 습도와 함께 반드시 들어가는 개념 중의 하나가 압력이라는 개념이다. 대기과학에서는 압력 대신 주로 기압이라는 표현이 등장한다. 그리고 기압이라는 챕터는 항상 바람과 함께 제목이 붙여지는데, 대기과학 책의 챕터 이름은 종종 '기압과 바람'이 되는 경우가 많다. 기압과 바람이라는 제목으로 기온, 습도와 함께 독립된 한 단원을 형성하고 있는 것이다. 대기과학의 전반적인 내용들을 보면 기상현상은 온도, 습도, 압력으로 모두 설명 가능하다고 해도 전혀 틀린 말이 아니라고 할 수 있을 정도이다. 그렇기 때문에 자연스럽게 風과 火는 압력이라는 개념으로 설명될 수 있지 않을까 하는 생각이 들게 되었다.

십이경락을 보면 風과 火가 짝을 짓고 있는 개념임이 분명하게 드러나는데, 風에 해당하는 궐음경락과 火에 해당하는 소양경락은 서로 동전의 앞뒷면처럼 짝을 지으면서 유주하게 된다.

- 바람은 압력과 관계가 있다.
- 궐음경락과 소양경락이 짝을 이룬다.

이 두 가지 점에서 火는 압력과 관계가 있다고 가정하게 되었고, 압력에 대한 자료들을 검토하기 시작하였다. 바람이라는 현상은 압력차에 의해서 나타나기도 하지만, 저기압에서 주로 나타나는 현상이기 때문에 이와 짝을 이루는 火는 고기압에서 나타나는 현상이라고 생각해 볼 수 있다. 火는 불을 의미하기 때문에 따뜻하다는 뜻도 함께 내포되어 있을 것이며, 火가 '높은 압력'과 '높은 온도'를 함께 의미한다면 고온건조한 상태라고 할 수 있다.

육기에는 熱과 火가 함께 나열되어 있는 것으로 보면 熱과 火가 다른 면이 분명히 존재할 것이다. 육기를 風寒熱濕燥火라고 하기도 하지만 風寒暑濕燥火라고도 하는 것을 보면 육기에서 말하는 열은 한여름의 고온다습한 날씨에 가깝다고 할 수 있다. 그렇다고 한다면 자연스럽게 熱과 火는 모두 따뜻함을 가리키지만, 熱은 고온다습한 상태를 의미하고 火는 고온건조한 상태를 의미한다고 할 수 있을 것이다.

건조하면서도 온도가 높은 상태는 대표적으로 사막기후가 해당될 수 있는데 이는 고온고압으로 인해서 나타나는 기후이다. 세계적인 사막이 분포하는 기후를 아열대고기압이라고 하며 이 곳에는 바람이 약해서 아열대 무풍대라고 하기도 한다. 저기압에서는 바람이 나타난다면 고온건조한 기후에서는 바람이 거의 없다. 구름 한 점 없이 맑은 날씨에는 바람이 거의 없으며 있어도 미약하게 부는 것을 알 수 있다. 이런 기후와 기상현상들을 종합해보면 '火=고기압에서 나타나는 기상현상'이고 '風=저기압에서 나타나는 기상현상'이라고 정리해볼 수 있다.

- 火=고기압에서 나타나는 기상현상
- 風=저기압에서 나타나는 기상현상

그러므로 寒熱이 기온의 높고 낮음을 의미하고 燥濕이 습도의 높고 낮음을 의미하듯이 風火 역시 압력의 높고 낮음을 의미하는 것으로 가정하고 다음 논의를 이어나가게 되었다. 무엇보다 중요한 것은 이러한 가정이 인체에서도 의미가 있어야 한다는 점이다. 風과 火가 압력의 높고 낮음을 의미한다면 육기에서만 적용되어서는 안 되고 경락이나 장부에서도 모순되지 않게 적용되어야 한다. 특정한 개념이 어떤 경우에 적용되어도 서로 모순되지 않게 적용되는 것을 '개념적용의 일관성과 정합성'이라고 할 수 있으며, 개념적용의 일관성과 정합성을 갖춘 연후에야 비로소 '火=높은 압력'이고 '風=낮은 압력'이라는 가정이 설득력을 갖게 될 것이라고 생각한다.

오행과 사물의 성질

六氣라는 용어는 비교적 지칭하는 것이 분명해 보인다면, 五行이라는 용어가 지칭하는 것은 상대적으로 너무 모호하다. 그만큼 오행이라는 용어의 개념을 분명하게 하는 작업은 더 힘들 수밖에 없다. 그럼에도 불구하고 오행이라는 개념은 장부와 경락을 이해하는 데 너무나도 중요한 개념이기 때문에 그 개념을 모호하게 둬서는 한의학의 개념을 분명하게 하는 작업을 중단할 수밖에 없을 것이다.

오행의 개념은 모호하지만 고대인들이 남겨 놓은 단서들이 많기 때문에 그 단서들을 통해서 오행의 개념을 유추해 볼 수 있을 것이다. 오행이라는 개념을 분명하게 하는 작업은 오행의 歸類라는 개념을 통해서 접근하게 되었는데, 오행귀류란 여러 가지 사물이나 자연의 현상들을 오행이라는 다섯 가지로 헤쳐 모여서 분류한 것을 의미한다. 다섯 가지로 헤쳐 모이기 위해서는 어떤 기준이 있어야 할 것이며, 그 기준이란 오행 각각으로 헤쳐 모이는 공통적인 성질이라고 할 수 있다. 그리고 이 오행 각각의 공통적인 성질을 파악하는 것이 오행의 개념을 파악하는데 있어 가장 핵심이 되는 과정이라고 할 수 있을 것이다. 즉, 木類는 木類가 가지고 있는 공통된 성질이 있으며 火類는 火類가 가지고 있는 공통된 성질이 있다는 것이다.

이런 공통적인 성질을 뚜렷하게 나타내는 표현들이 있다면, 오행이라는 개념을 분명하게 했다고 할 수 있을 것이다. 오행 각각의 공통적인 성질을 찾기 위해서 오행귀류표 중에서 계절을 선택하였다. 왜냐하면 다른 자연현상들은 예컨대 酸苦甘辛鹹처럼 맛과 같은 현상은 일관된 원리로 설명해내기가 무척 힘들기 때문이다.

다행히 고대인들이 계절을 오행으로 분류해놨으며 계절이라는 현상은 '일조량의 변화'라는 일관된 원리로 설명이 가능하기 때문에 오행을 일조량의 변화에 따라서 표현을 해보았다. 그래서 오행을 다음과 같이 표현해 보았다.

- 木은 따뜻해지려는 성질
- 火는 따뜻한 성질
- 土는 바뀌려는 성질
- 金은 차가워지려는 성질
- 水는 차가운 성질

물론 오행이라는 개념이 이렇게 다섯 가지 표현만으로 끝날 수는 없을 것이다. 그래도 이렇게 표현을 해보면 오행을 이해하는 데 있어 가장 중요한 출발점이 될 수 있다.

물과 土의 개념

木火土金水 중에서도 용어의 개념을 분명하게 하는 데 있어 가장 어려운 것이 土라고 할 수 있다. 계절은 춘하추동이라고 하면 끝나면 될 것인데, 오행에는 長夏라는 표현이 하나 더 들어와 있다. 土는 바뀌려는 성질이라고 했지만 이 표현 역시 오행의 다른 표현들에 비하면 애매한 느낌이 든다. 그래서 土에 대해서는 조금 더 깊은 검토가 필요하였다. 그래서 다시 고대인들이 土類로 분류해 놓은 것들을 살펴보았으며, 長夏와 濕이 土類에 해당한다는 점이 土類를 이해하는 실마리를 제공해 줄 것이라고 생각하게 되었다.

長夏와 濕이 왜 土類에 배속이 될까에 대해서 수많은 고민을 하던 중 土는 물의 성질과 관련이 있을 수 있겠다는 생각에 이르게 되었다. 지구는 열에너지를 물속에 담아서 실어 나른다는 점에서 힌트를 얻은 것 같다. 즉, 태양복사에너지가 남는 적도지방에서 태양복사에너지가 부족한 극지방으로 열에너지를 수송하는 수레의 기능을 물이 담당하고 있는 것이다. 열에너지의 수송에는 크게 두 가지 방법이 이용되고 있는데, 하나는 수증기에 열에너지를 담아서 바람을 이용해 실어 나르는 방법이고, 다른 하나는 바닷물에 열에너지를 담아서 해류를 이용해 실어 나르는 방법이다.

土는 '물+열에너지'의 형태이며, 土가 가지고 있는 바뀌는 성질이란 에너지가 남는 곳에서 에너지가 부족한 곳으로 가서 에너지를 전달하는 과정에서 물이 상태의 변화를 일으키는 것이라는 생각이 미치자 土에 대한 개념이 더욱 분명해지는 느낌이 들었다.

토목공사와 개념 쌓아가기

한의학 용어의 개념들을 분명히 해나가는 과정에서 가장 중요한 토목공사는 위에서 언급한 세 가지였다. 첫째, 六氣는 기상현상에 해당하는 개념이며 風과 火는 낮은 입력과 높은 압력을 의미한다. 둘째, 五行은 사물이나 자연현상의 성질을 의미한다. 셋째, 土는 물의 성질과 관련이 있으며 물을 이용해서 에너지가 남는 곳에서 에너지가 부족한 곳으로 전달하는 역할을 의미한다.

오행의 성질이란 오장의 기능과 연결이 된다. 예컨대 어떤 사람의 성향이나 기질이 그 사람의 직업이나 역할을 결정하는 계기가 되는 것처럼 말이다. 외향적인 사람은 영업을 담당하는 것이 편할 수 있으며, 내향적인 사람은 실험실에서 연구하는 것이 어울릴 수 있다. 마찬가지로 肝心脾肺腎 각각이 가지고 있는 오행의 성질이 장부의 기능을 결정짓는 단서가 된다.

경락은 오행과 육기의 복합체라고 할 수 있다. 경락의 이름에는 장부의 이름도 나오고 육기의 이름도 나온다. 특히 십이경락의 이름에서는 오장육부가 아니라 육장육부로 되어 있기 때문에, 오행과 육기의 관계 또한 정립하고 넘어가야 한다. 핵심은 火에 있다고 할 수 있다. 오행 중의 火는 육기에서는 소음군화와 소양상화로 나뉘기 때문이다. 이는 거꾸로 말해서 오행 중의 火는 소음군화+소양상화라고 할 수 있으며 소음군화는 고온을 말하고 소양상화는 높은 압력을 의미한다고 하였기 때문에 오행 중의 火는 고온고압의 성질을 가지고 있다고 할 수 있다. 심장이 가지고 있는 높은 활동성과 높은 압력은 오행 중의 火에 해당하는 성질을 의미한다고 할 수 있을 것이다.

소양상화와 높은 압력

소양상화가 '높은 압력'에 해당한다는 개념은 이 책을 관통하는 가장 중요한 주제라고 할 수 있으며, 소양상화에 해당하는 대상은 경락의 소양상화와 장부의 소양상화로 나뉘게 된다. 소양상화에 해당하는 경락으로는 족소양담경락과 수소양삼초경락이 해당하며 소양상화에 해당하는 장부로는 심포와 삼초가 있다.

경락에 나타나는 '높은 압력'과 장부가 가지고 있는 '높은 압력'이란 과연 무엇일까? 이들을 설명하기 위해서 경락과 장부의 개념들을 분명히 밝히고 설명할 필요가 있었으며 육기, 오행, 장부, 경락 등의 개념들을 소개하다 보니 한의학 전반에 관한 개념들을 소개하게 되었다. 특히 경락 편에서는 양경락과 음경락의 차이에 대해서 많은 소개를 하게 되었다. 양경락은 인체의 외부를 감싸고 있으며 음경락은 인체의 내부에 해당하는데, 인체뿐만 아니라 모든 생명체의 외부가 딱딱하고 건조하고 차가운 이유는 내부에 있는 물과 열에너지를 보호하기 위해서이다. 여기서 생명체의 껍질이 딱딱한 것이 높은 압력, 즉 소양상화를 의미한다고 할 수 있다.

참고내용

온도와 열

일상생활에서 온도는 표준 척도를 사용하여 물체가 얼마나 따뜻한가 또는 차가운가를 나타내는 데에 사용된다. 온도(temperature)는 물질 안에 있는 원자나 분자의 평균 운동에너지의 척도로도 정의할 수 있다. 물질이 가열되면 그 분자들은 더욱 빠르게 움직이고 온도는 상승한다. 반대로 물체가 식으면 원자와 분자는 더 느리게 진동하고 온도는 하강한다.

열(heat)은 '물체와 주변 환경과의 온도 차이로 인한 물체 안팎으로 수송되는 에너지'로 정의된다. 뜨거운 커피 잔을 잡으면 손이 따뜻해지고 심지어는 뜨거움을 느끼기 시작한다. 반대로 얼음 조각을 손에 쥐고 있을 때 열은 손에서 얼음으로 옮겨 간다. 열은 온도가 더 높은 쪽에서 낮은 쪽으로 흘러가고, 양쪽의 온도가 같아질 때 열의 흐름은 멈추게 된다. 물체의 온도로 인해 그 물체가 갖는 에너지인 열에너지를 표현하기 위해 열이라는 말을 일반적으로 사용한다. 질량과 구성이 같은 경우 뜨거운 물체가 차가운 물체보다 더 많은 열에너지 또는 열을 갖는다. 기상학자들은 열을 잠열과 현열 두 가지로 나눈다.

잠열은 물이 한 물질 상태에서 다른 상태로 변화할 때, 즉 상변화라 불리는 과정을 거칠 때에 방출되거나 흡수되는 열을 의미한다. 예를 들면, 액체의 물이 증발해서 수증기가 될 때 상변화가 일어난다. 증발 과정 동안 주변 환경으로부터의 열은 액체인 물에 의해 흡수되어 분자들이 더 빠르게 진동한다. 물 분자들을 함께 붙들고 있는 수소결합의 힘을 극복할 만큼 충분히 진동 속도가 커지게 되면, 일부 분자들이 탈출하여(증발하여) 수증기가 된다. 가장 활동적인 분자가 탈출하기 때문에, 남은 액체 물의 평균 운동에너지(온도)는 감소하게 된다. 주변 환경으로부터 열을 제거하기 때문에 증발은 냉각 과정으로 간주된다.

증발이 일어나는 동안 탈출하는 수증기 분자에 의해 흡수된 에너지를 잠열(latent heat, 감추어져 있는 열)이라 한다. 물을 증발시키는 데에 필요한 열에너지가 탈출하는 수증기 안에 저장되거나 '숨겨지기' 때문에 이런 현상을 표현하기 위해 '잠'이라는 용어가 사용된다. 수증기에 저장된 잠열은 궁극적으로 구름 형성 시 수증기가 액체 상태로 돌아가는 응결 과정에서 대기로 방출된다. 따라서 응결은 증발의 반대로서, 주변 환경으로 에너지를 돌려보내게 되어 가열 과정으로 간주된다. 증발과 냉각의 복합적인 과정을 통해서 잠열은 지면-해수면, 주로 해양으로부터 대기로 많은 양의 에너지를 수송한다.

현열(sensible heat)은 잠열과 반대되는 개념으로 우리가 느낄 수 있는 열로서 온도계로 측정하지만 상변화에 관여하지는 않는다. '느낄' 수 있기 때문에 현열이라고 한다. 맑은 여름날에는 대기에 의해서 흡수된 햇빛, 또는 노출된 피부가 온도의 증가를 가져온다. 잠열과 같이, 현열은 한 장소에서 다른 장소로 수송될 수 있다.

물의 독특한 성질과 수소결합

물은 독특한 속성을 갖고 있어 대부분의 다른 물질들과 구분된다. 예를 들어 (1) 물은 지구 표면에서 대량으로 발견되는 유일한 액체이고, (2) 물은 언제든지 한 상에서 다른 상(고체, 액체, 기체)으로 변환될 수 있으며, (3) 물의 고체 상태인 얼음은 액체보다 밀도가 작다. 그리고 (4) 물은 높은 비열을 갖고 있어 온도를 변화시키기 위해서는 많은 에너지가 요구된다. 물 1 g을 1°C 올리는 데 1 cal가 필요하다. 우리가 알고 있듯이 물의 이 모든 속성이 지구의 날씨와 기후에 영향을 미치며 생명체에 유리하게 작용한다.

이러한 독특한 속성은 대부분 물이 수소결합을 하는 특성에서 유래한 결과이다. 수소결합이란 하나의 물분자에 있는 수소 원자와 다른 물분자의 산소 원자 사이에 작용하는 인력이다. 물분자(H_2O)는 하나의 산소 원자와 강하게 결합된 2개의 수소 원자들로 이루어져 있다. 산소 원자는 결합된 전자에 대해 수소 원자보다 더 강한 친화성을 가지기 때문에, 물분자 끝의 산소 원자는 부분적으로 음전하를 얻는다. 같은 이유로 물분자의 두 수소 원자들은 부분적인 양전하를 얻는다. 반대로 대전된 입자들은 서로 잡아당기기 때문에 물분자 중 수소 원자는 다른 물분자의 산소 원자에 끌어 당겨진다(그림 1).

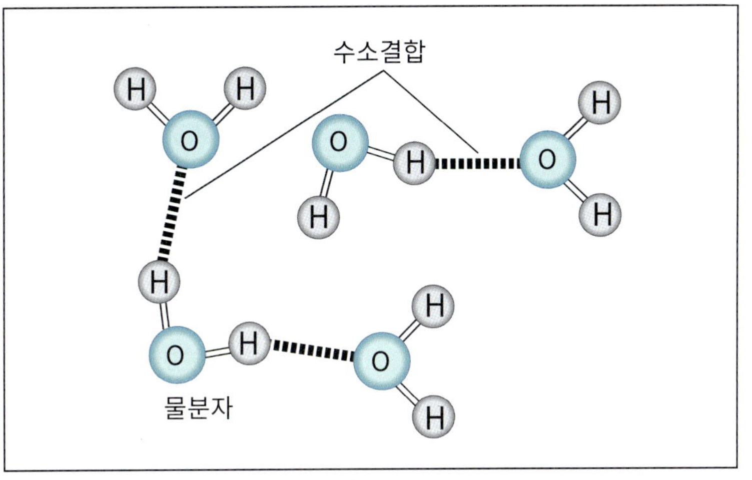

● 그림 1. 물분자의 수소결합

습도 : 대기 중의 수증기의 양

습도는 대기 중의 수증기 양을 설명하는 데 사용되는 일반적인 용어이다. 수증기는 대기에서 체적비로 0.1%에서부터 약 4%까지 변화하며 대기의 단지 아주 작은 부분을 구성한다. 그러나 대기에서 물의 중요성은 이러한 작은 퍼센트가 나타내는 것보다 훨씬 더 크다. 수증기가 기상 과정에 포함될 때 수증기는 대기에서 가장 중요한 기체이다.

대기 중의 수증기량을 표현하는 절대습도, 수증기압, 상대습도 그리고 이슬점 등 여러 방법을 사용한다.

절대습도는 주어진 부피의 공기덩이에 함유된 수증기의 질량이다.

$$\text{절대습도} = \frac{\text{수증기질량}}{\text{공기부피}} \times 100$$

우리는 공기 중 수분 함유량을 수증기에 의해 가해진 압력으로도 나타낼 수 있다. 압력의 증가는 증발을 통해 공기로 유입된 수증기 분자들의 움직임의 결과이다. 대기과학에서는 이 압력을 수증기압(vapor pressure)이라 부르고 그것은 전체 대기 압력에서 수증기가 기여한 압력으로 정의된다.

처음에는 물 표면으로 돌아오는 분자들보다(응결) 더 많은 분자들이 물 표면을 떠날 것이다(증발). 그렇지만 물 표면으로부터 더 많은 수증기들이 증발함에 따라 위쪽 공기에서 증가된 수증기압이 더 많은 수증기 분자들을 액체로 돌아가도록 밀어붙일 것이다. 결국 물 표면으로 돌아오는 물분자 수와 물 표면을 떠나는 수가 같게 되면 평형상태에 도달한다. 그 시점에서 공기는 포화(saturation)라 불리는 평형에 도달하였다고 한다. 공기가 포화되었을 때 수증기 분자들의 운동에 의해 가해진 압력을 포화수증기압(saturation vapor pressure)이라 한다.

공기 중의 수분 함량을 설명하는 데 사용되는 용어 중 가장 익숙한 용어가 상대습도이다. 상대습도는 어떤 온도(그리고 압력)에서 공기가 포화되기 위해 필요한 수증기의 양에 대한 공기 중의 실제 수증기량의 비율이다. 따라서 상대습도는 공기 중의 실제 수증기량을 나타내기보다는 공기가 포화에 얼마나 근접한가를 나타낸다.

$$\text{상대습도} = \frac{\text{혼합비 공기 중 수증기량}}{\text{포화혼합비}} \times 100$$

기압과 바람

공기가 수평으로 움직이는 현상, 즉 바람이라고 불리는 기상현상의 원인은 무엇일까? 간단히 말하면 바람은 기압이 수평적으로 변하기 때문에 발생한다. 공기는 고기압 지역에서 저기압 지역으로 흐르게 된다. 우리는 대기권의 가장 아래쪽에 살고 있는데, 해저 바닥에 서식하고 있는 동물들이 수압의 영향을 받고 있는 것처럼 우리 인간은 공기의 무게에 의한 압력을 받고 있다.

대기압(atmosphere pressure), 즉 기압(air pressure)은 위에 놓인 공기의 무게에 의하여 받는 단위 면적당 힘으로 정의된다. 해수면의 평균기압은 1,013.25 hPa이다. 조금 더 정확히 말하자면 단면적이 1 m^2인 공기기둥의 무게를 해수면부터 대기권 최상단까지 합하게 되면 1,013.25 kg/m^2이 된다.

지표면에 미치는 기압은 우리가 생각하는 것보다 훨씬 크다. 예를 들면 작은 책상(가로 1 m, 세로 50 cm)의 표면에 작용하는 기압은 5,000 kg가 넘는데, 이는 대략적으로 50인승 버스의 무게에 해당한다. 이러한 공기의 무게에도 불구하고 책상이 부서지지 않는 이유는 기압이 모든 방향으로 작용하기 때문이다. 즉, 위에서 아래로, 아래에서 위로 또 옆으로, 이렇게 모든 방향으로 작용하는 기압은 힘의 균형을 이루게 된다.

기압을 변화시키는 네 가지 요인으로는 고도, 기온, 습도, 공기의 이동을 들 수 있는데, 이 중에서는 기온에 따른 기압 차이를 이해하는 것이 가장 중요하다. 온도라는 것은 물질의 분자의 평균적 운동 상태를 나타내는 척도이다. 따라서 추운 지방의 공기는 비교적 분자운동이 덜 활발한 공기분자들로 이루어져 있는데, 이들은 온도가 높은 공기에 비해 분자 간의 거리가 가깝고 밀도가 크다. 밀도가 증가함에 따라서 지표면에 미치는 기압도 커지게 된다. 따라서 다른 조건이 모두 같다면 차가운 공기는 지상의 고기압, 따뜻한 공기는 저기압과 각각 관련되어 있다.

찬 공기와 따뜻한 공기의 또 다른 중요한 차이점은 찬 공기의 경우 따뜻한 공기에 비하여 고도에 따른 기압 감소가 더 크다는 점이다(그림 2). 찬 공기의 경우 공기분자가 더 조밀하게 쌓여 있기 때문에, 고도에 따른 기압 감소가 더 크다는 것을 잘 알 수 있다. 반면에 따뜻한 공기의 경우 지상으로부터 똑같은 고도만큼 올라간다 해도 그 고도 아래의 공기가 찬 공기에 비하여 양이 적기 때문에 기압의 감소 폭 또한 작다. 이러한 차이 때문에, 고도가 같다면 따뜻한 공기가 찬 공기에 비해서 더 많은 공기분자를 가지고 있음을 알 수 있다.

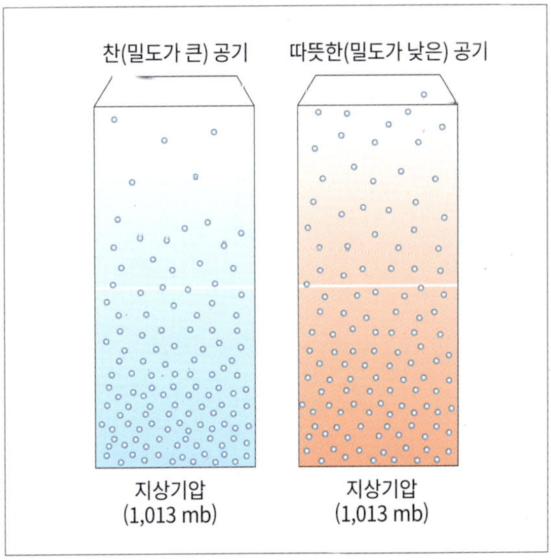

● **그림 2.** 찬 공기와 따뜻한 공기의 밀도의 비교

2 소양상화와 높은 압력

① 소양상화는 고기압이라고 이야기할 수 있을까?
② 육기를 왜 삼음삼양이라고 했을까?

소양상화는 고기압이라고 이야기할 수 있을까?

첫 번째 이야기

육기

한의학에서 六氣는 風寒熱濕燥火 여섯 가지를 말한다. 熱 대신 暑라는 한자를 대신 넣어서 風寒暑濕燥火라고 하기도 한다. 같은 개념이긴 하지만 이 글에서는 六氣를 風寒熱濕燥火로 정하기로 하겠다. 대충 해석하자면 바람, 추위, 더위, 습함, 건조함, 불 이렇게 표현할 수 있을 것 같다.

바림, 추위, 더위, 습함, 건조함 그리고 마지막의 불. 불은 뭔지 모르겠지만, 나머지 다섯 가지를 보면 날씨와 관련된 내용인 것 같다. 그렇다. 육기는 기상현상을 말하는 것이 분명해 보인다. 한열은 기온의 높고 낮음을 말하고 조습은 습도의 높고 낮음을 말한다. 그리고 風은 바람을 말한다. 여기까지는 누구나가 쉽게 알 수 있다. 그러면 대체 火는 어떤 기상현상을 말하는 것일까?

육기 중의 화는 무엇일까?

寒熱은 온도라는 물리량의 많고 적음을 말하는 것이고 燥濕은 습도라는 물리량의 많고 적음을 말하는 것이라면, 風과 火 역시도 특정한 물리량을 의미하지 않을까 하는 의문을 자연스럽게 가질 수 있을 것이다. 風이 바람이기 때문에 우선 풍속(m/s)이라는 물리량을 떠올리게 된다. 하지만 風은 바람의 속도가 빠른 것이고 반대로 火는 바람의 속도가 느린 것이라고 하기에는 고대인들이 왜 火라는 한자 단어를 선택했는지 잘 설명이 되지 않는다. 그렇다면 고대인들이 소양상화라는 단어를 통해서 대체 무엇을 의미하려고 했던 것일까?(육기 중의 화와 오행 중의 화를 구별하기 위해서 제목에는 소양상화라고 표현하였다.)

대기과학이나 기상학 관련 책들을 펼쳐보면, 風과 火는 기압에 대한 표현이 아닐까하는 생각이 저절로 들게 된다. 그만큼 기압은 기온, 습도와 함께 가장 중요한 기상요소이기 때문이다. 고등학교 지구과학 시간에 배웠듯이 바람은 고기압에서 저기압으로 불어 들어오기 때문에 저기압에서 자주 나타나는 현상이다. 반대로 고기압에서는 상대적으로 맑고 쾌청한 날씨를 보인다.

가장 중요한 기상요소 중의 하나이기 때문에 風과 火는 기압에 대한 표현이고, '風=저기압, 火=고기압'이라고 주장하기에는 아직 설득력이 없다. 보다 구체적인 주장을 하기 이전에 기압에 대한 간단한 개념과 함께 아네로이드 기압계에 대해서 먼저 소개하고자 한다. 아네로이드 기압계의 모습을 처음 본 순간 소양상화가 고기압을 의미할 수 있겠다는 생각이 더 굳어졌기 때문이다.

기압이란? 그리고 아네로이드 기압계

공기의 압력인 기압이란 무엇일까? 지구의 중력 때문에 무게를 갖게 되는 공기는 어떤 지역에 힘을 미치게 되는데, 이 힘을 대기압, 간단히 기압이라고 한다. 엄격하게 말하면 기압은 단위면적에 미치는 공기의 힘이다. 공기분자가 무게를 갖고 있기 때문에 지구를 둘러싸고 있는 공기의 전체 무게를 계산할 수 있는데, 그 무게가 무려 5,600조 톤으로 알려져 있다.

보편적으로 사용되는 기압계로는 아네로이드 기압계(aneroid barometer)가 있다. 이 기압계 속에는 작고 신축성 있는 금속 상자가 들어있다. 이 상자는 아네로이드 셀로 구성되어 있는데, 기압 변화에 민감하게 상자가 팽창이나 수축할 수 있도록 제작되었다. 기압 변화에 따른 상자의 부피 변화를 지렛대로 연결하여 증폭시킴으로써 현재의 기압을 지시기로 표시하도록 하였다.

아네로이드 기압계 중에는 기압을 나타내는 눈금 위쪽에 기상 상태를 알려주는 문구를 표시해 놓은 것도 있다. 이 문구의 내용은 기압의 정도에 따라 예상되는 기상 조건에 대한 것이다. 즉, 기압이 높으면 맑은 날씨가 될 가능성이 크고 반대로 기압이 낮으면 흐리거나 비가 올 수 있으므로 아네로이드 기압계에 이와 관련된 내용이 표시되어 있다(그림 3).

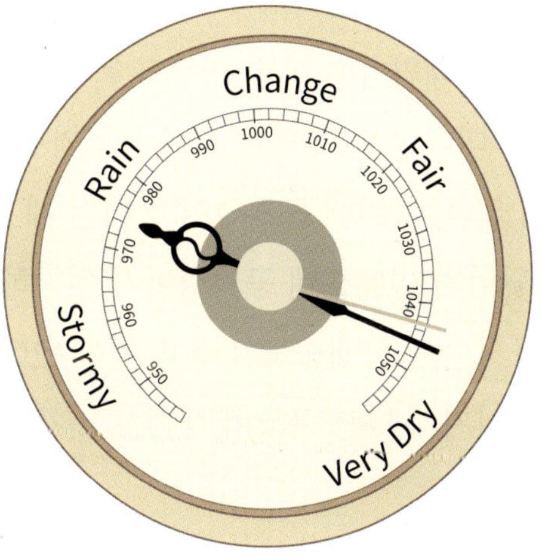

● **그림 3.** 아네로이드 기압계
※ Fair는 맑은 날씨를 의미한나.

소양상화는 고기압이라고 이야기할 수 있을까?

두 번째 이야기

단열변화

고등학교 때 지구과학을 배웠다면 구름 생성의 원리로써 단열변화에 대해서 배웠던 기억이 있을 것이다. 대기 중의 공기는 높이 올라가면 올라갈수록 희박해지기 때문에 기압이 떨어지게 된다. 그런데 공기덩이가 어떤 계기로 인해 상승하게 된다면 주변의 기압이 점점 낮아지기 때문에 공기덩이가 팽창하게 되고, 공기덩이가 팽창하면 내부온도가 낮아지면서 상대습도가 올라가게 된다. 그러다가 공기덩이의 온도가 이슬점 밑으로 떨어지게 되면 구름이 생기고 비가 내린다는 이야기였다.

열역학 제1법칙

공기덩이가 팽창하면 왜 내부온도가 낮아지고, 반대로 공기덩이가 압축하면 왜 내부온도가 높아질까? 단열변화를 설명하는 데 있어서 열역학 제1법칙이 이용되는데, 열역학 제1법칙을 간단히 수식으로 써보면 다음과 같다.

$\triangle E=Q-W$

여기서 E는 내부 에너지, Q는 계(System)에 흡수되는 열, W는 계가 한 일이다. 계가 열 Q를 흡수하면 내부에너지는 증가하고 방출하면 내부에너지는 감소한다. 그리고 계가 일을 하면 내부에너지는 감소하고, 계가 외부로부터 일을 받으면 내부에너지는 증가한다. 이때 W는 계가 행한 일을 의미하여 앞에 마이너스 부호를 붙인다.

단열팽창 또는 단열압축 과정은 열역학 제1법칙 △E=Q-W에서 Q=0인 경우이다. 즉, 외부로부터 열의 출입이 없는 경우이다. 그러면 △E=-W가 된다. 이는 외부와 열에너지 전달이 일어나지 않는 과정이다. 계(System)가 일을 하면 내부에너지는 그만큼 감소하고, 반대로 계가 외부로부터 일을 받으면 내부에너지는 그만큼 증가한다.

간단하게 정리해 보자면, 단열팽창은 내가 일을 하니 내부에너지가 감소하고, 단열압축은 외부로부터 일을 받으니 내부에너지가 증가한다는 뜻이다.

소양상화

저기압에서는 공기덩이가 가볍기 때문에 상승하게 되고, 높이 올라간 공기덩이는 단열팽창을 하게 된다. 반면에 고기압에서는 공기덩이가 무겁기 때문에 하강하게 되고, 지상으로 내려온 공기덩이는 단열압축을 하게 된다. 공기덩이가 단열압축을 하면서 외부로부터 일을 받으면 내부에너지가 증가하게 되고 공기덩이의 내부 온도가 올라가게 된다(그림 4).

단열압축을 하면서 생기는 열에너지가 바로 소양상화라고 생각한다. 六氣 중에서 열에너지를 의미하는 표현은 熱과 火의 두 가지가 있는데, 熱은 태양의 복사에너지에 의해 공기가 직접 가열되면서 생긴 열에너지라고 한다면, 火는 고기압에서 공기덩이가 단열압축을 하면서 생긴 열에너지라는 것이다. 고기압에서 생기는 열에너지로 인해 상대습도가 떨어지면서 맑은 날씨가 형성된다.

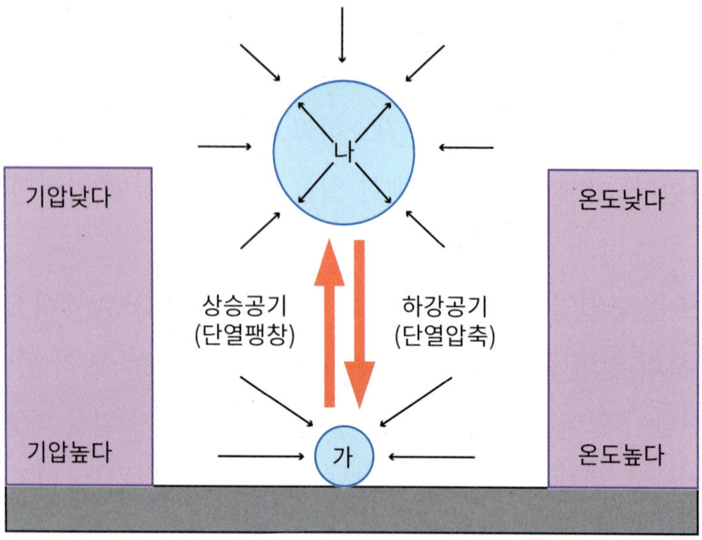

● 그림 4. 단열팽창과 단열압축

궐음풍목은 저기압에서 생긴 바람이고 소양상화는 고기압에서 생긴 열에너지라고 가정한다면, 우리는 두 가지 문제를 동시에 해결할 수 있게 된다. 하나는 風과 火 역시도 寒熱이나 燥濕처럼 현대적인 물리량의 많고 적음으로 해석될 수 있다는 점이고, 두 번째는 風과 火라는 한자 단어에 내포된 의미와도 서로 모순되지 않는다는 점이다.

마지막으로 '고대인들이 과연 기압이라는 물리량을 인지했을까?'라는 질문이 남는다. 지금처럼 정확한 개념을 알지는 못했을 것 같다. 하지만 고대인들 역시 궂은 날씨에는 몸이 무겁거나 관절이 쑤셨을 것이고, 맑은 날씨에서는 그렇지 않았을 것이다. 궂은 날씨와 맑은 날씨가 서로 다르고, 거기에 서로 다른 힘이 작용한다는 것도 인지할 수 있었을 것이다. 기압의 존재는 알았을 것이며, 결론적으로 風과 火라는 단어로 기압의 높고 낮음을 표현하려 했다고 생각한다. 기압이 아니라면 왜 궐음풍목과 소양상화를 짝을 지어 놓았는지 도저히 설명이 되지 않는다.

소양상화는 고기압이라고 이야기할 수 있을까?

세 번째 이야기

압력밥솥

설악산과 같이 높은 산에서 산행을 하다가 정상에서 라면을 끓여 먹으려면 코펠 뚜껑 위에 커다란 돌멩이를 하나 얹어 놓아야 한다. 공기는 높이 올라갈수록 희박해지기 때문에 높은 산에서는 기압이 떨어지게 된다. 즉, 공기가 코펠 뚜껑을 누르는 힘이 떨어지게 되는 것이다. 기압이 떨어지게 되면 물이 쉽게 증발하기 때문에 끓는점이 100°C보다 낮아지게 되고, 끓는점이 낮아지면 라면은 충분한 열을 받지 못해서 제대로 익지 못하게 된다. 그래서 무거운 돌멩이를 뚜껑 위에 얹어서 누르는 압력을 높이는 것이다.

압력밥솥 역시 마찬가지 원리이다. 압력밥솥은 솥 속의 증기가 빠져나가지 못하게 하여 밥솥 내부의 압력이 올라가게 만든 밥솥이다. 이렇게 하면 끓는점이 높아져 쌀에 충분한 열기가 전달되어 밥이 잘 익게 된다.

기압은 공기가 누르는 압력이기 때문에 압력의 단위인 파스칼을 똑같이 사용한다. 그러므로 고기압을 떠올릴 때는 코펠 위의 돌멩이나 압력밥솥처럼 압력이 높은 상황을 함께 떠올리면 된다.

발열

압력밥솥의 원리와 똑같은 상황이 인체 내부에서도 일어나는 경우가 있는데, 바로 감염으로 인해서 발열이 생기는 경우이다.

발열로 인해서 체온조절의 기준온도가 갑자기 상향 조정되면 체온은 미처 상승하지 못하였으므로 조절시스템은 기준온도까지 체온을 상승시키기 위해 운동을 증가시키고 피부혈관을 축소시키며 발한을 억제한다(그림 5). 그 결과 환자는 오한을 느끼고 떨며 손발은 차가워지면서 피부는 마르게 된다. 이렇게 하여 체온이 상승하여 기준온도에 도달하면 환자는 더 이상 오한을 느끼지 않고 떨기도 멈추고 피부는 뜨거우면서 건조해진다.

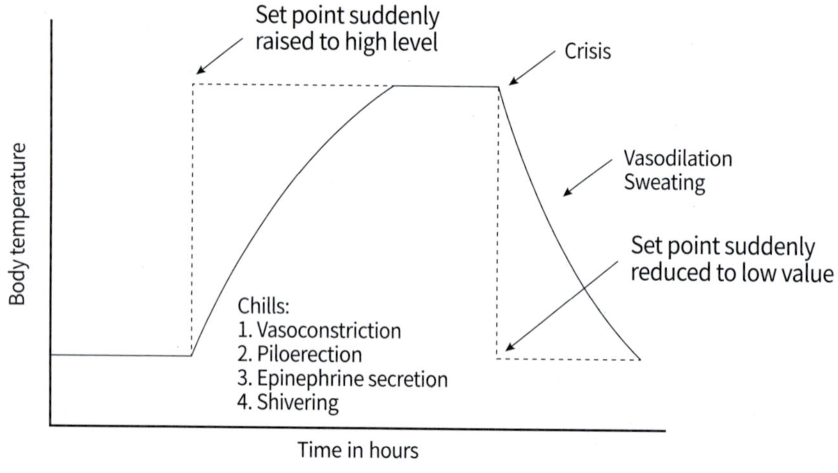

● 그림 5. 기준온도의 상향조정

높은 압력의 역할

우리 인체는 체온을 증가시킬 경우 열생산을 늘리면서도 동시에 열손실을 줄이기 위해 피부혈관을 축소시키고 발한을 억제하고 있다. 이것은 후시상하부의 교감신경성 중추의 자극에 의해 일어난다. 이는 말초로 가는 혈류량을 줄여서 열이 손실되는 것을 최대한 차단하고 있는 것이다. 피부혈관을 수축시키는 것은 혈액순환계의 압력을 올리는 행위로 코펠 뚜껑 위에 돌멩이를 올리는 행위나 압력밥솥의 원리와 똑같다고 할 수 있다.

반대로 인체가 너무 뜨거울 때는 열생산을 감소시키면서도 동시에 피부혈관이 강하게 확장된다. 이것은 후시상하부에 위치하여 혈관 수축을 일으키는 교감신경성 중추를 억제함으로써 일어난다. 완전한 혈관 확장은 피부로 이동되는 열의 양을 8배 정도 증가시킬 수 있다.

그러므로 인체는 체온을 증가시키려고 할 경우 말초혈관을 수축시켜서(=압력을 올려서) 열의 손실을 최대한 줄이고, 반대로 체온을 감소시키려고 할 경우에는 말초혈관을 확장시켜서(=압력을 내려서) 열의 손실을 증가시킨다.

인체의 발열과정이나 압력밥솥에서 높은 압력의 역할은 높은 압력으로 인한 열생산도 있겠지만, 밖으로의 열손실을 최대한 막아주는 효과가 크다고 할 수 있다. 열이 최대한 밖으로 빠져나가지 못하도록 안에 가두는 역할을 하는 것이다.

높은 압력이 열생산뿐만 아니라 열손실 억제에 관여한다는 것을 꼭 기억해두자!

소양상화가 고기압을 뜻한다면 이는 인체에서는 높은 압력을 의미하게 된다. 동시에 궐음풍목은 인체에서 낮은 압력을 의미하게 된다. 당연히 혈압과도 연결이 될 수밖에 없다. 소양상화가 인체 내부의 높은 압력을 의미하고 궐음풍목이 낮은 압력을 의미한다면, 한의학은 보다 더 설득력 있게 설명될 수 있을까? 소양상화와 인체의 높은 압력에 대해서는 앞으로도 계속 소개해나갈 예정이다.

소양상화는 고기압이라고 이야기할 수 있을까?

네 번째 이야기

시호

소양경락의 사기를 제거하는 대표적인 약재 하나를 꼽으라면 누구나 시호를 지목할 것이다. 필자도 시호라는 약재의 효능에 대해서 수많은 고민을 했던 것 같다. 상한론의 소양병증과 소시호탕, 간기울결증과 소요산, 현맥, 흉협고만 등등 한의학 서적에 수없이 반복해서 나오는 용어들이지만 이해하는 데 많은 어려움을 겪었던 것 같다.

하지만 소양상화를 인체 내부의 높은 압력이라고 가정한다면 의외로 쉽게 이해될 수 있다. 즉, 시호는 압력밥솥의 높은 압력과 열기를 함께 제거하는 약재라는 것이다. 熱만 제거하는 것이 아니라 동시에 소양상화, 즉 높은 압력을 제거하는 약재이다. 시호는 소염작용, 해열작용과 함께 caffeine과 methamphetamine에 의한 중추신경흥분 작용에 길항하는 효능을 가지고 있다. 카페인은 교감신경을 흥분시키는 것과 비슷한 효능이 있으며, 메스암페타민은 교감신경을 간접적으로 흥분시키는 효과가 있다. 시호가 이런 상태를 억제한다는 것이며, 이는 압력밥솥의 압력을 제거하는 역할이라고 할 수 있다.

마황

시호가 압력밥솥의 압력과 열기를 함께 제거하는 약재라고 한다면, 반대로 마황은 압력밥솥의 기능과 똑같은 역할을 하는 약재라고 할 수 있다. 즉, 마황은 열과 압력을 동시에 높이는 약재이다. 마황의 에페드린은 교감신경 흥분작용이 있다. 심근의 β1수용체와 말초혈관의 α1수용체를 흥분시켜 심박수와 심박출량을 증가시키고 혈관 평활근을 수축시켜 혈압을 상승시킨다. 따라서 마황은 심박출량을 증가시키면서도 말초혈관을 수축시켜 열과 압력을 동시에 높이는 역할을 한다.

감염으로 인한 발열이 있는 경우, set point에 다다를 때까지는 말초혈관이 수축하면서 오한과 발열이 함께 나타난다. 상한론에서는 이때 마황탕을 처방해서 set point에 더 빠르게 다다르도록 돕는다. Set point에 다다르고 나서도 발열이 계속된다면 땀이 나기 시작하고, 수분 손실이 심해지면서 갈증이 생기게 된다. 땀이 난다는 것은 압력밥솥의 증기가 빠지고 있는 상태를 의미하고, 더 이상 높은 압력은 존재하지 않고 강한 화력만 남아 있는 상태이다. 이때는 석고가 들어간 처방을 선택하게 된다.

그러나 일반적으로는 set point에 다다르고 나서도 열이 오르내리는 경우가 많다. 이렇게 한열이 왕래하는 시기에는 열과 압력을 함께 제거해야 한다. 이때 등장하는 처방이 소시호탕이고 주지하다시피 시호가 군약이다.

간기울결

오행편에서 자세히 다루겠지만, 肝은 따뜻해지려는 성질을 가지고 있고 그래서 팽창하려는 성질을 가지고 있다. 하지만 정신적인 스트레스로 인해서 외부의 압력이 높아지게 된다면, 간이 팽창을 하려고 해도 하지 못하게 되고 빵빵한 상태가 된다. 이것을 한의학에서는 肝氣鬱結이라고 부르고 있다. 팽창하려고 하는 힘이 외부

압력에 의해서 팽창하지 못하게 된다면 이 힘은 열에너지로 바뀌게 되고, 이 열에너지가 심해진 경우를 肝火上炎이라고 부른다.

이렇게 높은 압력에 의해서 열에너지가 축적이 될 때, 열과 압력을 동시에 제거하는 처방이 소요산이나 단치소요산이며 가장 핵심이 되는 약재는 시호가 된다. 소시호탕은 외부감염으로 인해서 생긴 '열+높은 압력'을 제거하는 처방이라고 한다면, 소요산은 스트레스로 인해서 생긴 '열+높은 압력'을 제거하는 처방이라고 할 수 있다.

참고내용

고기압이 관절에 미치는 영향

라플린(Laughlin)

예전에 미국 서부 여행을 할 때 네바다 주의 라플린이라는 도시를 지나간 적이 있었다. 라플린은 네바다 주의 남쪽 경계에 위치한 도시로 애리조나 주와 맞닿은 곳에 있다. 라플린을 지나갈 때 가이드가 이런 이야기를 했다. 라플린은 고령의 은퇴생활자들이 많이 와서 산다는 것이다. 카지노가 있기 때문이기도 하지만 날씨가 고온건조하여 허리나 무릎통증을 가진 환자들이 통증을 느끼지 못해서 고령의 은퇴생활자들이 살기에 너무 좋다는 것이다. 그와는 반대로 한의원에서 노인 환자들을 치료하다보면 날씨가 궂거나 비가 오기 전날에는 무릎이나 허리가 더 쑤신다는 이야기를 종종 듣곤 한다.

고기압과 퇴행성질환

라플린을 여행할 당시에는 고온건조한 날씨가 관절에 긍정적인 영향을 미친다라고만 생각했던 것 같다. 마치 미이라가 썩지 않듯이 고온건조하면 관절이 부식되지 않아서 도움이 된다고 생각했던 것 같다. 하지만 지금에 와서 생각해보면 그것은 고기압의 영향이 더 큰 것이었다고 생각된다. 사막은 상승기류가 잘 없어서 구름이 생기지 않기 때문에 강수량이 적어지면서 사막이 된다. 사막에서는 상승기류가 잘 없고 대신에 하강기류가 이루어지고 고기압이 형성된다. 사막에서 하강기류가 만들어지는 이유는 지구의 사전 때문이다. 즉, 지구의 자전으로 인해 위도 30° 부근에 하강기류가 생기고 고기압이 생기게 되는 것이다.

저기압 속에서는 사람의 신체가 풀어져 근육 무력 상태가 되기 때문에 체내의 기능이 왕성하지 못하지만, 고기압권 내에서는 신체가 약간 수축하여 모든 기능이 원활해진다.

사람이 나이가 들면 퇴행성 변화를 겪게 된다. 무릎의 연골은 닳게 되고 허리의 디스크도 수분이 줄어들고 쪼그라든다. 그리고 관절의 주변을 지지해주던 근육도 약해지면서 뼈와 뼈 사이의 간격은 점점 더 좁아지게 된다. 하지만 주변의 고기압 환경에서는 주변의 공기의 압력이 지지해주어 통증이 줄어드는 것이다. 마치 허리가 아파서 복대를 하거나 무릎이 아파서 무릎보

호대를 하는 것과 같은 효과를 가져 온다.

간기울결증이나 소양병증에 대한 이야기가 인체 내부에 생기는 높은 압력에 대한 이야기라면 이번 이야기는 대기의 고기압이 인체의 관절에 미치는 영향에 대해서 소개해 보았다.

습한 공기가 더 무겁지 않을까?

혹시 이 글을 읽다보면 이런 의문이 생길 수도 있을 것 같다. '기압은 공기의 무게가 누르는 힘이니 습한 공기가 더 무거워서 고기압이 되고, 건조한 공기가 더 가벼워서 저기압이 되지 않을까?'라고 말이다.

하지만 사실은 그 반대이다. 공기의 99%를 차지하고 있는 질소(N_2)와 산소(O_2)의 분자량은 수증기를 이루는 물(H_2O)의 분자량보다 더 크기 때문이다. 그렇기 때문에 수증기가 많아지면 공기는 더 가벼워져서 기압이 낮아지고, 수증기가 적어지면 공기가 무거워져서 기압이 더 올라간다.

육기를 왜 삼음삼양이라고 했을까?

첫 번째 이야기

삼음삼양

삼음삼양은 六氣의 닉네임이라고 할 수 있다. 삼음에 해당하는 것은 궐음(厥陰), 소음(少陰), 태음(太陰)의 세 가지이며, 삼양에 해당하는 것은 소양(少陽), 태양(太陽), 양명(陽明)의 세 가지이다. 육기 중의 風이 궐음이 되고, 熱이 소음이 되며, 濕이 태음이 된다. 육기 중의 火가 소양이 되고, 寒이 태양이 되며, 燥가 양명이 된다. 육기는 각각 오행의 성질을 가지고 있는데, 이 성질을 결합하면 또 다른 닉네임이 탄생한다. 그래서 궐음풍목(厥陰風木), 소음군화(少陰君火), 태음습토(太陰濕土), 소양상화(少陽相火), 태양한수(太陽寒水), 양명조금(陽明燥金)이라고 부르기도 한다.

- 삼음 : 궐음풍목, 소음군화, 태음습토
- 삼양 : 소양상화, 태양한수, 양명조금

대기대순환

적도의 공기는 태양열을 많이 받아서 공기가 따뜻해지면서 가벼워지고, 가벼워진 공기는 상승하면서 단열팽창하게 된다. 단열팽창하는 공기는 에너지를 외부에 뺏기기 때문에 온도가 내려가고, 온도가 내려가면 상대습도는 올라간다. 반면에 남극과 북극의 공기는 차가워지면서 무거워지고, 무거워진 공기는 하강하면서 단열압축하게 된다. 단열압축하는 공기는 에너지를 외부에서 얻기 때문에 온도가 올라가게 되고, 온도가 올라가면 상대습도는 내려간다.

적도의 따뜻한 공기는 상승한 이후에 상공에서 극지방으로 이동하게 되며, 극지방의 차가운 공기는 밑으로 내려와서 적도로 이동하게 된다. 지구가 자전을 하지 않을 경우, 그림 6과 같은 공기의 큰 순환을 이루게 된다. 즉, 적도에서는 공기가 태양에너지를 받아서 상승하게 되고 극지방에서는 공기가 차가워지면서 하강하게 된다.

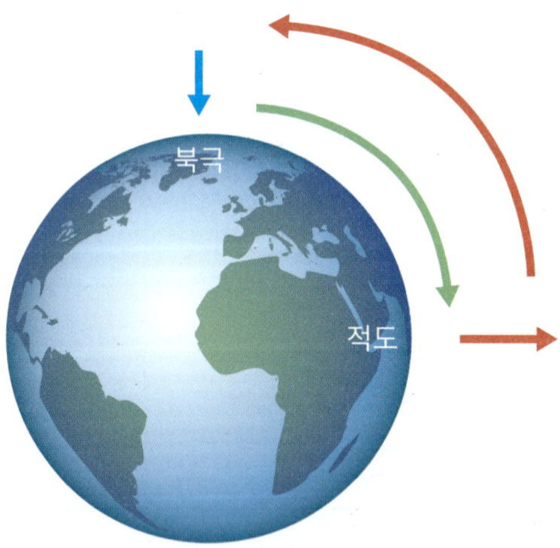

● 그림 6. 자전이 없는 상태에서 대기대순환

첫째, 이것을 순서대로 표시하면 다음과 같다.

- 적도 : 공기가 따뜻해짐 → 공기가 가벼워짐 → 공기가 상승함 → 공기 단열팽창 → 단열팽창을 통해서 공기의 온도 하강 → 상대습도가 올라가면서 구름이 생성됨
- 극지방 : 공기가 차가워짐 → 공기가 무거워짐 → 공기가 하강함 → 공기 단열압축 → 단열압축을 통해서 공기의 온도 상승 → 상대습도가 내려가면서 공기가 건조해짐

둘째, 위의 과정을 간단하게 세 단계로 요약해보면 다음 표 1과 같이 된다.

● 표 1. 적도와 극지방의 공기변화

적도	공기 따뜻해짐 → 저기압 형성(가벼워짐) → 습도 상승(단열팽창)
극지방	공기 차가워짐 → 고기압 형성(무거워짐) → 습도 하강(단열압축)

대기대순환과 삼음삼양

앞시 육기는 風寒熱濕燥火라고 이야기하였고, 이를 필자의 방식대로 표현하자면 순서대로 저기압, 추위, 더위, 습함, 건조함, 고기압 이렇게 여섯 가지로 표현될 수 있다.

이것을 위의 대기대순환에 대입해보면 다음 표 2와 같이 된다.

● 표 2. 대기대순환과 육기

적도	공기 따뜻해짐(熱) → 저기압 형성(風) → 습도 상승(濕)	삼음
극지방	공기 차가워짐(寒) → 고기압 형성(火) → 습도 하강(燥)	삼양

우리는 표 2를 보면 다음과 같은 사실을 알 수 있다. 적도에서 일어나는 공기의 변화인 熱, 風, 濕은 소음, 궐음, 태음의 삼음에 해당이 되고, 극지방에서 일어나는 공기의 변화인 寒, 火, 燥는 태양, 소양, 양명의 삼양에 해당된다는 점이다. 즉, 적도에서 일어나는 공기의 변화는 삼음에 해당이 되고, 극지방에서 일어나는 공기의 변화는 삼양에 해당된다.

육기를 왜 삼음삼양이라고 했을까?

두 번째 이야기

큰 아들의 질문

필자의 큰 아들은 한의학을 전공하지 않은 대학생이다. 어느 날 같이 운전을 하고 가다가 재미삼아 한의학에 대한 이야기를 잠시 해주었는데, 그때 육기에 대한 이야기를 해주었었다. 한의학에서는 六氣를 風寒熱濕燥火라고 표현을 하고, 이 표현들은 기상현상을 의미한다고 하였다. 한열은 기온에 대한 표현이고, 조습은 습도에 대한 표현이며, 풍과 화는 기압에 대한 표현이라고 설명해 주었다.

그러면서 신기하게도 고대인들이 적도에서 공기가 따뜻해지면서 일어나는 현상들인 熱, 風, 濕은 소음, 궐음, 태음 이렇게 삼음으로 분류를 해놓았고, 극지방에서 공기가 차가워지면서 일어나는 현상들인 寒, 火, 燥는 태양, 소양, 양명 이렇게 삼양으로 분류를 해놓았다고도 설명해주었다.

그런데 다 듣고 나서 큰 아들이 질문을 한다. "아빠 그런데 왜 따뜻하고 가볍고 습한 것이 음이 되고, 차갑고 무겁고 건조한 것이 양이 돼요?"

수축과 팽창

음양론을 배울 때 우리는 가볍고 따뜻한 것은 陽이고, 무겁고 차가운 것은 陰이라고 배운다. 그런데 왜 삼음삼양에서는 거꾸로 표현했을까? 이 질문 역시도 학생 때 많이 고민했던 질문인 것 같다.

이 질문에 대한 해답의 실마리는 수축과 팽창이라는 현상에서 얻게 된 것 같다. 三陰이라는 현상은 공기가 따뜻해지면서 팽창하며 나타나는 현상들이다. 반대로 三陽이라는 현상은 공기가 차가워지면서 수축하며 나타나는 현상들이다.

그렇다고 한다면 또다시 질문이 생긴다. 왜 팽창을 음이라고 하고 수축을 양이라고 했을까? 이것은 앞서 소개한 열역학 제1법칙에 답이 나와 있다. 공기가 팽창한다는 것은 내가 외부를 향해 일을 하는 것이니 에너지를 잃게 되는 것이고, 공기가 수축한다는 것은 외부에서 일을 받게 되니 에너지를 얻게 되는 것이다. 에너지를 얻어가는 과정은 양이 되고, 에너지를 잃어가는 과정은 음이라고 표현할 수 있다.

고대인들도 공기가 따뜻해지면 팽창하고 공기가 차가워지면 수축한다는 것은 알았을 것이다. 그리고 너무 팽창만 하다 보면 오히려 에너지를 잃게 되고, 수축을 지속하다 보면 거꾸로 에너지를 얻게 된다는 것도 밤낮의 변화나 계절의 변화를 통해서 인지했을 것이다.

음양론의 가장 기본적인 개념은 정적인 것이 아니라 동적인 것이기 때문에 역경에서도 '一陰一陽之謂道'라고 하였다. 즉, 만물은 팽창과 수축을 반복한다는 것이다. 밤낮이나 계절뿐 아니라, 인체의 호흡이나 밀물과 썰물 같은 현상들도 비슷한 맥락으로 이해할 수 있을 것이다.

왜 熱과 風과 濕을 삼음 즉, '음'이라고 표현하고, 寒과 火와 燥를 삼양 즉, '양'이라고 표현했을까? 삼음삼양에서의 음과 양은 공기의 팽창과 수축이라는 개념으로 이해하는 것이 가장 타당하다고 생각한다.

음경락과 양경락

경락에서 자세하게 다루겠지만, 여기서 삼음삼양과 경락에 대해서 잠시 소개하고 넘어가고자 한다. 경락의 가장 주된 노선이라고 할 수 있는 十二經絡은 크게 陰經絡과 陽經絡으로 나뉘게 된다. 음경락은 인체의 전면이나 내측, 즉 말랑말랑하고 따뜻한 부분에 위치해 있으며, 음경락으로는 熱, 風, 濕 세 기운이 상행한다. 반면에 양경락은 인체의 후면이나 외측, 즉 딱딱하고 차가운 부분에 위치해 있으며, 寒, 火, 燥 세 기운이 하행한다.

체간에서는 음경락이 흉복부, 즉 전면에 위치하고, 양경락은 배부, 즉 후면에 위치해있다. 다만 체간에서 일부 양경락은 위장운동으로 생기는 하강기류의 영향으로 전면에 지나가게 된다. 상지에서는 겨드랑이부터 손바닥에 이르는 말랑말랑한 곳으로 음경락이 지나가고, 어깨부터 손등에 이르는 딱딱한 곳으로는 양경락이 지나간다. 하지에서는 사타구니부터 발목의 내과에 이르는 하지내측 말랑말랑한 곳으로 음경락이 지나가고, 고관절 주변부터 발목의 외과에 이르는 하지외측 딱딱한 곳으로 양경락이 지나간다.

해부학적으로 보면 음경락은 주로 큰 혈관들과 가깝게 위치하고 있으며, 양경락은 주로 큰 혈관들과 먼 곳에 위치해 있다. 혈액순환을 주관하는 심장이나, 가장 많은 혈액이 공급되는 장기인 간은 인체의 전면에 위치해 있다(1분 동안 심박출량을 5 L라고 가정할 경우 간으로 지나가는 혈류량은 분당 1.35 L 정도 된다). 그리고 상지로 향하는 subclavian artery → axillary artery → brachial artery, 하지로 향하는 iliac artery → femoral artery, 인체 전면에 흐르는 aorta 모두 음경락의 유주노선과 접해 있다(그림 7).

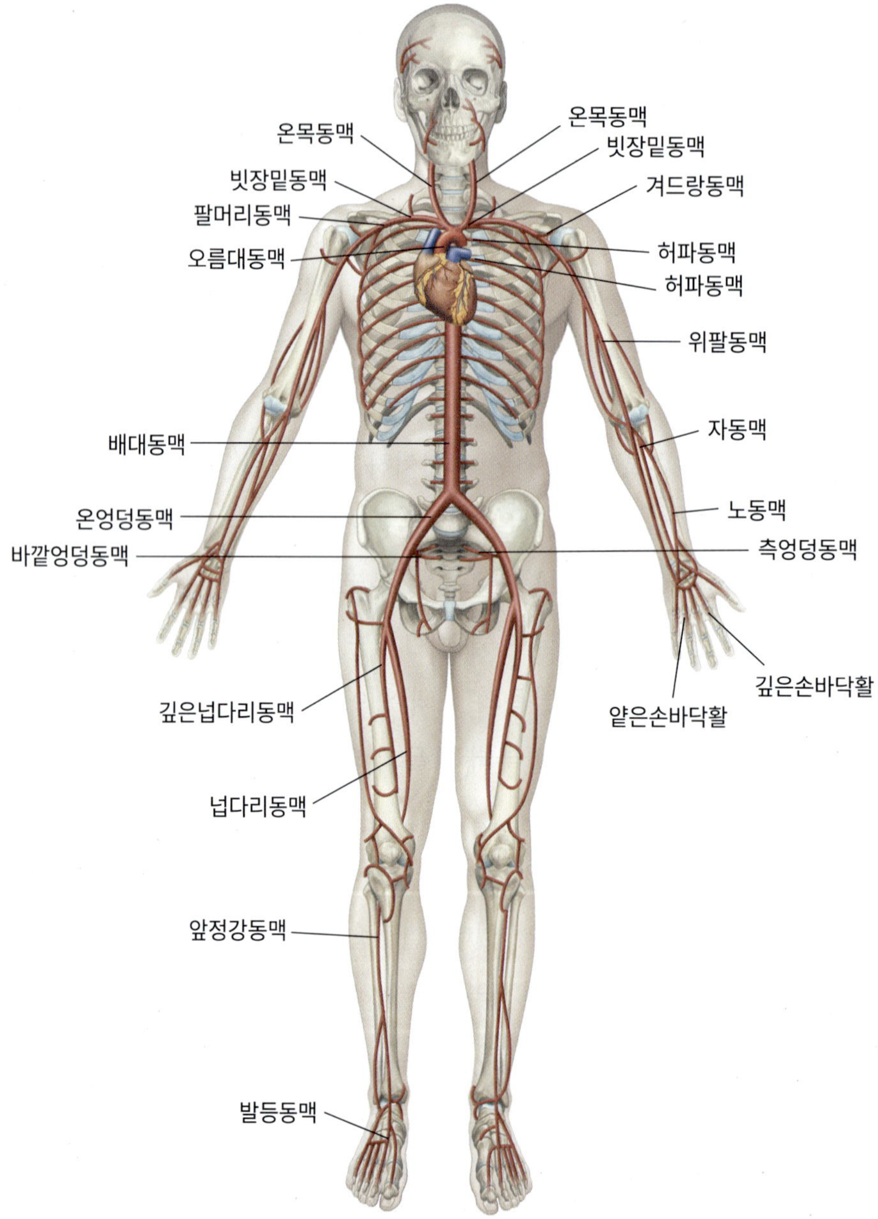
온목동맥
빗장밑동맥
팔머리동맥
오름대동맥
배대동맥
온엉덩동맥
바깥엉덩동맥
깊은넙다리동맥
넙다리동맥
앞정강동맥
발등동맥
온목동맥
빗장밑동맥
겨드랑동맥
허파동맥
허파동맥
위팔동맥
자동맥
노동맥
속엉덩동맥
깊은손바닥활
얕은손바닥활

● 그림 7. 인체 혈액순환

대기대순환과 음양경락

지난 칼럼에서 대기대순환과 삼음삼양의 관계에 대해서 설명하였는데, 이를 다시 소개해보면 표 3과 같다.

● 표 3. 대기대순환과 삼음삼양

적도	공기 따뜻해짐(소음) → 저기압 형성(궐음) → 습도 상승(태음)
극지방	공기 차가워짐(태양) → 고기압 형성(소양) → 습도 하강(양명)

대기대순환과 십이경락의 유주를 비교해보면 똑같은 현상이 일어나고 있다는 것을 알 수 있다. 즉, 적도와 음경락에서는 공통적으로 따뜻하고 가볍고 습한 기운이 상승한다. 그리고 극지방과 양경락에서는 모두 차갑고 무겁고 건조한 기운이 하행하게 된다.

적도지방은 태양에너지도 많고 넓은 바다로 인해 증발되는 수분의 양이 많은 곳이다. 반대로 극지방은 태양에너지도 적고 증발되는 수분의 양도 적은 곳이다. 음경락이 지나가는 부위는 큰 혈관들과 가깝게 위치해 있어 혈액순환이 잘 이루어져서 따뜻하고 수분도 많은 곳이라고 한다면, 양경락이 지나가는 부위는 큰 혈관들과 멀리 위치해 있어 상대적으로 차갑고 건조한 곳이다.

요컨대 인체와 자연 모두 따뜻하고 수분이 많은 곳에서 熱, 風, 濕 상승기류가 일어나는 데 반해, 차갑고 건조한 곳에서는 寒, 火, 燥 하강기류가 생기게 된다.

● 표 4. 대기대순환과 음양경락 그리고 육기

적도	태양복사 수증기 多	음경락	혈액순환 多	삼음	熱, 風, 濕
극지방	태양복사 수증기 少	양경락	혈액순환 少	삼양	寒, 火, 燥

※ 고대인들이 적도와 극지방을 몰랐겠지만 극단적인 비교를 통해서 이해를 돕기 위한 것이었으며, 우리나라의 여름과 거울을 떠올려 보면 될 것 같다.

3 오행과 오장

① 오행을 어떻게 이해할 수 있을까?

② 濕을 왜 土에 배속시켰을까?

③ 육기는 어떻게 오행에 배속이 될까?

④ 오장과 오행은 어떤 관계가 있을까?

오행을 어떻게 이해할 수 있을까?

첫 번째 이야기

오행이론에 다소 부정적인 이유

음양이론에 비해 오행이론에 대해서 다소 부정적인 반응을 보이는 경우가 간혹 있는 것 같다. 음양이론은 '양은 밝고 음은 어둡다' 혹은 '양은 가볍고 음은 무겁다'와 같이 사물의 상대적인 양면성을 가리키기 때문에 비교적 받아들이기 쉬운 반면, 오행이론은 그 속에 내재된 보편적인 원리가 무엇인지 선명하지 않아서 보다 유보적인 입장을 보이는 듯하다.

오행이란?

주지하다시피 오행은 木火土金水 다섯 가지를 말한다. 우리말로 해석해 보자면 나무, 불, 흙, 금속, 물 정도로 해석될 수 있을 것 같다. 하지만 오행 중에서 木이라는 한자 단어가 나무 하나만을 가리키는 것이면 오행이론이라는 것이 성립할 수 없다. 木이라는 한자단어는 때로는 계절 중에서 봄을 가리키기도 하며, 때로는 방위 중에서 동쪽 방향을 가리키기도 한다. 인체에서는 肝이나 膽과 같은 장기를 가리키기도 한다. 이는 봄이나 동쪽 방향 혹은 간이나 담과 같은 장기들이 공통적으로 木이라는 성질을 가지고 있다는 것을 의미한다.

그러므로 오행에서 말하는 木은 나무가 아니라 '木이라는 성질'을 의미하며, 자연에 나타나는 다양한 현상이나 사물들을 다섯 가지 성질로 나누어서 분류해 놓은 것이 오행이론이다. 고대인들은 '木이라는 성질'을 가진 것들이 무엇인지 분류해놓음으로 인해서 '木의 성질'이 무엇인지에 대한 힌트를 남겨놨다고 할 수 있다.

나무, 불, 흙, 금속, 물

오행에 담겨있는 보편적인 원리를 찾기에 앞서, 우선 오행의 대표주자로 선택된 나무, 불, 흙, 금속, 물 다섯 가지가 가지고 있는 성질들이 현대적으로는 어떻게 밝혀졌는지에 대해서 간단하게 소개하고 넘어가고자 한다.

나무는 인류가 구할 수 있는 재료 중 가장 가공이 쉬워서 오래전부터 다양한 물품의 재료로 사용되어 왔다. 가공이 쉽고, 무게나 밀도 대비 강도가 높다는 점 때문에 여전히 많이 사용되고 있다. 나무는 오행 중에서 유일한 생명체이며, 아주 오래전부터 연료로써 활용되어 왔다. 나무는 구부렸다가 손을 놓으면 다시 돌아가는 탄성이라는 성질을 가지고 있다.

불은 격렬한 산화 반응의 일종인 연소가 일어나는 과정에서 생기는 뜨거운 열과 빛이 방출되는 현상이다. 정확하게는 산화반응의 연쇄반응이다. 산소 또는 산소공급원이 존재하고, 불에 탈 만한 물건이 있으며, 그 물건의 발화점 이상 온도가 가해질 때 불이 붙는다. 산소, 탈 물질, 온도를 연소의 3요소라 부른다.

흙은 가소성이라는 성질을 가지고 있다. 모양을 자유자재로 변형시킬 수 있는 성질을 말한다. 점토를 구워서 압축한 단단한 블록을 벽돌이라고 하며, 질흙으로 빚어서 고온에 구워낸 제품을 도자기라고 한다. 무엇보다도 흙은 수많은 생명들이 자라나는 토양이 된다.

금속은 일반적으로 열과 전기를 잘 전달하는 도체이며, 불투명하면서 금속 특유의 광택을 띠고 상온에서는 결정구조를 가진 고체 상태라는 특징을 갖고 있다.

또한 판처럼 얇게 펼 수 있고 실처럼 가늘게 뽑을 수 있는 성질, 즉 전성(展性) 및 연성(延性)을 갖고 있다. 이러한 금속들의 특징들은 모두 금속결합이라는 결합 때문에 나타난다. 주기율표에서 왼쪽에 있을수록 최외각 전자수가 적어지고 아래로 갈수록 원자핵과 최외각 전자 사이의 거리가 멀어지면서, 최외각 전자가 원자로부터 떨어져 나가기 쉬워지게 되어 최외각 전자들이 구름처럼 비교적 자유로이 움직일 수 있게 된다. 이런 경향이 강한 원자들끼리 모여서 형성하는 결합이 금속결합이다. 이러한 금속원소들은 전자가 잘 떨어져 나가므로 산화되어 양이온이 되는 경향이 크다.

물은 우리 주변의 물질 중에서 가장 비열이 큰 물질이다. 어떤 물질 1 g을 1℃ 올리는 데 드는 열량을 비열이라고 한다. 예를 들어, 1 g의 물을 1℃ 올리는 데 드는 열량은 1 cal이고 1 g의 구리를 1℃ 올리는 데 드는 열량은 0.0924 cal이다. 이는 물질이 갖는 고유한 특성 중의 하나인데, 물의 비열이 큰 이유는 수소결합에 기인한다. 수소결합의 구조로 인해 산소와 두 개 수소 사이의 각이 104.5°에 가깝게 되고, 이 기울어짐 때문에 상당한 극성을 갖게 되어 지구에 존재하는 많은 극성물질을 녹일 수 있다. 수소결합이 물 분자를 붙들어 놓고 있으며 끓기 위해서, 즉 수소결합과 물 분자 사이의 인력을 끊고 날려 보내는 데 많은 에너지가 필요하다. 이는 온도를 올리기 쉽지 않고 열을 잘 저장한다고 바꾸어 말할 수 있다. 덕분에 지구의 적도에서 남아도는 열이 지금 이 순간에도 끊임없이 물에 실려 극지방으로 옮겨지고 있으며, 결과적으로 지구의 기온을 유지하는 데 크게 일조하고 있다.

물은 가장 비열이 큰 물질이고, 열을 잘 저장한다는 사실을 꼭 기억해두자!

오행은 삶의 중요한 재료들이다

고대인들은 사물의 성질을 나타내는 상징으로서 왜 나무, 불, 흙, 금속, 물을 선택했을까? 답은 의외로 간단하다고 생각한다. 이들이 살아가는 데 있어서 가장 중요한 재료이자 도구들이었기 때문이다. 음식을 만들 때도, 무기를 만드는 데도, 집을 짓는 데 있어서도 가장 중요한 도구들이 이들 나무, 불, 흙, 금속, 물 다섯 가지였을 것이다. 지금도 건축자재의 가장 기본이 되는 재료들이 나무와 흙과 금속이다. 불과 물은 말할 것도 없다.

생활 속에서 항상 다루다 보니까 자연스럽게 각각의 성질들을 잘 알게 되었을 것이고, 그래서 이들이 가지고 있는 성질들이 보편적인 성질을 상징하는 기호로까지 발전되었다고 볼 수 있다. 그렇게 만들어진 기호가 오행, 즉 木火土金水라고 할 수 있다.

오행을 어떻게 이해할 수 있을까?

두 번째 이야기

오행귀류표

고대인들이 다양한 자연현상들을 어떻게 오행으로 분류해 놓았을까? 고대인들이 분류해놓은 방식을 살펴보면 오행이론에 숨어있는 보편적인 원리를 알 수 있지 않을까?

다양한 자연현상들을 오행으로 분류해놓은 표를 五行歸類表(오행귀류표)라고 한다. 이 글에서는 계절, 날씨, 방위, 생명현상의 발전과정, 색, 맛 총 6가지에 대해서 오행으로 분류해 놓은 표를 소개하고자 한다(표 5).

● 표 5. 오행귀류표

	木	火	土	金	水
계절	春	夏	長夏	秋	冬
날씨	風	暑	濕	燥	寒
방위	東	南	中央	西	北
생명현상	生	長	化	收	藏
색	靑	紅	黃	白	黑
맛	酸	苦	甘	辛	鹹

계절의 변화와 일조량

지구는 태양의 주위를 1년에 1번 공전을 하게 되는데, 지구의 자전축이 공전 면에 대해 23.5° 기울어져 있고, 이 때문에 계절의 변화가 생기게 된다. 지구의 자전축이 기울어져 있으므로 하지 때 태양의 고도가 가장 높고, 동지 때 가장 낮게 된다. 태양의 고도가 가장 높을 때 태양에너지를 받는 일조량 역시 최대가 되며, 이때가 여름이 된다(그림 8).

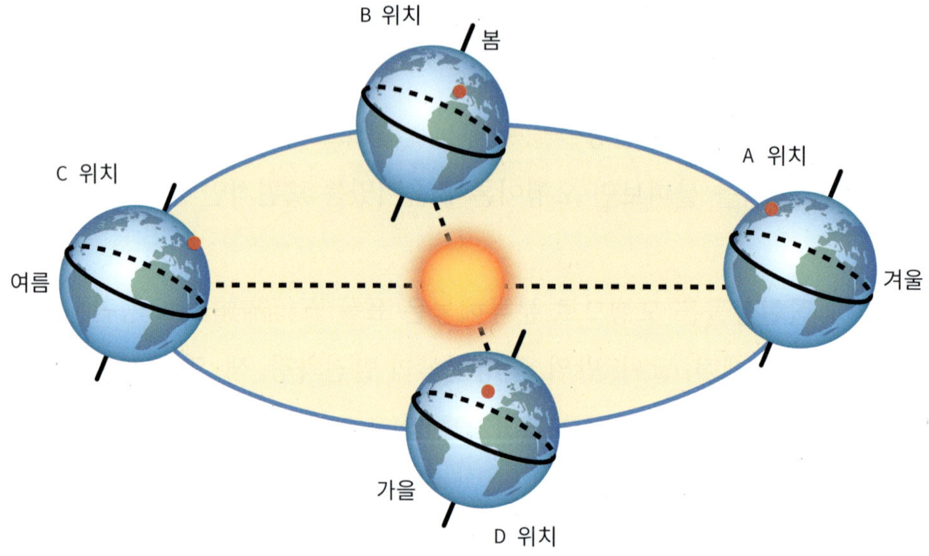

● 그림 8. 지구의 공전과 계절의 변화

절기에 따른 일조량의 크기를 그래프로 나타내면 주기적인 운동을 하는 삼각함수가 된다. 하지나 동지 근처에서 곡선의 기울기는 거의 '0'이고 매우 완만하게 나타나며, 반대로 춘분과 추분 때에는 곡선의 기울기가 최댓값을 가진다. 일조량의 변화는 지구의 자전축이 23.5° 기울어져 있으므로 사인곡선처럼 각각의 위치에 따라 기울기가 다르게 된다. 이 기울기가 춘분이나 추분이 됐을 때 최대가 되므로 날씨가 급격하게 변하게 되는 것이다. 어제까지만 해도 무더운 여름이었는데 오늘은 가을 날씨 같은 느낌을 받는 이유가 여기 있다(그림 9).

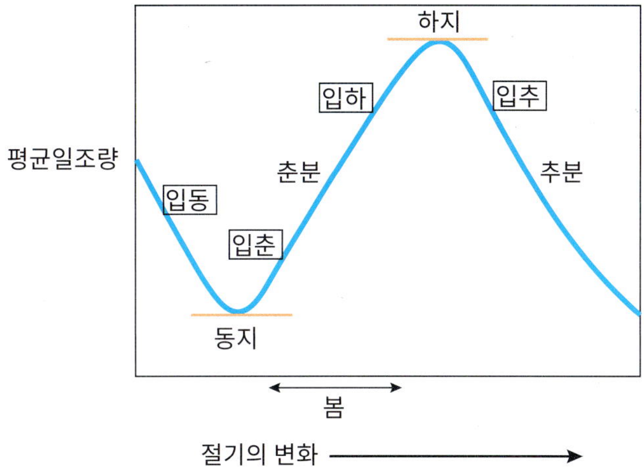

● 그림 9. 절기의 변화와 평균일조량

계절과 오행

계절을 일조량의 변화로 나눈다면 일조량이 가장 많을 때가 여름이고, 일조량이 가장 적을 때는 겨울이다. 일조량이 점점 많아지려고 할 때는 봄이고, 일조량이 점점 적어지려고 할 때는 가을이다. 이것을 다른 말로는 다음과 같이 표현할 수 있다. 가장 따뜻한 때가 여름이고, 가장 추울 때가 겨울이다. 점점 따뜻해지려고 할 때가 봄이고, 점점 추워지려고 할 때가 가을이다. 그리고 따뜻했던 날씨가 차가운 날씨로 변하려고 하는 변곡점이 長夏가 된다(※ 이 글에서 사용되는 변곡점이라는 표현은 상징적인 표현이며 수학적으로 엄밀한 의미의 변곡점은 아니다).

봄은 木에 해당이 되고, 여름은 火에 해당이 된다. 가을은 金에 해당이 되고 겨울은 水에 해당이 된다. 그리고 長夏는 土에 해당이 된다. 오행의 성질이 가장 뚜렷하게 드러나기 때문에 계절을 통해서 거꾸로 木火土金水의 성질을 유추해 볼 수 있다. 木은 따뜻해지려는 성질이고, 火는 따뜻한 성질이다. 金은 차가워지려는 성질이고, 水는 차가운 성질이다. 그리고 土는 바뀌려는 성질이다. '바뀌려는 성질'이란 전혀 다른 것으로 바뀌는 것이 아니라 양상(phase)의 변화를 말한다(표 6).

그림 9의 그래프를 보면 더 뚜렷하게 이해할 수 있다. 입춘부터 입하까지가 봄, 즉 木에 해당하고, 입하부터 입추까지는 火이다. 입추부터 입동까지는 金이고 입동부터 입춘까지는 水이다. 계절이 변하는 입춘, 입하, 입추, 입동에는 모두 土의 기운이 작용하는데, 그 중에서도 土를 가장 대표하는 시기는 입추이다.

● 표 6. 계절을 통해서 본 오행의 성질

오행	계절	성질
木	春	따뜻해지려는 성질
火	夏	따뜻한 성질
土	長夏	바뀌려는 성질
金	秋	차가워지려는 성질
水	冬	차가운 성질

오행을 어떻게 이해할 수 있을까?

세 번째 이야기

방위와 오행

방위 역시 계절과 마찬가지로 일조량의 변화에 따라 오행이 분류된다. 북반구의 아무 지점에서나 서 있을 때 동쪽에서 해가 떠오르기 시작한다. 동쪽은 일조량이 점점 많아지는 곳이 된다. 반대로 서쪽으로 해가 진다. 서쪽은 일조량이 점점 적어지는 곳이 된다. 남쪽은 해를 가장 많이 받는 곳으로 일조량이 가장 많은 곳을 의미한다. 북쪽은 해를 가장 적게 받는 곳으로 일조량이 가장 적은 곳을 의미한다.

동쪽은 따뜻해지려는 성질을 가지고 있어 木이 되고, 남쪽은 따뜻한 성질을 가지고 있어 火가 된다. 서쪽은 차가워지려는 성질을 가지고 있어 金이 되고, 북쪽은 차가운 성질을 가지고 있어 水가 된다. 중앙은 모든 변화의 한가운데에 있어 土가 된다.

土의 성질

土가 바뀌려는 성질이라고 하였는데, 이 바뀌려는 성질이란 전혀 새로운 모습으로 바뀌는 것이 아니라 양상(phase)이 변하는 것을 말하며 변곡점을 말한다. 그래서 계절이 바뀔 때마다 土의 성질이 나타나는데, 그 중에서도 여름이 끝나고 가을이 시작하는 시기에 土의 성질이 가장 두드러지게 나타난다고 할 수 있다. 이 시기는 공기의 따뜻해짐이 끝나고 차가워짐이 시작하는 시기이며, 공기의 팽창이 끝나고 수축이 시작되는 시기이기 때문이다.

기온이 올라갈수록 수증기의 증발이 많아지기 때문에, 날씨가 따뜻해지면 따뜻해질수록 수증기가 공기 중에 가득 차게 된다. 그래서 따뜻한 날씨가 극에 달하면 장마가 나타나게 되고, 장마가 나타나는 시기인 長夏를 오행 중에서는 土에 배속시켰다. 이 글에서는 자세하게 다룰 수 없지만, 우리나라에 장마를 가져오는 몬순(Monsoon)이라는 기상현상을 찾아보면 土의 성질을 이해하는 데 도움이 될 것 같다.

木과 金의 성질(1)

계절과 방위를 통해서 오행의 성질을 살펴보았다. 하지만 이런 오행의 성질이 독립된 개체에서는 어떻게 드러날까? 특히 독립된 개체에서 '따뜻한 성질'과 '따뜻해지려는 성질'은 어떻게 다르고, '차가운 성질'과 '차가워지려는 성질은 어떻게 다르게 나타날까?'그에 대한 해답으로 木과 金의 성질에 대해서 추가적으로 소개하고자 한다.

공기가 따뜻해지면 팽창하게 되고, 공기가 팽창하게 되면 밀도가 낮아지면서 가벼워진다. 가벼워진 공기는 상승하게 된다. 반대로 공기가 차가워지면 수축하게 되고, 공기가 수축하면 밀도가 높아지면서 무거워진다. 무거워진 공기는 하강하게 된다. 공기가 '팽창하다', '가벼워지다', '상승하다'는 모두 비슷한 개념으로 이해할 수 있으며, 공기가 '수축하다', '무거워지다', '하강하다' 역시도 비슷한 개념으로 이해할 수 있겠다.

- 팽창하다≒가벼워지다≒상승하다
- 수축하다≒무거워지다≒하강하다

木의 성질은 '따뜻해지려는 성질'과 함께 '팽창하려는 성질'을 가지고 있으며, 金의 성질은 '차가워지려는 성질'과 함께 '수축하려는 성질'을 가지고 있다고 정리할 수 있다. 그래서 木의 성질은 '따뜻해지려는 성질+팽창하려는 성질'로, 金의 성질은 '차가워지려는 성질+수축하려는 성질'로 나타내고자 한다.

火의 성질의 경우 항상 따뜻하기 때문에 이미 공기가 충분히 팽창된 상황이라서 '팽창하려는 성질'을 가지고 있지 않다. 水의 성질의 경우 항상 차갑기 때문에 이미 공기가 충분히 수축된 상황이라서 '수축하려는 성질'을 가지고 있지 않다.

木과 金의 성질(2)

'따뜻해지려는 성질'하고 '차가워지려는 성질'은 항상 뚜렷하게 드러날까? 봄은 온도가 점점 올라가서 여름으로 넘어가고 가을은 온도가 점점 내려가서 겨울로 넘어가게 되지만, 독립된 개체가 木의 성질을 가지고 있다고 해서 온도가 계속해서 올라가기만 할 수는 없을 것이며 金의 성질을 가지고 있다고 해서 온도가 계속해서 내려가기만 할 수도 없을 것이다.

그러므로 木의 성질과 金의 성질은 항상 뚜렷하게 드러나는 것은 아니다. 특정한 조건하에서 뚜렷하게 드러난다. 木의 성질을 가지고 있는 대상이 평소보다 차가워지면 보다 뚜렷하게 '따뜻해지려는 성질'이 드러날 것이며, 金의 성질을 가지고 있는 대상이 평소보다 따뜻해지면 보다 뚜렷하게 '차가워지려는 성질'이 드러날 것이다.

나무와 금속으로 예를 들어보자. 나무를 비롯한 생명체들은 물질대사를 통해서 열을 생산한다. 생명체의 물질대사라는 기능은 따뜻해지려는 성질이라고 할 수 있으며, 생명체는 많고 적음의 차이가 있겠지만 모두 木의 성질을 가지고 있다고 할 수 있다. 이러한 물질대사는 따뜻한 환경에서보다는 차가운 환경에서 보다 활발하게 일어난다. 추운 겨울을 나는 나무의 경우에도 가을에 영양분을 많이 저장해놨다가 겨울을 나기 위해서 사용하게 된다. 반면에 금속은 열을 쉽게 빼앗기는 성질을 가지고 있어서 열전도도가 높은데, 이런 성질은 금속에게 열이 전달되어야 뚜렷하게 나타나는 성질이라고 할 수 있다. 온침을 떠올려보면 이러한 금속의 성질을 쉽게 이해할 수 있을 것이다.

요컨대 '따뜻한 성질'과 '차가운 성질'은 비교적 지속적으로 드러나는 반면에, '따뜻해지려는 성질'과 '차가워지려는 성질'은 특정한 조건하에서 보다 뚜렷하게 드러난다고 볼 수 있다(표 7).

● **표 7.** 木의 성질과 金의 성질

오행	성질	성질이 뚜렷하게 드러날 때
木	따뜻해지려는 성질+팽창하려는 성질	차가워지면
金	차가워지려는 성질+수축하려는 성질	따뜻해지면

오행을 어떻게 이해할 수 있을까?

네 번째 이야기

오행과 생명현상의 발전과정

인간의 한평생을 종종 춘하추동에 비유한다. 태어난 지 얼마 안 된 어린아이들을 봄에 비유하고, 키가 크고 장성해서 신체활동이 활발한 청년들을 여름에 비유한다. 어른이 돼서 변곡점을 지나면 몸이 조금씩 차가워지기 시작한다. 나이가 더 들면 머리카락이 빠지거나 흰머리가 나기도 하고 주름이 생기기도 한다. 이렇게 노화가 본격적으로 진행되기 시작하는 시기를 가을에 비유한다. 그리고 가을이 지나 완전히 노인이 된 시기를 겨울에 비유한다. 이런 생명현상의 발전과정을 계절에 비유하기도 하지만 변곡점을 더해서 生長化收藏이라고도 한다. 生長化收藏은 각각 오행의 성질을 가지고 있어 순서대로 木火土金水에 배속이 된다.

심박출량

젊고 건강한 남성의 안정 시 평균 심박출량은 분당 약 5.6 L이다. 여성의 평균 심박출량은 분당 약 4.9 L이다. 연령의 증가와 함께 신체활동 및 조직, 특히 근육의 양이 감소하므로 연령까지 고려하면 안정 시 성인의 평균 심박출량은 분당 약 5 L 정도이다.

심박출 계수(cardiac index)는 체표면적 평방미터당 심박출량을 의미하는데, 10세에 분당 4 L/m^{2}를 훨씬 웃도는 수준까지 급격히 증가하다가 80세에 분당 약 2.4 L/m^{2}까지 감소한다(그림 10). 심박출량은 일생에 걸쳐 신체의 전반적인 대사 수준에 거의 정확히 비례하여 조절되고 있다. 따라서 나이가 증가함에 따라 심박출 계수가 감소한다는 것은 신체활동이 감소하거나 근육량이 감소됨을 의미한다.

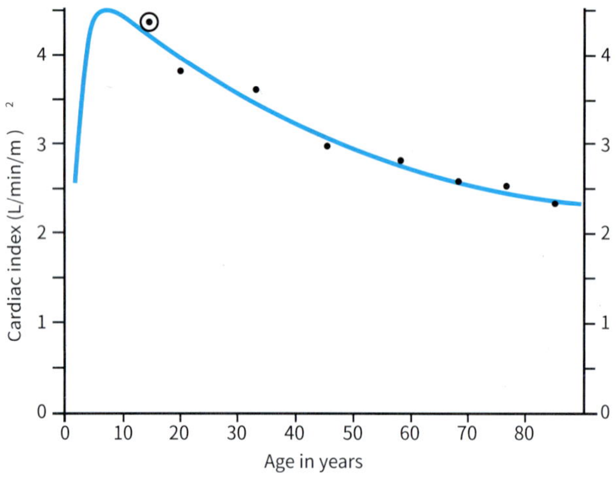

● **그림 10.** 나이에 따른 심박출 계수

열은 모든 에너지의 최종산물이다

대사는 단순히 인체의 세포에서 일어나는 모든 화학반응을 의미하고, 대사율(metabolic rate)은 정상적으로 화학반응을 하는 동안 나오는 열생산량을 나타낸다. 열은 인체에서 나오는 거의 모든 에너지의 최종산물이다. 식품에서 나온 에너지의 35%는 ATP를 생성하는 동안 열이 되며, 단백질이 분해될 때 펩티드결합에 저장된 에너지는 열의 형태로 배출이 된다. 근육활동을 위해서 에너지가 사용되는데 이러한 움직임은 조직 내에서 마찰을 일으키고 결국 열을 발생시킨다. 말초혈관을 통해 혈액이 흘러갈 때 생기는 서로 다른 혈류층 간의 마찰과 혈관과의 마찰은 모두 열로 바뀐다. 그러므로 몸 전체에 사용된 모든 필수적인 에너지는 궁극적으로는 열로 바뀌게 된다.

핵심은 열에너지의 성쇠이다

위에 소개된 내용들을 간추려 보면 첫째, 심박출량은 일생에 걸쳐 신체의 전반적인 대사 수준에 거의 정확히 비례하여 조절되고 있다고 하였으며, 둘째, 대사를 통해서 몸 전체에 사용된 모든 필수적인 에너지는 궁극적으로 열로 바뀌게 된다고 하였다. 그러므로 심박출량은 대사 및 그로 인해서 생산되는 열에너지와 비례한다는 결론을 얻을 수 있다. 즉, 인간이 살아가려면 끊임없이 열에너지를 생산해낼 수 있어야 하고, 생산되는 열에너지의 양은 심박출량에 비례한다는 것이다.

심박출량은 대사 및 열에너지에 비례한다.

앞선 칼럼에서 계절은 일조량에 의해서 나뉜다고 소개하였다. 그리고 일조량은 지구에 도달하는 열에너지의 양을 결정할 것이다. 인체에서 생산되는 열에너지는 심박출량에 비례하기 때문에 인간의 심박출량은 계절의 일조량과 같은 의미를 가지고 있다. 그러므로 계절이 일조량에 의해서 나뉜다면, 인생의 계절은 심박출량에 의해서 나뉜다고 할 수 있다. 결국 핵심은 열에너지의 성쇠이다.

계절이 일조량에 의해서 나뉜다면, 인생의 계절은 심박출량에 의해서 나뉜다.

인생의 계절이 심박출량에 의해서 나뉜다는 토대 위에서 심박출 계수 그래프를 다시 보자. 태어나서 10세 전까지 심박출량이 급격하게 증가하는 시기가 인생의 봄에 해당하며, 이 시기가 '따뜻해지려는 성질'인 木에 해당한다. 10세 전후부터 20대에는 성장이 완성되고 왕성한 활동이 일어나는 시기인데, 이때가 인생의 여름에 해당하며 '따뜻한 성질'인 火에 해당한다. 30대 즈음해서는 심박출량이 평균 이상에서 평균 이하로 떨어지는 변곡점을 지나가게 되며 '바뀌려는 성질'인 土에 해당한다. 40-50대가 되면 심박출량이 평균 밑으로 줄어들기 시작하고 그래서 노화가 본격적으로 진행된다. 이때가 인생의 가을에 해당하며, '차가워지려는 성질'인 金에 해당한다. 60대 이후가 되면 심박출량이 평균보다 확연하게 줄어든 상태가 지속된다. 이때가 인생의 겨울에 해당하며 '차가운 성질'인 水에 해당한다(구체적인 나이보다는 그래프의 경향성과 의의가 중요하다).

심박출 계수의 그래프와 한의학이야기 8편에 소개한 일조량의 그래프는 모양은 조금 다르지만 본질은 모두 열에너지의 성쇠를 보여주고 있다. 그리고 열에너지의 성쇠가 지구와 인간에게 계절의 변화를 가져다준다.

濕을 왜 土에 배속시켰을까?

원래 이번에는 오행과 육기의 관계에 대해서 이야기해 볼 생각이었다. 그런데 오행과 육기의 관계를 써내려가다 보니 상대적으로 濕에 대해서 설명해야 할 내용이 많아서 따로 소개하려고 한다.

고대인들이 濕을 왜 土에 배속시켰을까? 土는 바뀌려는 성질이라고 했으니 濕 역시도 바뀌려는 성질이 있을까? 이에 대한 필자의 대답은 "고온다습한 날씨는 에너지가 많이 필요하기 때문에 일정한 상태를 유지하기 힘들어서 상태가 바뀌기 쉽다. 그래서 濕은 바뀌려는 성질을 가지고 있다."이다.

寒濕이라는 표현도 있지만 長夏를 土에 배속시킨 것으로 보아 濕은 고온다습한 날씨에 더 가깝고, 온도가 높을수록 공기가 포함할 수 있는 수증기의 양이 현저히 많아지기 때문에 고온다습한 날씨가 濕의 의미와 더 가깝다고 할 수 있다.

결국 濕이란 공기가 수증기를 잔뜩 머금은 상태를 의미한다. 이번 칼럼에서는 공기가 더 많은 수증기를 머금으려면 어떤 조건들이 필요한지 그리고 고온다습한 날씨가 한의학적으로는 어떻게 해석될 수 있는지에 대해서 소개해보려고 한다.

증발과 三陰

공기가 습하다는 것은 공기 중에 수증기가 많은 상태를 의미하기 때문에, 濕을 이해하기 위해서는 '증발'이라는 개념을 먼저 알고 있어야 한다. 물의 온도가 100℃ 이상이 되면 물이 끓으면서 수증기로 변한다. 하지만 이는 일반적인 대기에서 일어나는 기상현상이 아니다. 상온에서는 물 분자가 증발하면서 수증기로 변하게 되는데, 물 1 g이 600 cal 가까운 에너지를 얻으면 증발하게 된다(물의 온도에 따라서 증발에 필요한 열량이 다르며 540–600 cal/g 정도 된다). 그러면 물은 어떤 경우에 증발이 잘 될까? 온도가 높을수록 그리고 압력이 낮을수록 증발이 잘 된다.

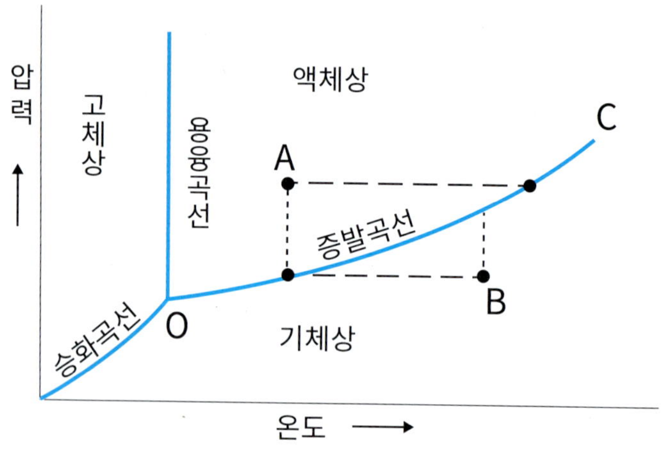

● 그림 11. 증발 곡선

증발곡선(그림 11)을 보면 A에 있는 액체의 온도가 올라가거나 압력이 내려가면 기체로 바뀌기 시작한다. 반대로 B에 있는 기체의 온도가 내려가거나 압력이 올라가면 액체로 바뀌기 시작한다. 물도 마찬가지로 온도가 높을수록 그리고 압력이 낮을수록 증발이 잘된다. 대기 중에서는 기온이 높고 기압이 낮으면 물의 증발이 보다 많이 일어난다고 할 수 있다.

육기 편에서 소개한 내용을 반복하자면, 적도부근은 바닷물도 많고 태양의 복사에너지도 많아 수증기의 증발이 많이 일어난다. 그리고 증발이 많이 일어나는 날씨는 三陰三陽 중에서 三陰에 해당된다. 즉, 기온이 높은 것은 少陰君火이고 기압이 낮은 것은 厥陰風木이며 습도가 높은 것은 太陰濕土에 해당한다.

물은 온도가 높을수록 그리고 압력이 낮을수록 증발이 잘 된다.

고온다습한 날씨와 土의 성질

습도는 공기 중의 수증기의 양을 설명하는 데 사용되는 용어이다. 공기 중에 존재하는 수증기의 양이 많으면 습도가 높은 것이고, 공기 중에 존재하는 수증기의 양이 적으면 습도가 낮은 것이다. 이것은 절대습도의 개념이다.

지구과학 시간에 포화수증기압과 상대습도라는 개념도 배웠다. 수증기가 공기 중에 가득 찬 것을 포화라고 하며, 이때 수증기의 압력을 포화수증기압이라고 한다. 온도가 높을수록 공기는 더 많은 수증기를 포함할 수 있으며, 공기 중에 똑같은 양의 수증기가 들어 있다면 온도가 높을 경우 상대습도는 더 낮게 된다. 겨울철 방 안의 온도를 올리면 더 건조해지는 현상이 온도가 올라가면서 상대습도가 낮아지기 때문에 생기는 현상이다.

포화수증기압 곡선(그림 12)을 보면 그래프의 모양이 포물선이어서 온도가 올라가면 올라갈수록 포화에 필요한 수증기의 양이 급격히 늘어남을 볼 수 있다. 온도가 낮을 때는 포화에 필요한 수증기의 양이 얼마 되지 않지만, 온도가 올라가면 포화에 필요한 수증기의 양이 상당히 많아진다.

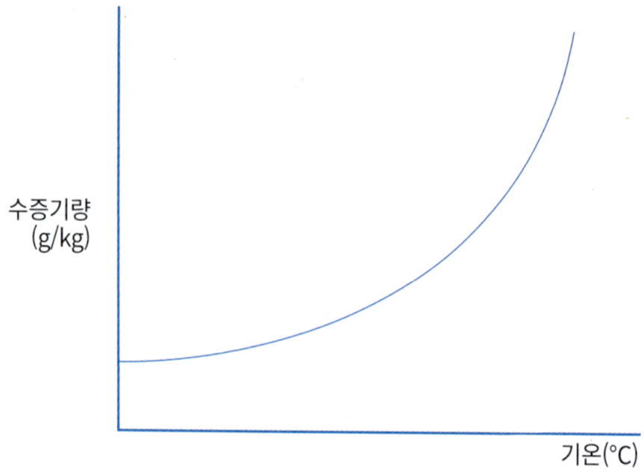

● 그림 12. 포화수증기압 곡선

계절이 바뀔 때마다 土의 성질, 즉 바뀌려는 성질이 나타나는데, 왜 여름에서 가을로 넘어가는 長夏에 土의 성질이 가장 뚜렷하게 나타날까? 그 이유는 고온다습한 날씨를 유지하기가 힘들기 때문이다. 앞서 물이 증발을 하기 위해서는 많은 에너지(물 1 g당 약 600 cal)가 필요하다고 하였다. 이는 고온다습한 날씨를 유지하기 위해서는 많은 에너지가 필요하다는 것을 의미한다. 적도 주변의 섬들이 사막보다 최고기온이 낮은 이유도 바닷물이 증발하면서 많은 에너지를 가져가기 때문이다. 반대로 날씨가 차가워지기 시작하면 증발이 억제되어 대기가 건조해진다. 우리나라 날씨만 봐도 8월 초에는 무덥고 습하다가 8월 말이 되면서 찬바람이 불기 시작하면 바로 피부가 뽀송뽀송해짐을 느낄 수 있을 것이다.

> 고온다습한 날씨를 유지하기 힘들기 때문에 長夏에 土의 성질이 뚜렷하게 나타난다.

육기는 어떻게 오행에 배속이 될까?

六氣의 오행배속

六氣는 風寒熱濕燥火 여섯 가지 기상현상을 일컫는 말이다. 그리고 이들 기상현상들 역시 다섯 가지 성질로 분류가 된다. 즉, 六氣 각각은 五行의 성질을 가지고 있다는 것이다. 風은 木에 배속이 되고 熱과 火는 火에 배속이 된다. 濕은 土에 배속이 되고 燥는 金에 배속이 된다. 그리고 寒은 水에 배속이 된다(표 8). 이번 칼럼에서는 六氣가 어떤 이유로 이렇게 배속이 되는 것인지 하나하나 살펴보고자 한다.

六氣는 기상현상이기 때문에 계절과 관계가 있으며, 특히 계절의 변화와 함께 六氣의 오행배속을 이해해야 제대로 이해할 수 있기 때문에 계절의 변화와 六氣의 오행배속을 함께 소개하면서 이야기를 진행해볼까 한다.

● 표 8. 六氣와 계절의 오행배속

五行	木	火	土	金	水
季節	春	夏	長夏	秋	冬
六氣	風	熱, 火	濕	燥	寒

熱과 火

熱이 더운 날씨라면 火는 고기압, 즉 맑은 날씨를 의미한다. 六氣 중에서 熱과 火는 모두 열에너지의 표현이기 때문에 오행 중에서 '따뜻한 성질'을 의미하는 火에 속하게 된다. 물론 熱은 태양의 복사에너지에 의해서 생긴 열에너지이고, 火는 고기압에서 공기가 단열압축이 되면서 생기는 열에너지이긴 하지만 熱과 火 모두 '따뜻한 성질'이라는 점은 같다. 그래서 모두 五行 중에서는 火에 배속이 된다.

寒

六氣 중에서 寒은 기온이 낮은 것을 의미한다. 앞서 水의 성질이 '차가운 성질'을 의미한다고 했으니 六氣 중의 寒이 五行 중의 水에 속하는 것은 당연한 것 같다.

다만 고대인들이 차가운 성질의 대표주자로서 왜 물을 선택했을까? 하는 궁금증이 남는다. 이는 물의 탁월한 냉각기능 때문이라고 생각된다. 고대인들 역시 물에 빠지면 몸이 금방 차가워지는 것을 겪으면서 물의 탁월한 냉각기능을 쉽게 확인할 수 있었을 것이다.

물의 냉각기능이 탁월한 이유는 물의 비열이 아주 커서 열에너지에 의한 온도 변화가 아주 작기 때문이다. 현대에도 자동차의 엔진을 냉각시키는 데 가장 많이 이용하는 냉각제가 바로 물이다. 만약에 물의 비열이 작았다면 여름 바다는 지금보다 훨씬 따뜻해질 것이며, 엔진을 냉각시키기 위해서 다른 물질을 이용해야 했을 것이다.

風

바람이라는 현상은 기압차에 의해서 생긴다. 그리고 기압차가 생기는 이유는 '지표면의 불균등한 가열' 때문이다. 공기가 더 많이 가열된 곳은 공기가 가벼워지고 덜 가열된 곳은 공기가 상대적으로 무거워지는데, 공기가 무거운 곳에서 가벼운 곳으로 부는 것이 바람이다. 그래서 바람은 공기가 가벼운 곳, 즉 저기압에서 주로 나타나는 기상현상이라고 할 수 있다. 공기가 따뜻해지면서 가벼워지는 것이 저기압이 생기고 바람이 생기는 시발점이 되니 風은 '따뜻해지려는 성질', 즉 木에 배속된다.

추운 날씨에도 바람은 불지만, 공기가 무거운 곳에서 가벼운 곳으로 바람이 분다는 사실은 변함이 없다. 상대적으로 공기가 따뜻해지고 가벼워진 곳으로 바람이 불어 들어오는 것이다.

燥와 濕

앞서 濕이 왜 土에 배속이 되는지에 대해서는 설명하였다. 다시 소개하자면 고온다습한 날씨는 에너지가 많이 필요하기 때문에 유지해내기 힘들며, 그래서 '바뀌려는 성질'을 뚜렷하게 가지고 있다고 소개하였다.

그러면 燥는 왜 金의 성질 '차가워지려는 성질'에 해당이 될까? 濕에 대해 이야기하면서 잠시 언급했지만, 고온다습했던 날씨가 조금만 차가워지면 수증기의 증발이 억제되기 때문이다. 8월 초에는 날씨가 고온다습해서 피부가 끈적끈적하지만, 8월 말이 되면서 찬바람이 불면 공기가 건조해지면서 피부가 바로 뽀송뽀송해지는 것을 느낄 수 있다. 찬바람이 불면서 수증기의 증발이 억제되는 이유는 첫째, 온도가 차가워지면서 증발이 억제되기 때문이며, 둘째, 온도가 차가워지면서 기압이 올라가서 증발이 더욱 억제가 되기 때문이다. 즉, 낮아진 온도와 높아진 기압 때문에 증발이 억제되어 공기가 건조해지는 것이다.

그러므로 燥는 金의 성질, 즉 '차가워지려는 성질'에 배속이 된다. 물론 사막과 같이 날씨가 더워도 수분의 증발이 이루어지지 않아서 건조해지는 경우도 있지만, 이는 주변에 물이 부족해서 그런 것이며 일반적으로 건조한 날씨의 시작은 날씨가 차가워지면서 수분의 증발이 억제되는 것으로부터 시작된다.

六氣와 五行

熱과 火가 火에 배속이 되고 寒이 水에 배속이 된 것은 직관적으로도 이해하기 어렵지 않을 것 같다. 하지만 風이 木에 배속이 되고, 燥가 金에 배속이 되며, 濕이 土에 배속이 되는 것은 쉽게 다가오기 힘든 면이 있다. 아마도 직접적인 연관성이 잘 떠오르지 않기 때문일 것이다.

하지만 風과 燥와 濕의 발생기전을 잘 살펴보면 오행의 성질과 비교적 잘 연결됨을 알 수 있다. 다시 정리를 해보자면 저기압과 바람의 생성은 공기가 따뜻해지는 것에서부터 시작되기에 木의 성질과 연결된다. 건조한 날씨의 형성은 공기가 차가워지면서 증발이 억제되는 것으로부터 비롯되기 때문에 金의 성질과 연결된다. 공기가 수증기를 잔뜩 머금을 수 있는 이유는 날씨가 더워지고 주변에 증발할 수 있는 물이 충분히 존재하기 때문이며, 이렇게 형성된 고온다습한 날씨는 에너지가 많이 들어서 유지하기 힘들기 때문에 상태가 바뀌기 쉬워지며 이는 土의 성질과 연결된다.

오장과 오행은 어떤 관계가 있을까?

첫 번째 이야기

오장과 오행

오행이론은 오장육부, 즉 장부의 기능을 설명하는 데 가장 널리 이용되어 온 이론이다. 오장인 肝心脾肺腎은 순서대로 木火土金水에 해당이 된다. 이번 칼럼에서 소개하고자 하는 이야기는 肝心脾肺腎의 한의학적 개념에 대해서 소개하고자 하는 것이 아니다. 간(Liver), 심장(Heart), 췌장(Pancreas), 폐(Lung), 콩팥(Kidney) 다섯 가지 장기들이 가지고 있는 오행의 성질에 대한 이야기를 해볼 생각이다(표 9).

이야기에 앞서 이번 칼럼에서 사용될 용어들에 대해서 미리 정리를 해두고자 한다. 첫째, 이번 칼럼에서는 현대의학에서 말하는 생리기능들에 국한해서 소개하기 때문에 肝心脾肺腎이라는 용어 대신 간, 심상, 췌장, 폐, 콩팥이라는 용어를 사용하고 五臟 대신 '다섯 장기'라는 한글 표현을 사용하고자 한다. 둘째, 이 칼럼에서 脾는 췌장을 가리키는 것으로 하겠다(이는 pancreas를 한자로 번역하는 과정에서 착오가 있었던 것으로 알려져 있다).

장부에 대한 설명을 오행이론만 가지고 할 수는 없을 것이다. 다만 이 글에서는 '다섯 장기'들이 가지고 있는 생리기능들 중에서 오행의 성질과 유사하다고 할 수 있는 부분이 있는지 그리고 있다면 어떤 부분인지에 대해서 소개해볼까 싶다.

● **표 9.** 오행, 오장, 그리고 다섯 장기

五行	木	火	土	金	水
五臟	肝	心	脾	肺	腎
다섯 장기	간	심장	췌장	폐	콩팥

에너지 생산과 木, 火의 성질

인체의 모든 장기들은 대사를 하기 때문에 결과적으로 '열'을 어느 정도 발생하게 된다. 하지만 인체가 에너지를 생산하는 데 있어서 가장 핵심적인 역할을 하는 장기 두 개를 꼽으라면 심장과 간이라고 할 수 있을 것이다.

심장은 산소와 영양분을 혈액에 싣고 온몸에 공급하는 역할을 한다. 반면에 간은 평소에 남아 있는 영양분을 저장해놨다가 필요할 때 꺼내서 사용할 수 있게 해주는 역할을 하는데, 가장 대표적인 것이 포도당을 글리코겐이라는 형태로 저장해놨다가 인체가 필요할 때 다시 포도당으로 만들어서 혈관으로 내보내는 역할이다. 심장과 간은 인체가 필요한 에너지를 공급하는 역할을 할 뿐만 아니라 에너지를 공급하는 과정에서 스스로도 많은 열을 생산한다. 안정 시에는 간, 심장, 뇌에서 50% 이상의 열이 발생한다.

인체에 에너지를 공급하고 결과적으로 인체가 열을 생산하도록 돕는 역할을 하는 심장과 간은 모두 인체를 '따뜻하게 한다'는 공통점이 있다. 그런데 고대인들은 왜 심장을 火에 배속시켜놨으며 간을 木에 배속시켰을까? 어떤 차이점이 있을까?

심장은 특별한 경우가 아니라도 항상 1분에 60-70회 정도 박동을 지속해야 한다. 즉, 쉴 새 없이 운동을 하면서 온몸에 에너지를 공급하고 있어야 한다. 하지만 간은 평소에 에너지를 비축해놨다가 필요하면 에너지를 꺼내놓기 때문에 상대적으로 열생산의 변동폭이 크다. 일정한 박동수를 유지하면서 쉴 새 없이 에너지를 공급해야 하는 심장은 '따뜻한 성질', 즉 火의 성질을 가지고 있다고 할 수 있는 반면에, 인체가 필요할 때마다 더 많은 에너지를 공급하는 역할을 하는 간은 '따뜻해지려는 성질', 즉 木의 성질을 가지고 있다고 할 수 있다. 열생산기능에 있어 火의 성질은 지속적이면서 변동폭이 작은 반면 木의 성질은 변동폭이 상대적으로 크다.

인체의 냉각기능과 金, 水의 성질

인체가 살아가기 위해서는 열생산만 중요한 것이 아니다. 생산된 열을 효율적으로 냉각시키고 체온을 일정하게 조절하는 것도 열생산 못지않게 중요하다. 이를 위해서 물이 가장 중요한 역할을 담당한다. 체온조절과 관련된 물의 역할을 네 가지로 나누어 소개하면 다음과 같다. 첫째, 물은 자동차의 엔진을 냉각시키듯이 인체의 대사과정에서 생긴 열을 냉각시키는 역할을 한다. 둘째, 간, 심장, 뇌와 같은 심부장기와 운동 시의 골격근에서 발생된 열은 혈류를 통해서 피부로 전달되어 체외로 방출되는데, 이 과정에서 혈액은 열을 이동시키는 역할을 한다. 셋째, 물은 비열이 높기 때문에 열생산에 의한 온도의 변화가 크지 않아서 체온을 일정하게 유지시키는데 큰 기여를 한다. 넷째, 체온이 어느 수준 이상 올라가게 되면 땀을 흘리고 증발시켜 열을 방출한다(체표면에서 물이 증발하면 열이 손실되는데 물 1 g당 0.58 cal이다. 땀을 흘리지 않아도 피부와 폐를 통하여 하루 600-700 mL의 물이 부지불식간에 증발한다. 인간은 피부와 폐를 이용하여 열을 방출하는데, 많은 하등동물의 경우 땀샘이 없어서 '헐떡임'을 통해서 열을 방출하고 있다).

체내수분의 양을 일정하게 조절하는 장기가 바로 콩팥이다. 땀을 흘리고 수분을 증발시켜 열을 방출하는 장기가 피부와 폐이다. 콩팥과 폐는 모두 생산된 열을 냉각시키는 역할을 한다는 공통점이 있다. 그런데 고대인들은 왜 콩팥은 水에 배속시켰으며 폐와 피부는 金에 배속시켰을까? 어떤 차이점이 있을까?

체내수분의 양을 일정하게 유지시켜주는 기능은 쉴 새 없이 작동하는 반면에, 수분의 증발을 통해서 체온을 떨어뜨리는 기능은 평소보다 체온이 올라가면 훨씬 활발하게 작동하게 된다. 쉴 새 없이 체내수분의 양을 조절하는 콩팥은 '차가운 성질', 즉 水의 성질을 가지고 있다고 할 수 있는 반면에, 체온이 올라갈 때 더 많은 수분의 증발을 일으키는 폐와 피부는 '차가워지려는 성질', 즉 金의 성질을 가지고 있다고 할 수 있다. 냉각기능에 있어서도 水의 성질은 지속적이면서 변동폭이 작은 반면, 金의 성질은 변동폭이 상대적으로 크다(표 10).

췌장과 土의 성질

췌장에서는 인슐린과 글루카곤이라는 중요한 호르몬 두 가지를 분비한다. 인슐린은 과량의 에너지를 저장하는 기능을 갖는다. 즉, 음식물 섭취 후 체내로 흡수된 포도당을 근육과 간에서 글리코겐의 형태로 저장하는 역할을 한다. 반대로 공복 시에 혈당이 낮아지면 글루카곤이 분비되어 혈당을 상승시키는 역할을 한다.

체내에 에너지가 남아서 혈당이 올라가면 인슐린을 분비해서 남은 에너지를 저장하는 역할을 하고, 체내에 에너지가 부족해서 혈당이 내려가게 되면 글루카곤을 분비해서 저장해놨던 에너지를 끌어다 쓰게 된다. 이러한 췌장의 기능을 '바뀌려는 성질', 즉 土의 성질이라고 할 수 있을 것이다.

췌장과 간은 포도당 대사에 관여한다는 공통점이 있지만 서로의 역할은 조금 다르다. 췌장은 호르몬을 분비하여 혈당을 조절하는 역할을 한다면, 간에서는 실제 포도당의 대사가 일어난다.

열에너지의 성쇠와 다섯 장기들

한의학 이야기 10편에서 계절이나 인생의 계절 모두 열에너지의 성쇠에 의해서 오행의 배속이 나뉜다고 소개하였다. 다섯 장기들 역시 마찬가지로 인체 열에너지의 생산과 냉각에 관여하는 역할에 따라 오행의 배속이 나뉜다.

다시 간단히 정리를 하자면, 쉴 새 없이 에너지를 공급하는 심장과 필요할 때 에너지를 공급하는 간은 체내 열생산을 증가시키는 역할을 한다. 반대로 체내수분을 조절하는 콩팥과 수분을 증발시켜 체온을 낮추는 폐는 인체의 냉각기능을 담당한다. 그리고 췌장은 에너지가 남으면 저장하고 부족하면 꺼내 쓰는 조절기능이 있다.

● 표 10. 다섯 장기의 성질과 기능

五行	다섯 장기	성질	기능	변동폭
木	간	따뜻해지려는 성질	필요시 에너지 공급	크다
火	심장	따뜻한 성질	지속적 에너지 공급	작다
土	췌장	바뀌려는 성질	혈당을 조절	
金	폐	차가워지려는 성질	체온 증가 시 증발량 증가	크다
水	콩팥	차가운 성질	지속적 체내수분 조절	작다

오장과 오행은 어떤 관계가 있을까?

두 번째 이야기

다섯 장기들의 배치

이번에는 다섯 장기들의 해부학적 배치에 대해서 이야기를 해보려고 한다. 우선 다섯 장기들의 실제 해부학적 배치들(그림 13)과 움직임을 살펴보면 다음과 같다.

- 횡격막 위에는 심장과 폐가 위치해 있으며, 횡격막 아래에는 간과 췌장과 콩팥이 위치해 있다. 횡격막 위에 있는 심장과 폐는 끊임없이 수축과 이완을 반복한다. 심장은 분당 60-70회가량 수축과 이완을 반복하고 폐는 분당 12-20회가량 수축과 이완을 반복한다. 반대로 횡격막 아래에 있는 간과 췌장과 콩팥은 움직임이 거의 없는 편이다. 다만 폐는 폐 스스로가 움직이는 것이 아니라 호흡근들의 도움을 받아서 움직인다.
- 에너지 생산을 주로 담당하는 간과 심장은 인체의 전면에 위치해 있는 반면에, 냉각기능에 관여하는 폐와 콩팥은 상대적으로 인체의 후면에 위치해 있다. 폐와 콩팥은 좌우로 두 개씩 있다. 인체의 전후로만 따지자면 췌장의 위치는 간과 콩팥의 중간쯤 위치해 있다고 할 수 있다.

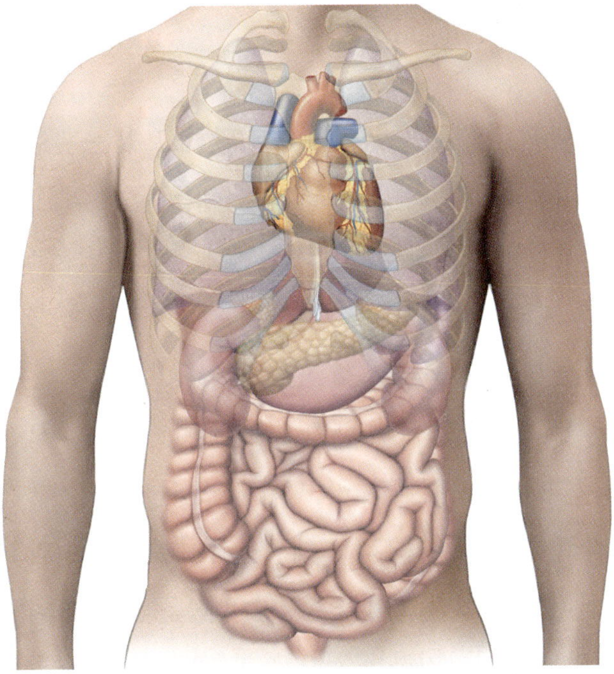

● 그림 13. 실제 장부 배치도

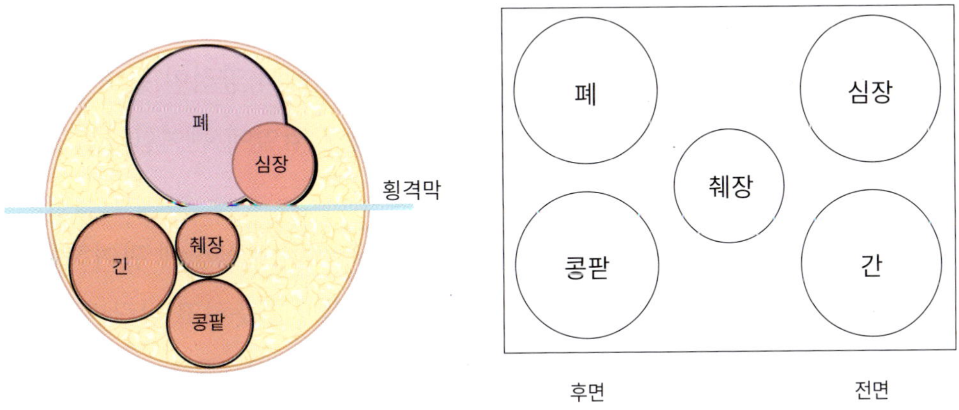

● 그림 14. 가상의 장부 배치도, 전면과 후면

장부 배치와 한의학적 내용들

이번에는 해부학적 장기들을 한의학에서 말하고 있는 관념적인 내용들과 연결시켜서 살펴보면 다음과 같이 연결이 된다. 이해를 돕기 위해서 가상의 장부 배치도(그림 14)와 위의 실제 배치도(그림 13)를 함께 참고하면서 읽어주면 좋을 것 같다.

- 『素問 金匱眞言論』에는 장부의 배치에 관한 이야기가 나오는데 심장을 陽中之陽이라고 하고 폐를 陽中之陰이라고 하며, 간을 陰中之陽이라고 하고 콩팥을 陰中之陰이라고 하고 있다. 그리고 췌장을 陰中之至陰이라고 하고 있다.
  예컨대 폐를 陽中之陰이라고 했을 때, 앞의 陽은 上下의 위치를 의미하고 뒤의 陰은 前後의 위치를 이야기하는 것으로 볼 수 있다. 즉, 폐는 횡격막 위에 위치해 있어서 上下로 보면 陽의 부위에 위치해 있지만, 前後로 보면 뒷부분에 위치해 있어 陰의 부위에 위치해 있다는 것이다(金匱眞言論에서는 횡격막 이상을 背, 횡격막 이하를 腹이라고 표현하고 있다). 폐는 분당 12-20회씩 움직이기 때문에 움직임만 보면 횡격막 아래에 있는 장기들에 비해서 양적인 면도 있지만, 인체를 냉각시키는 역할을 한다는 점에서는 음적인 역할에 관여한다고 볼 수 있다.
- 인체 전면에는 큰 혈관들이 많아서 혈류량이 많고 에너지 생산에 관여하는 심장과 간이 위치해 있다. 즉, 수분도 많고 열생산도 많아 따뜻하고 말랑말랑하며 습윤한 환경이 조성되기 쉽다. 그래서 인체 전면에는 熱, 風, 濕 세 가지 기운이 상행한다. 반대로 인체 후면은 큰 혈관들과 멀어서 혈류량이 상대적으로 적고 냉각기능에 관여하는 폐와 콩팥이 위치해 있다. 즉, 수분도 적고 열생산도 적어서 차갑고 딱딱하고 건조한 환경이 조성되기 쉽다. 그래서 인체 후면에는 寒, 火, 燥 세 가지 기운이 하행한다. 결국 경락이라는 현상은 장부의 활동 그리고 혈액순환과 밀접한 관계가 있다고 볼 수 있다.

● 표 11. 금궤진언론과 오장의 위치

金匱眞言論		上下	前後	움직임	기능
肝	陰中之陽	下	前	거의 없음	에너지 생산
心	陽中之陽	上	前	60–80회	에너지 생산
脾(췌장)	陰中之至陰	下	中	거의 없음	조절기능
肺	陽中之陰	上	後	12–20회	냉각기능
腎	陰中之陰	下	後	거의 없음	냉각기능

4 경락

① 경락을 어떻게 이해할 수 있을까?
② 경락은 어떻게 생겼을까?
③ 경락에서는 왜 육장육부가 될까?
④ 십이경락의 이름을 어떻게 이해할 수 있을까?
⑤ 사람의 일생과 경락
⑥ 경락의 유주방향은 어떻게 형성될까?

경락을 어떻게 이해할 수 있을까?

첫 번째 이야기

경락이야기를 시작하며

고대인들이 경락에 대해서는 비교적 많은 정보들을 남겨 놓았기 때문에, 이제부터는 그 흔적들을 하나하나 따라가 보고자 한다. 필자가 소개하고자 하는 것은 경락의 실체가 아니다. 대신에 '고대인들이 경락에 대해서 남겨 놓은 정보들이 현대적으로는 어떤 의미로 해석될 수 있을까?'에 대해서 필자 나름대로의 생각들을 소개해나가려고 한다.

우선 고대인들이 경락에 대해서 남겨 놓은 정보들이 어떤 것들이 있을까? 첫째는 경락의 그림들이다. 즉, 경락의 운행노선에 대해서 그림을 그려서 경락이 어떻게 흐르는지에 대해서 그 모습들을 남겨 놓았다. 둘째는 경락의 이름이다. 十二正經과 奇經八脈의 이름들을 남겨 놓았다.

고대인들이 경락이라는 현상을 어떻게 찾게 되었는지 그리고 그 이름들을 어떻게 정했는지에 대해서는 알 수 있는 방법이 없다. 하지만 고대인들이 남겨 놓은 그림과 이름들을 통해서 고대인들의 생각을 합리적으로 유추해볼 수는 있을 것이다. 이제부터 시작되는 경락의 이야기들은 경락의 운행노선이 어떻게 배치가 되어 있는지 그리고 그 배치가 어떻게 해석될 수 있는지에 대해서 필자의 의견들을 소개할 생각이다. 다음으로는 十二正經의 이름들이 어떻게 이루어지고 있으며 그 이름들을 통해서 우리는 경락을 어떻게 이해할 수 있을지에 대해서도 소개해나갈 생각이다.

음양경락과 수족경락

十二正經은 크게 음경락과 양경락으로 나뉘기도 하고, 수경락과 족경락으로 나뉘기도 하기 때문에 음양경락이 나뉘는 기준과 수족경락이 나뉘는 기준을 알 수 있다면 경락을 이해하는 데 크게 도움이 될 것이다.

음경락과 양경락에 대해서는 한의학이야기 6편에서 언급하고 넘어갔다. 음경락으로는 熱, 風, 濕 세 가지 기운이 상행하고 양경락으로는 寒, 火, 燥 세 가지 기운이 하행하는데, 이는 대기대순환과 똑같은 현상으로 볼 수 있다고 소개했었다. 즉, 대기대순환 역시 적도에서는 熱, 風, 濕 세 가지 기운이 상행하고 극지방에서는 寒, 火, 燥 세 가지 기운이 하행한다는 것이다.

수경락과 족경락이 나뉘는 기준은 오장육부의 배치와 관련이 있다. 구체적으로 수경락과 족경락이 어떻게 나뉘는지에 대해서는 따로 설명할 예정이다. 특히 경락에서는 오장육부라는 용어 대신에 육장육부라는 용어가 사용되기 때문에 이 부분에 대해서도 함께 언급하고 넘어갈 생각이다.

경락과 장부

경락에 대한 이야기를 시작하면서 가장 먼저 이야기하고 싶은 것은 경락과 장부의 관계이다. 고대인들이 경락에 대해서 남겨 놓은 이름들을 보면 경락은 육기와 맞닿아 있다고 할 수 있다. 육기는 기상현상을 말하며 이러한 기상현상이 인체에도 나타난다고 생각했는데, 이 기상현상이 나타나는 경로가 바로 경락이라는 것이다. 그래서 음경락에는 熱, 風, 濕 세 가지 기운이 상행하며, 양경락에는 寒, 火, 燥 세 가지 기운이 하행한다.

그렇다고 한다면 이런 기상현상을 일으키는 원동력은 무엇일까? 바로 장부의 활동이라고 할 수 있다. 특히 오장의 활동과 혈액순환이 가장 중요하다. 오장의 활동과 혈액순환으로 인해서 육기라는 기상현상이 인체에 나타나게 되며, 그 기상현상이 두드러지게 나타나는 노선이 경락이라는 것이다. 오행에서 소개하고 넘어갔듯이 인체의 전면으로는 간과 심장이 에너지를 생산하는 역할을 하며, 인체의 후면에서는 폐와 신장이 인체를 냉각시키는 역할을 담당하고 있다. 실제로 인체 전면에서는 열생산이 많이 이루어지고 큰 혈관들이 많이 지나가는 반면에, 인체 후면에서는 열생산이 적게 이루어지고 큰 혈관들과 거리도 멀다. 그래서 인체 전면에서는 熱, 風, 濕 세 가지 기운이 상승하는 환경이 마련된다면, 인체 후면에서는 寒, 火, 燥 세 가지 기운이 하행하는 환경이 마련된다고 볼 수 있다(그림 15).

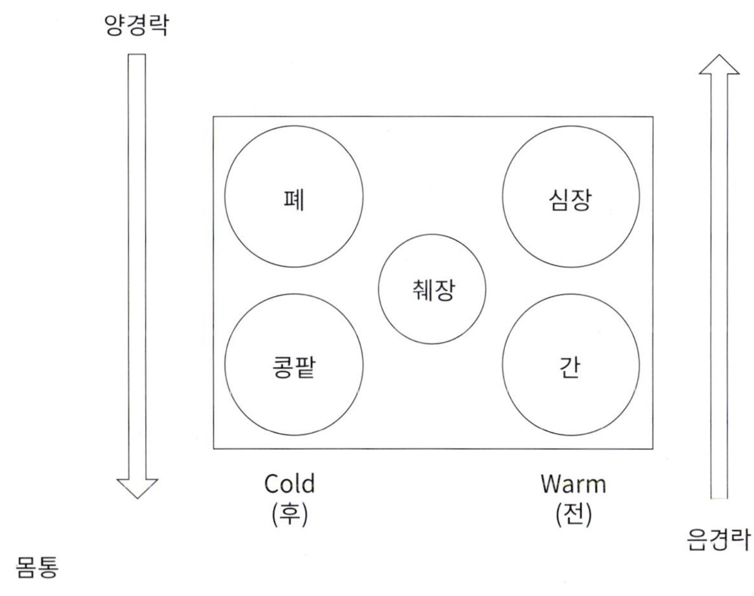

● 그림 15. 장부와 경락

태양에너지와 불균등한 가열 그리고 물

자연현상 역시 마찬가지라고 할 수 있다. 기상현상이 나타나는 가장 근원적인 힘은 태양에너지와 위도에 따른 불균등한 가열 그리고 물의 존재라고 할 수 있다. 우선 태양은 지구에 열에너지를 제공한다. 적도에는 열에너지가 많이 도달하는 반면에 극지방에는 열에너지가 적게 도달하여 이러한 지표의 불균등한 가열로 인해 바람과 해류가 생긴다. 이와 같은 운동들은 열대지방의 열을 극지방으로 이동시킴으로써 끊임없이 에너지의 불균형을 해소하고자 한다. 이러한 과정에서 생긴 결과물들이 우리가 날씨라 부르는 기상현상들이다. 이 과정에서 물의 역할은 너무나도 중요한데, 첫째, 물은 열용량이 커서 열을 잘 저장하기 때문에 열에너지를 적도에서 극지방으로 운반하는 역할을 하며, 둘째, 물이 주변에 많으면 공기의 습도가 올라가게 되며 비와 눈과 같이 다양한 기상현상이 나타나는 데 중요한 역할을 하게 된다.

경락을 어떻게 이해할 수 있을까?

두 번째 이야기

열순환

따뜻한 공기는 가벼워져서 상승하고 차가운 공기는 무거워져서 하강하는 순환을 열순환(thermal circulations)이라고 한다. 대기가 냉각되면 공기가 무거워져서 하강하기 때문에 지상에 공기입자가 많아지면서 고기압이 나타난다. 하지만 높은 고도에서는 공기가 희박해져서 오히려 저기압이 나타나게 된다. 반대로 대기가 가열되면 공기가 가벼워져서 상승하기 때문에 지상에는 공기가 희박해지면서 저기압이 나타나고 높은 고도에서는 공기입자가 많이 모이면서 고기압이 나타난다(엄밀하게 말하자면 고도가 높아지면 기압이 낮아지지만, 여기서 고기압이라고 말한 것은 같은 고도를 기준으로 주변에 비해서 기압이 높다는 뜻이다).

기압은 공기의 무게가 밀어내는 압력이라고 하였기 때문에 공기입자가 많으면 밀어내는 힘이 커져서 고기압이 나타나고, 공기입자가 적으면 밀어내는 힘이 작아져서 저기압이 나타난다고 할 수 있다. 그래서 결과적으로 공기가 가열되면 지상에는 저기압이 나타나고 높은 고도에서는 고기압이 나타나며, 공기가 냉각되면 지상에서는 고기압이 나타나고 높은 고도에서는 저기압이 나타나게 된다. 바람은 고기압에서 저기압으로 불기 때문에 지상에서는 추운 곳에서 더운 곳으로 불게 되고, 높은 고도에서는 더운 곳에서 추운 곳으로 불게 된다(그림 16).

- 더운 곳에서는 공기가 상승하고 추운 곳에서는 공기가 하강한다.
- 높은 고도에서는 더운 곳에서 추운 곳으로 바람이 불고, 지상에서는 추운 곳에서 더운 곳으로 바람이 분다.

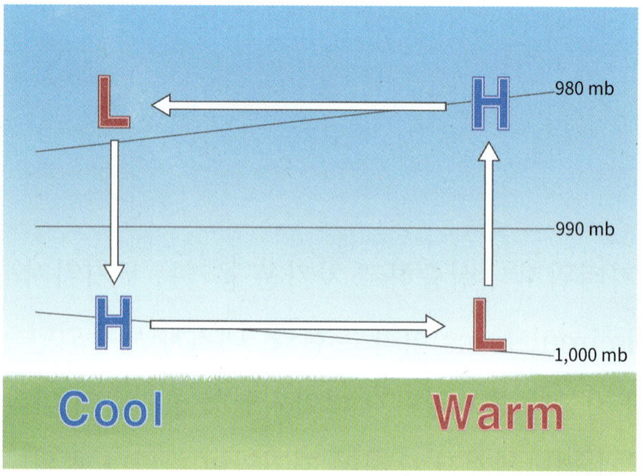

● 그림 16. 열순환

필자의 가설

인체는 체중의 60%가 물로 이루어져 있기 때문에 인체를 하나의 수조라고 한다면 체액 역시도 열순환과 같은 모습의 대류현상이 생길 수 있을 것이다. 즉, 인체 전면의 체액은 따뜻해지면서 위로 상승하게 되고 인체 후면의 체액은 차가워지면서 하강하게 된다. 횡격막 위에서는 상승한 체액이 인체의 전면에서 후면으로 이동하고, 횡격막 밑에서는 하강한 체액이 후면에서 전면으로 이동하게 된다. 그렇게 되면 열순환과 똑같은 모양의 순환이 이루어지게 된다. 세포내액이나 혈장이 이런 움직임을 가지기는 힘들겠지만, 간질액이라면 충분히 이런 움직임을 가질 수 있을 것이다.

- 인체 전면에서는 체액이 상승하고 후면에서는 체액이 하강한다.
- 횡격막 위에서는 인체의 전면에서 후면으로 체액이 이동하고, 횡격막 밑에서는 인체의 후면에서 전면으로 체액이 이동한다.

장부와 압력

횡격막 위에서는 상승한 체액이 인체의 전면에서 후면으로 이동하고 횡격막 밑에서는 하강한 체액이 인체의 후면에서 전면으로 이동하기 위서는, 심장과 콩팥 주변에는 높은 압력이 존재하고 폐와 간 주변에는 낮은 압력이 존재할 경우 보다 용이할 것이다. 물 역시도 수압이 높은 곳에서 낮은 곳으로 이동하기 때문이다. 우연인지는 모르지만 실제로 심장과 콩팥에는 높은 압력이 형성되는 반면에, 폐와 간에는 낮은 압력이 형성되며(그림 17), 이러한 장부 내 압력은 주변 압력에도 영향을 줄 것이다.

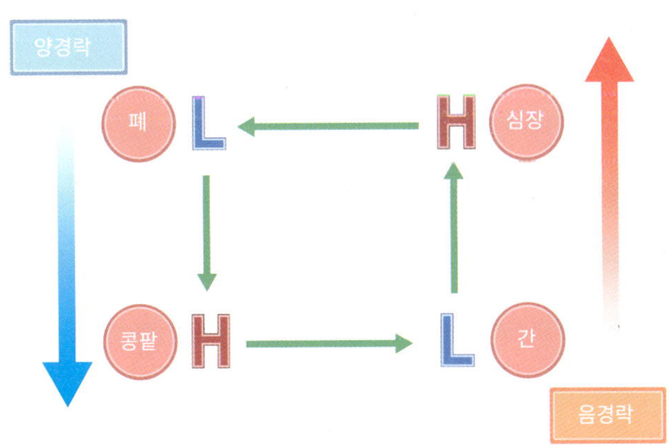

● 그림 17. 열순환과 경락 그리고 장부

심장은 지속적으로 혈액을 대동맥으로 밀어내기 때문에 대동맥의 평균압은 매우 높아서 약 100 mmHg 정도이다. 또 심장에 의한 펌프질이 박동적이기 때문에 동맥압은 수축기압인 120 mmHg와 확장기압인 80 mmHg 사이에서 움직인다. 그리고 콩팥동맥압은 전신 동맥압과 같으며 콩팥정맥압은 약 3–4 mmHg여서 콩팥 내부에도 높은 압력이 형성된다고 할 수 있다.

폐순환계는 폐동맥의 압력이 15–20 mmHg 정도이고 좌심방의 압력이 5 mmHg 이하로 폐순환을 거치는 동안에 10–15 mmHg 정도의 압력만 소모된다. 체순환계가 고압혈관계라면 폐순환은 저압혈관계이다. 간의 1/4은 간동맥을 통해서 3/4은 문맥을 통해서 혈류를 공급받고 있는데, 간으로 흘러드는 문맥의 압력은 평균 약 9 mmHg이고, 간에서 대정맥으로 흘러가는 간정맥의 압력은 거의 0 mmHg이다.

이러한 장부의 압력은 위와 같은 체액이동의 존재를 보다 더 강하게 암시한다고 생각된다. 만약에 이러한 체액이동이 실제로 존재한다면 고대인들이 그려 놓은 경락의 그림 또한 더 설득력을 얻게 될 것이다.

경락은 어떻게 생겼을까?

첫 번째 이야기

경락의 유주에 대한 일반적인 사실들

이제부터는 경락이 어떻게 생겼는지에 대해서 이야기를 해볼까 한다. 경락에는 크게 十二正經과 奇經八脈이 있지만, 여기서는 오로지 十二正經의 모습에 대해서만 언급해 나갈 생각이다. 우선 경락이 어떻게 생겼는지에 대해서 몇 가지 사실들을 소개해 보려고 한다.

- 대체로 음경락은 인체의 전면에서 상행하고 양경락은 인체의 후면에서 하행한다. 음경락은 인체의 전면에만 흐르고 후면에는 흐르지 않지만, 양경락은 인체의 후면에만 흐르는 것이 아니고 일부는 인체의 전면에도 흐른다.
- 대체로 수경락은 횡격막 위에 흐르며, 족경락은 횡격막 아래에 흐른다. 수경락은 횡격막 위에만 흐르고 아래에는 흐르지 않지만, 족경락은 횡격막 아래에만 흐르는 것이 아니고 일부는 횡격막 위에도 흐른다. 족경락이 흐르지 않는 곳이 유일하게 한 군데 있는데 팔에는 흐르지 않는다.
- 두부에는 양경락만 흐르고 음경락이 흐르지 않는다.
- 양경락은 인체의 전면과 후면, 횡격막 위와 아래, 두부, 팔다리 모든 곳에서 흐른다. 그러므로 양경락은 인체를 겉에서 감싸고 있다고 볼 수 있다.

● 표 12. 경락의 유주에 관한 몇 가지 사실들

	전면	후면	두부		횡격막 위	횡격막 아래
음경락	○	×	×	수경락	○	×
양경락	○	○	○	족경락	○(팔×)	○

경락의 관찰시점(觀察視點)

양경락과 음경락이 팔과 다리에서는 서로 짝을 이루면서 흐르는 듯 하지만 체간과 두부에서는 각각 따로 흐르는 모습을 보인다. 양경락과 음경락의 배치를 제대로 관찰하기 위해서는 특정한 자세를 취한 후 특정한 시점(point of view)에서 바라보면 제대로 관찰할 수 있기 때문에 그 시점을 소개하고자 한다.

우선 양경락은 그림 18의 ①번 그림처럼 손바닥을 몸에 붙이고 차렷자세를 한 후 ②번 그림처럼 측면에서 바라보면 양경락의 모습이 잘 드러나게 된다. 측면에서 인체를 전면과 후면으로 나눌 때 전면에 양명경락이 흐르고 후면에 태양경락이 흐른다. 그리고 가운데에는 소양경락이 흐른다.

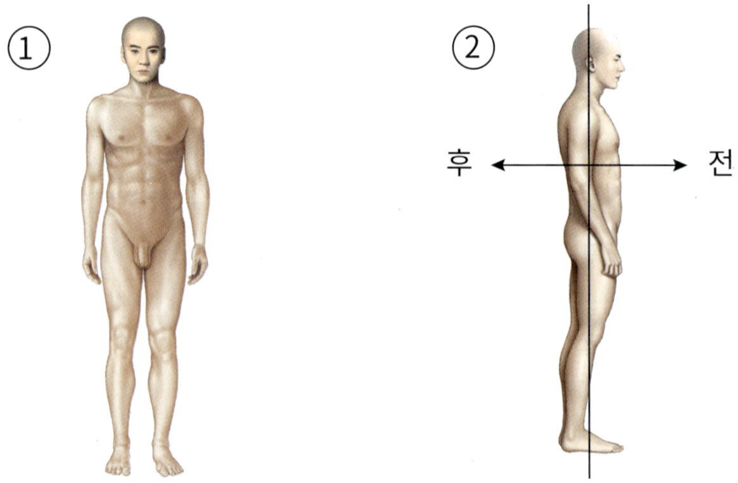

● 그림 18. 양경락의 관찰시점

음경락은 양경락과는 조금 다른 자세를 취해야 제대로 관찰할 수 있다. 음경락은 우선 인체의 정면에서 바라봐야 한다. 자세는 그림 19처럼 손바닥을 앞을 향하도록 팔을 벌리고, 다리는 고관절을 외회전시켜서 사타구니와 발목의 내과가 앞을 향하도록 서면 음경락이 잘 드러나게 된다.

인체의 한가운데를 내측이라고 하고 바깥쪽을 외측이라고 할 때 가장 내측에 소음경락이 흐르고 가장 바깥쪽에 태음경락이 흐른다. 그리고 그 중간에 궐음경락이 흐른다.

● 표 13. 양경락과 음경락의 유주

양경락		음경락	
양명경락	전면	태음경락	외측
소양경락	중간	궐음경락	중간
태양경락	후면	소음경락	내측

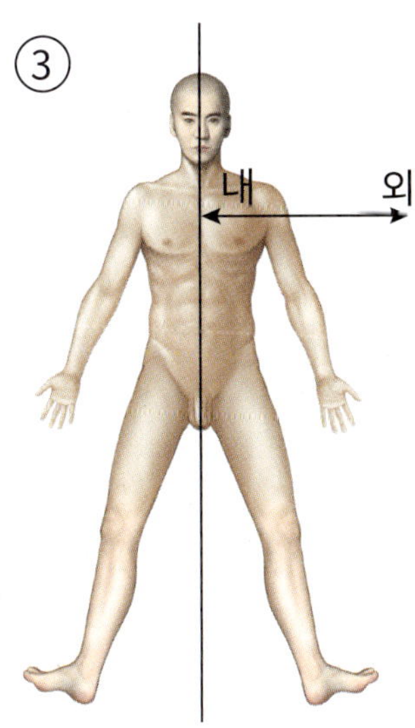

● 그림 19. 음경락의 관찰시점

수경락과 족경락의 관찰시점은 아주 쉬운데, 정면에서 바라봤을 때, 횡격막 위에는 수경락이 흐르고 횡격막 아래에는 족경락이 흐른다고 생각하면 된다. 수경락은 횡격막 아래에 흐르지 않지만, 족경락은 횡격막 위로도 일부는 흐르게 된다(그림 20).

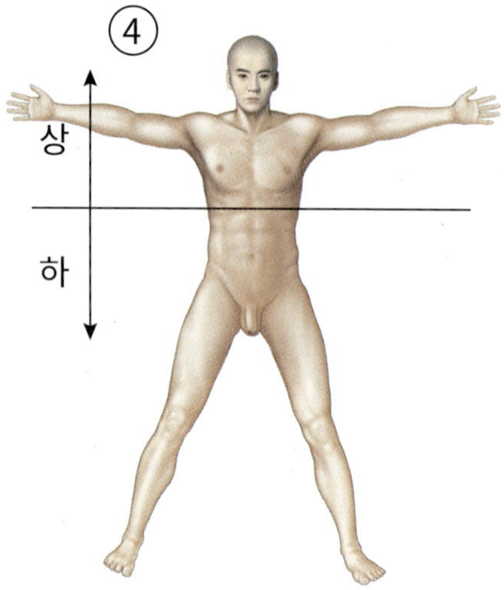

● 그림 20. 수족경락의 관찰시점

경락은 어떻게 생겼을까?

두 번째 이야기

내부와 표면

앞서 경락을 설명할 때 음경락은 인체의 전면에서 상승한다고 하였고, 양경락은 인체의 후면에서 하강한다고 하였다. 그런데 실제 경락의 그림을 보면 양경락은 인체의 전면에도 그려져 있다. 왜 음경락은 인체의 후면으로 지나가지 않는데, 양경락은 인체의 전면으로도 지나갈까? 이 질문에 대한 해답은 양경락이 인체를 감싸고 있는 듯이 흐른다는 점에서 찾아볼 수 있다. 즉, 양경락은 인체의 표면으로 흐르면서 인체를 감싸고 있기 때문에 전면으로도 흐른다는 것이다.

인체의 심부에 있는 내장기관이나 근육에서 열생산이 이루어지는 반면, 이 열은 혈액으로 전달되어 피부를 통해서 방출된다. 인체를 내부와 표면이라는 큰 경계로 나눈다면 내부에서는 열생산이 이루어지고 표면에서는 열손실이 이루어진다. 인체의 표면은 외부와 맞닿아있기 때문에 열이 방출되면서 냉각되기 쉬울 수밖에 없다. 한편 인체는 외부공기가 차가우면 발한을 최대한 억제하고 외부공기가 더우면 발한을 활발하게 해서 심부 체온이 일정한 온도를 유지할 수 있게 조절해 나간다.

앞서 인체의 전면에 위치한 간과 심장에서는 에너지를 생산하는 역할을 하고 인체의 후면에 위치한 폐와 콩팥에서는 냉각기능에 관여한다고 하였는데, 이 중에서 간과 심장 그리고 콩팥은 상대적으로 인체의 내부에 위치해 있다면 폐와 피부는 표면에 노출되면서 냉각기능에 관여한다고 볼 수 있을 것이다.

인체의 표면은 내부에 비해서 상대적으로 차가워지기 때문에 결과적으로 하강기류가 생길 수 있을 것이다. 인체의 전면에는 기본적으로 상승기류가 이루어지지만 가장 바깥에 있는 표면은 차가워지면서 하강기류가 생기기 때문에 인체의 전면에는 음경락과 함께 양경락이 흐르게 된다고 할 수 있다. 이 상황들을 정리해보면 다음과 같이 정리해볼 수 있을 것이다(그림 21).

- 첫째, 인체 전면에 위치한 간과 심장은 열생산에 관여하고 인체 후면에 위치한 폐와 콩팥은 냉각기능에 관여한다. 그래서 음경락은 인체의 전면으로 지나가고 양경락은 인체의 후면으로 지나간다.
- 둘째, 인체의 심부에서는 열생산이 이루어지고 인체의 표면에서는 열발산을 억제하면서 차가워진다. 차가워진 표면으로 인해 양경락은 인체를 감싸면서 흐르게 되고, 그래서 인체의 전면으로는 음경락과 양경락이 함께 흐르게 된다.

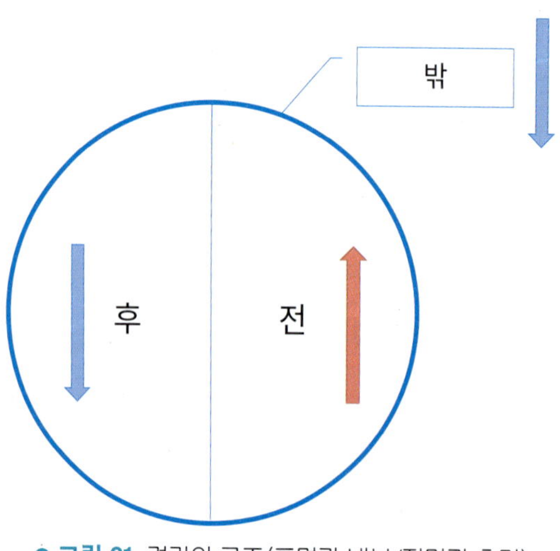

● 그림 21. 경락의 구조(표면과 내부/전면과 후면)

껍질과 양경락

식물이든 동물이든 속에 비해서 껍질은 딱딱하고 건조하고 차갑다. 껍질이 딱딱한 이유는 첫째, 가장 바깥에 있기 때문에 영양분이 그만큼 도달하기 힘들기 때문일 것이고, 둘째, 외부와 맞닿아 있어서 온도와 수분을 쉽게 빼앗기기 때문일 것이다. 하지만 딱딱해진 껍질은 반대로 내부에 있는 온기와 수분과 말랑말랑함을 유지하는 데 도움을 준다. 귤을 예로 들어보자면, 귤껍질을 깐 후 반쯤 먹고 일부를 남겨 놓으면 수분이 날아가면서 점점 딱딱해질 것이다.

양서류와 파충류의 피부를 비교해보면, 양서류는 물과 땅을 오가면서 생활하기 때문에 공기와 수분이 잘 통과하도록 피부가 얇고 매끈하고 촉촉한 반면, 파충류는 땅 위에서 생활하기 때문에 피부가 두껍고 수분이 빠져나가는 것을 막기 위해 비늘로 덮여 있다. 즉, 동물이 물을 떠나서 살 수 있게 된 조건 중의 하나가 수분이 빠져나가는 것을 최대한 막을 수 있게 되면서 가능해진 것이다.

다시 정리를 해보자면 생명체의 껍질은 내부에 비해서 딱딱하고 차갑고 건조하다. 그런데 딱딱하고 차갑고 건조한 껍질이 내부의 따뜻하고 습하고 말랑말랑한 상태를 보존해주는 역할을 하는 것이다. 앞서 육기를 설명하면서 차가운 것은 太陽에 해당하고 딱딱한 것은 少陽 그리고 건조한 것은 陽明에 해당한다고 하였으며, 따뜻한 것은 少陰에 해당하며 말랑말랑한 것은 厥陰 그리고 습한 것은 太陰에 해당한다고 설명하였다. 즉, 생명체를 껍질과 내부로만 나눈다면 껍질에는 三陽의 기운이 흐르고 내부에는 三陰의 기운이 흐르게 된다.

경락에서는 왜 육장육부가 될까?

첫 번째 이야기

육장육부와 相火

한의학에서는 장부를 오장육부라고 흔히 부르지만 십이경락에서는 여기에 심포가 더해져서 육장육부가 된다. 그러면 왜 경락에서는 육장육부가 될까? 고대인들은 왜 十二經絡의 이름에 육장육부를 연결시켜 놓았을까? 이 부분에 대한 해답은 심포와 삼초가 무엇일까라는 질문과 맞닿아 있다고 볼 수 있다. 즉, 심포와 삼초 그리고 소양상화가 무엇인지 설득력있게 설명될 수 있다면 우리는 육장육부 나아가 십이경락의 이름에 대해서 충분히 이해할 수 있게 될 것이다.

특히 중요한 점은 왜 五行에서는 火에 해당하는 것이 六氣에서는 君火와 相火로 나뉠까 하는 점이라고 생각된다. 이제부터는 이 부분에 대한 필자의 생각을 소개해 나가려고 한다.

六氣와 五行 그리고 火

앞서 五行은 자연현상이나 사물의 성질을 의미한다고 하였고, 六氣는 기상현상이라고 소개하였다. 그리고 기상현상인 六氣 역시도 五行의 성질로 나눌 수 있다고 하였다. 고대인들이 五行과 六氣를 어떻게 배속시켜놨는지에 대해서 다시 소개를 해보자면, 표 14에서 볼 수 있듯이 고대인들은 유독 火만 소음군화와 소양상화로 나누어 놓았다. 즉, 六氣에 비해서 五行이 숫자가 하나 적은 이유는 六氣 중의 熱과 火가 모두 五行 중의 火에 속하기 때문이다.

● 표 14. 오행과 육기 그리고 삼음삼양

五行	木	火		土	金	水
六氣	風	熱	火	濕	燥	寒
삼음삼양	궐음풍목	소음군화	소양상화	태음습토	양명조금	태양한수

또한 앞선 칼럼에서 소음군화는 높은 온도를 의미하고 소양상화는 높은 압력을 의미한다고 하였다. 그러면 우리는 오행 중의 火에 대해서는 '높은 온도'와 '높은 압력'이 공존하는 상태를 의미한다고 유추해 볼 수 있을 것이다.

五行, 즉 木火土金水 중에서 나무, 흙, 금속, 물은 고체나 액체인데 반해서 불은 기체에 해당하기 때문에 유독 火만 정형화된 형태를 갖추고 있지 못한다. 이 불이 최소한의 정형화된 형태를 갖추기 위해서는 높은 압력에 둘러싸여 있을 때만이 가능해진다. 자동차의 엔진을 예로 들어보자면 열에너지가 운동에너지로 충분히 바뀌기 위해서는 단단한 물체에 의해 둘러싸여 있어야만 가능해진다. 원자력발전소도 마찬가지이고, 전구도 마찬가지이다. 열에너지가 주변의 단단한 벽에 갇혀 있어야 지속적으로 따뜻한 성질을 유지해낼 수 있다. 만약에 열에너지가 낮은 압력에 둘러싸여 있다면 쉽게 팽창하면서 금방 사라져버리게 될 것이다.

심포와 삼초

심포는 심장을 싸고 있는 막인 심막(pericardium)이라고 하기도 하며, 삼초는 장을 매달아 유지하는 복막의 일부분인 장간막(mesentery)을 의미한다고도 한다.

심포와 삼초에 대해서는 다양한 설이 있기 때문에 그 부분은 생략하기로 하고, 소양상화는 높은 압력이라는 필자의 의견을 이어나가자면 심포와 삼초는 '심장과 소장을 높은 압력으로 감싸고 있으면서 심장과 소장의 활발한 운동성을 제대로 전달해줄 수 있는 무엇'이라고 정의내리고자 한다. 심장과 소장이 오행 중에서 火에 속한다고 한다면 '오행의 火=소음군화+소양상화'이기 때문에 심장과 소장이라는 장기에 소양상화라는 기운이 이미 내재되어 있다고 볼 수 있을 것이다. 하지만 굳이 특정한 장기로 표현하고 싶다면 심포를 심막, 삼초를 장간막으로 지칭한 것은 상당히 일리가 있다고 생각된다.

경락에서는 왜 육장육부가 될까?

두 번째 이야기

심포와 간

소양상화에 해당하는 장부는 심포와 삼초가 있지만, 이 글에서는 심포에 대해서 추가적으로 논의를 이어나가려고 한다. 소양상화와 심포 그리고 심장에 대해서 다시 정리를 해보자면, 우선 오행 중의 火는 소음군화+소양상화라고 할 수 있으며 이는 '높은 온도'와 '높은 압력'이 공존하는 상태를 의미한다고 하였다. 그래서 심포라는 것은 '심장기능의 한 단면으로서 심장의 높은 압력을 형성하는 무엇'이라고 할 수 있으며, 구체적인 장기가 무엇인지는 중요하지 않다고도 하였다.

오행 중의 火=소음군화+소양상화=높은 온도+높은 압력

그러면 소양상화와 반대되는 기운은 무엇일까? 바로 궐음풍목이다. 소양상화가 '높은 압력'을 의미한다면 궐음풍목은 '낮은 압력'을 의미한다. 그리고 오장 중에서 궐음풍목에 해당하는 장기는 바로 간이다. 그렇다고 한다면 간은 인체의 '낮은 압력'을 형성하는 데 중요한 역할을 한다고 할 수 있을 것이다.

지구가 압력의 차이로 인해서 생긴 바람과 해류를 이용해서 열에너지를 실어 나르듯이, 인체도 압력의 차이를 이용해서 에너지를 실어 나르는 역할을 한다. 인체에서 대표적으로 에너지를 실어 나르는 역할을 하는 곳이 혈액순환계이며, 혈액이 순환하는 데 이용되는 동력 역시도 압력의 차이를 이용해서 이루어진다.

인체의 높은 압력

인체의 높은 압력이라면 우선 고혈압을 떠올리기 쉽다. 물론 고혈압도 높은 압력이다. 하지만 고혈압은 병리적인 상황이며, 정상적인 혈액순환에서도 압력이 높은 곳과 낮은 곳이 있으니 그것부터 우선 짚고 넘어가고자 한다.

심장은 지속적으로 혈액을 대동맥으로 밀어내기 때문에 대동맥의 평균압은 매우 높아서 약 100 mmHg 정도이다. 또 심장에 의한 펌프질이 박동적이기 때문에 동맥압은 그림 22에서와 같이 수축기압인 120 mmHg와 확장기압 80 mmHg 사이에서 움직인다. 혈액이 체순환을 따라 흐를 때 평균혈압은 점진적으로 떨어져서 순환의 종말인 대정맥에 이르러서 우심방으로 들어갈 때는 거의 0 mmHg가 된다.

즉, 심장의 혈액순환은 분당 5 L 가까운 혈액을 온몸 구석구석으로 보내기 위해서 높은 압력을 유지하고 있어야 한다. 심장을 싸고 있는 막인 심막, 즉 pericardium이 심포냐 아니냐가 중요한 것이 아니고, 고대인들이 심포라는 용어를 통해서 가리키고 싶었던 기능이 무엇이냐가 중요한 것이다. 심포의 기능은 심장의 혈액순환을 유지시키는 높은 압력이라고 할 수 있다.

앞선 칼럼에서 분당 5 L에 이르는 심박출량은 인체에서 이루어지는 총대사량과 인체에서 생산되는 열에너지에 비례한다고 하였다. 이 심박출량이 少陰君火에 해당한다면 이 君火만으로는 혈액순환이 제대로 이루어질 수 없으며 심박출량을 인체의 구석구석으로 보낼 수 있는 높은 압력이 필요하다. 이 혈액순환에 작용하는 높은 압력이 바로 少陽相火라고 할 수 있다.

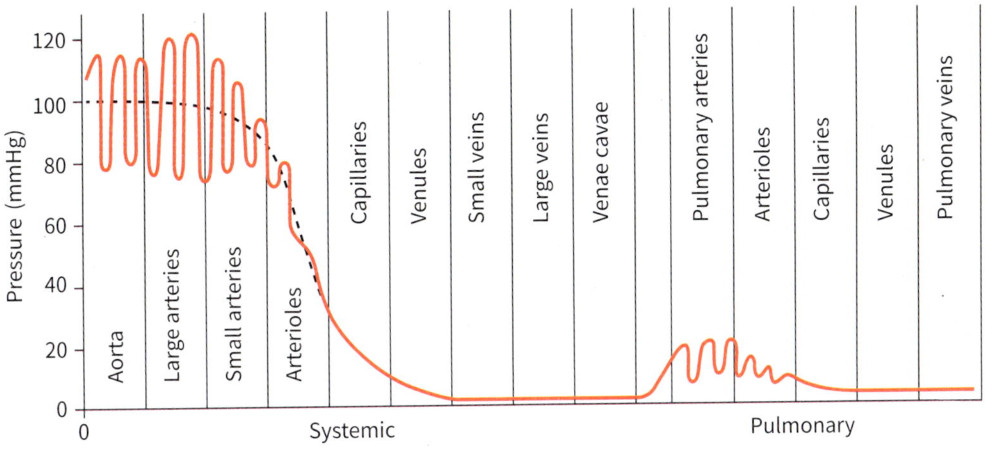

● 그림 22. 수평 상태로 누워 있는 사람에서 순환계 각 부분의 정상 혈압/인체의 높은 압력과 낮은 압력

肝과 낮은 압력

심포, 즉 심장에서 높은 압력을 만들어 낸다면 인체의 낮은 압력은 어느 장기에서 만들어낼까? 소양상화에 해당하는 장부가 심포라면 궐음풍목에 해당하는 장부는 간이다. 딱딱한 심장과 동맥에서 높은 압력을 만들어 낸다면, 말랑말랑한 간과 정맥에서는 낮은 압력을 만드는 데 기여한다. 다음은 간과 정맥에 대한 설명이다.

'간은 확장될 수 있는 기관이기 때문에, 많은 양의 혈액을 혈관 안에 저장할 수 있다. 간의 정상적인 혈액량은 간정맥과 간문맥동에 있는 것을 모두 합하면 약 450 mL 정도로서, 이는 신체 총 혈액량의 거의 10%에 이른다. 간이 확장되는 경우, 0.5–1.0 L에 이르는 여분의 혈액이 간정맥 및 문맥동에 저장되기도 한다'

그러면 이렇게 간이 많은 혈액을 저장하는 것이 어떻게 가능할까? 이번에는 동맥과 정맥의 차이에 대해서 알아보자.

'해부학적으로 동맥의 벽은 정맥의 벽보다 훨씬 강하다. 따라서 정맥은 평균적으로 동맥보다 약 8배 잘 팽창한다. 이는 압력의 증가가 같은 크기의 동맥에서보다 정맥에서 약 8배나 많은 혈액을 증가시킨다는 것이다'

간은 많은 양의 혈액을 저장할 수 있으며, 고대인들은 이 기능을 肝藏血이라고 표현하였다. 간이 많은 양의 혈액을 저장할 수 있는 것은 간이 낮은 압력을 가지고 있기 때문이며, 이 낮은 압력은 정맥이 가지고 있는 팽창성에 기인한다. 그래서 고대인들은 간에서 만들어내는 기운을 '낮은 압력', 즉 궐음풍목이라고 한 것이다.

경락에서는 왜 육장육부가 될까?

세 번째 이야기

장부와 경락

十二經絡의 이름을 보면 장부와 경락의 관계를 유추해 볼 수 있는데, 경락의 이름에서 특이한 사실을 한 가지 찾을 수 있다. 장부의 기운과 경락의 기운이 같은 경우가 있는 반면에 서로 반대되는 경우가 있다는 점이다. 예컨대 수양명대장경을 보면 대장은 양명조금이라는 기운을 가지고 있고 경락의 기운도 양명조금이라서 장부와 경락의 기운이 서로 같다. 하지만 수태음폐경의 경우 폐는 양명조금의 기운을 가지고 있지만 경락의 기운은 태음습토가 되어 서로 반대가 된다.

대체 왜 경락의 기운하고 장부의 기운이 같은 경우가 있고 서로 반대가 되는 경우가 있을까? 이 질문에 대한 해답을 제시하기에 앞서 장부의 기운에 대해서 먼저 소개를 하고자 한다.

장부와 六氣

육장육부는 모두 六氣와 연결이 되어 있는데 이는 장부가 가지고 있는 기운이라고 할 수 있다. 그리고 이들 장부와 六氣는 모두 五行에 배속되어 있는데 표 15와 같이 정리해 볼 수 있다.

● 표 15. 육장육부와 육기 그리고 오행의 배속

五行	木	火		土	金	水
육장	간	심	심포	비	폐	신
육부	담	소장	삼초	위	대장	방광
六氣	風	熱	火	濕	燥	寒
삼음삼양	궐음풍목	소음군화	소양상화	태음습토	양명조금	태양한수

간과 담은 궐음풍목이라는 기운을 가지고 있고, 심과 소장은 소음군화라는 기운을 가지고 있으며, 심포와 삼초는 소양상화라는 기운을 가지고 있다. 비와 위는 태음습토라는 기운을 가지고 있고, 폐와 대장은 양명조금이라는 기운을 가지고 있으며, 신과 방광은 태양한수라는 기운을 가지고 있다.

六氣 대신 압력, 온도, 습도라는 개념을 이용하면 다음과 같이 표현할 수 있을 것이다. 간과 담은 낮은 압력을 가지고 있고, 심포와 삼초는 높은 압력을 가지고 있다. 심과 소장은 따뜻한 장기라고 할 수 있으며, 신과 방광은 차가운 장기라고 할 수 있다. 비와 위는 습한 장기라고 할 수 있으며, 폐와 대장은 건조한 장기라고 할 수 있다.

오장과 六氣

고대인들이 연결해 놓은 장부와 육기의 연결이 현대적인 지식들과도 일맥상통하는 면이 있을까? 육부보다는 오장에 대한 현대의학적인 정보가 많기 때문에, 장부와 육기의 연결에 대해 오장을 예로 들어 설명해 보려고 한다.

간은 화학반응을 통해서 열생산을 하면서도 말랑말랑한 간정맥이 팽창하면서 많은 양의 혈액을 저장할 수 있다고 하였다. 이는 공기가 따뜻해지고 팽창하면서 저기압을 형성하는 모습과 유사하다. 심장(心+心包)은 움직임이 가장 활발하고 그로 인한 열생산도 많은 장기이기 때문에 따뜻한 장기라고 할 수 있다. 그리고 간에 비해서 훨씬 딱딱한 조직에 의해서 싸여져 있으며 심장에서 나가는 대동맥 역시도 딱딱하다. 즉, 심장에서는 '높은 온도'와 '높은 압력'이 함께 만들어지고 있다.

고대인들은 췌장은 습한 장기이고 폐는 건조한 장기라고 하였다. 췌장은 소화효소와 호르몬을 분비하는 기관이다. 분비기능이 위주가 되기 때문에 수분이 많고 습한 장기라고 할 수 있을 것이다. 폐는 공기로 가득 차 있으며 호흡을 통해서 수분의 증발이 이루어지기 때문에 다른 장기들에 비해서는 건조해지기 쉽다. 물론 폐에 차 있는 공기는 습도가 높은 공기이지만 외부공기와 접촉하지 않는 장기들에 비해서는 상대적으로 건조하다고 할 수 있다.

마지막으로 콩팥이 '차가운 장기'라고 할 수 있을까? 콩팥은 심장이나 폐와 같은 장기들에 비해서 움직임이 거의 없다. 콩팥으로 가는 혈류량은 많지만 이는 대부분 사구체 여과에 사용되며, 콩팥에서 이용되는 산소 역시 대부분 세관의 능동 소듐 재흡수에 사용된다. 반면에 신조직의 산소 소모량과 기초대사는 상당히 낮은 것으로 알려져 있다. 즉, 콩팥 자체에서 생산되는 열은 상당히 적다고 할 수 있다.

이상에서 오장과 육기의 연결에 대해서 현대적인 관점으로 소개를 해보았다. 다만 여기서 말하는 온도, 습도, 압력의 높고 낮음은 절대적인 기준이 있는 것이 아니고 다른 장기들에 비해서 상대적으로 높고 낮음을 의미한다.

십이경락의 이름을 어떻게 이해할 수 있을까?

첫 번째 이야기

십이경락 이름의 구조

十二經絡의 이름은 어떻게 구성되어 있을까? 수태음폐경을 예로 들어보자.

수태음폐경=수+태음+폐

위와 같은 구조를 가지고 있다. 첫째, '수'는 위치를 의미한다. 경락이 인체의 상부에 위치해 있다는 의미이다. 둘째, '태음'은 이 경락에 태음습토라는 기운이 흐르고 있다는 것을 의미한다. 즉, 수태음폐경에는 태음습토라고 하는 습한 기운이 흐르고 있다. 셋째, '폐'는 장부를 의미한다. 이 경락은 육장육부 중에서 폐와 연결되어 있다는 것이다.

정리해보자면 수태음폐경은 인체의 상부에 위치해 있고, 태음습토라는 기운이 흐르며, 폐라는 장부와 연결되어 있는 경락이라는 의미이다. 폐는 건조한 장기라고 하였는데, 수태음폐경에는 태음습토라는 습한 기운이 흐른다. 즉, 수태음폐경은 경락의 기운과 장부의 기운이 서로 반대가 되는 경락이다.

십이경락의 구성

十二經絡의 이름을 살펴보면 이름 속에 다양한 의미를 내포하고 있음을 알 수 있다. 하지만 지금 이 시점에서 고대인들의 생각을 알려줄 수 있는 사람은 아무도 없다. 이 역시도 고대인들의 생각에 가장 근접하면서도 지금의 우리가 충분히 납득할 수 있는 언어로 이해해내야 한다.

十二經絡을 나열해보면 수태음폐경, 수양명대장경, 족양명위경, 족태음비경, 수소음심경, 수태양소장경, 족태양방광경, 족소음신경, 수궐음심포경, 수소양삼초경, 족소양담경, 족궐음간경으로 총 12가지 경락을 일컫는다.

이들 十二經絡의 구성을 일정한 규칙으로 분류해보면 다음과 같다. 첫째, 수경락이 6개, 족경락이 6개가 있다. 둘째, 음경락이 6개, 양경락이 6개 있다. 셋째, 습도와 관련된 태음-양명 경락이 4개, 온도와 관련된 소음-태양 경락이 4개, 압력과 관련된 궐음-소양 경락이 4개 있다. 마지막으로 장부의 육기와 경락의 육기가 같은 경락이 6개, 서로 다른 경락이 6개 있다(표 16).

● **표 16.** 십이경락의 구성·진한 칸은 장부와 경락의 육기가 서로 반대다.

		음경락	양경락
수경락	습도	수태음폐경	수양명대장경
	온도	수소음심경	수태양소장경
	압력	수궐음심포경	수소양삼초경
족경락	습도	족태음비경	족양명위경
	온도	족소음신경	족태양방광경
	압력	족궐음간경	족소양담경

십이경락 이름에 대한 세 가지 궁금증

경락의 이름에서 많은 질문들이 있을 수 있겠지만, 필자 스스로 가장 중요하다고 생각되는 질문 세 가지를 소개해보자면 다음과 같다.

첫째, 왜 육장은 모두 음경락과 연결이 되고 육부는 모두 양경락과 연결이 될까?

둘째, 수경락과 족경락은 어떻게 나뉠까?

셋째, 장부의 육기와 경락의 육기가 어떤 경우에는 같고 어떤 경우에는 서로 다를까?

그런데 첫 번째와 세 번째 질문은 서로 연결되어 있다. 즉, 육장에는 모두 음경락이 흐르고 육부에는 모두 양경락이 흐르기 때문에, 장부의 기운과 경락의 기운이 서로 같거나 다른 경우가 생기게 된다. 그래서 첫 번째와 세 번째 질문에 대해서는 묶어서 해답을 찾아본 연후에 두 번째, 질문에 대한 해답을 찾아보고자 한다.

십이경락의 이름을 어떻게 이해할 수 있을까?

두 번째 이야기

육장과 육부

주지하다시피 육장과 육부의 역할은 서로 다르다. 우선 육부에서는 음식물에서 영양분과 수분을 섭취하고 찌꺼기인 대소변을 배설하는 역할을 담당한다. 반면에 육장에서는 육부에서 들여온 음식물 속에 들어있는 에너지를 이용해서 우리 몸에 필요한 열에너지와 운동에너지로 바꾸는데 관여한다. 이 과정에서 대사가 이루어지고 대사량에 비례해서 혈액순환이 이루어진다.

육장에는 많은 양의 혈액이 지나가고 조직 역시 폐를 제외하고는 액체로 가득 차 있는 반면에, 육부에는 음식물이나 대소변이 지나가고 비어 있다. 그래서『素問 五藏別論篇』에 보면 '所謂五臟者 藏精氣而不瀉也 故滿而不能實 六腑者 傳化物而不藏 故實而不能滿也'라고 하였다.

육장은 왜 음경락과 연결이 될까?

육장은 주로 혈액순환과 대사과정에서 일정한 역할을 담당하기 때문에 많은 양의 혈액이 공급되거나 혹은 통과한다. 국소 조직에서는 대사량이나 기타 필요에 따라 혈류가 조절이 되는데, 심박출량을 분당 5 L라고 할 때 기초상태에서 심장, 기관지, 간, 콩팥에 공급되는 혈류량을 모두 합하면 분당 2.75 L로 심박출량의 55%가량 된다(표 17). 폐를 통과하는 혈액량은 심박출량과 거의 같기 때문에 단순히 통과하는 혈액량만 보면 심장과 폐는 분당 5 L라고 할 수 있다.

따뜻한 혈액이 지나가는 곳으로는 따뜻하고 가볍고 습한 기운이 만들어지기 때문에, 육장에는 熱, 風, 濕 세 가지 기운이 흐르게 된다. 설령 폐와 신은 냉각기능에 관여하고 심포는 높은 압력을 만들어내는 역할을 한다고 했지만 이는 어디까지나 일정한 온도와 일정한 양의 혈액순환을 만들어내는 과정에서 각자 맡은 역할을 수행하는 것일 뿐이며, 결과적으로는 육장의 활동을 통해서 중심체온이 37℃에 이르는 따뜻한 혈액순환이 만들어지게 되는 것이다.

여러 번 반복하지만 혈액순환 주변에는 따뜻하고 가볍고 습한 기운이 상승하기 때문에 음경락이 흐르게 되고, 이러한 이유로 육장은 모두 음경락과 연결이 된다. 하지만 폐는 건조한 기운을 가지고 있고, 신은 차가운 기운을 가지고 있으며, 심포는 높은 압력을 만들어내기 때문에 경락의 기운과 장부의 기운이 서로 다르게 되는 것이다.

● **표 17.** 기초 상태에서 장기 및 조직의 혈류량(심장, 기관지, 콩팥, 간을 중심으로)

	Percentage of cardiac output	mL/min
Heart	4	200
Bronchi	2	100
Kidneys	22	1,100
Liver Portal Arterial	27 (21) (6)	1,350 1,050 300
4장기의 총합	55	2,750
Other tissues	45	2,250
Total	100.0	5,000

육부는 왜 양경락과 연결이 될까?

반면에 육부에는 차갑고 무겁고 건조한 기운이 흐르게 되는데, 이는 육부가 가지고 있는 비어 있는 공간, 즉 빈 통로에 흐르는 기운을 말한다. 이들 육부에도 당연히 혈액순환이 이루어지고 대사도 이루어지지만 육장에 비해서는 상대적으로 적은 양의 혈액이 흐르고 있고 그로 인해 이루어지는 대사 역시 현저히 적다. 무엇보다 육부에서는 지나가는 음식물에서 따뜻하고(영양분이 많고) 습하고 말랑말랑한 부분을 인체 내로 흡수하기 때문에 육부의 빈 통로에는 차갑고 건조하고 딱딱한 부분만 남게 된다. 이렇게 육부의 빈 통로에는 寒, 火, 燥 세 가지 기운이 흐르게 되어 육부는 모두 양경락과 연결되는 것이다. 하지만 소장은 따뜻한 기운을 가지고 있고, 담은 가벼운 기운을 가지고 있으며, 위는 습한 기운을 가지고 있기 때문에 경락의 기운과 장부의 기운이 서로 다르게 된다(표 18).

한 가지 짚고 넘어가고 싶은 점은, 고대인들이 방광을 통해서 제거되는 수분을 太陽寒水, 즉 차가운 기운이라고 인식했다는 것이다. 고대인들이 수분을 어떻게 인식했는지는 그 수분이 어떻게 활용되느냐에 따라서 조금씩 다르게 인식했는데, 고대인들의 수분에 대한 인식에 대해서는 추후에 따로 소개하고자 한다.

● 표 18. 육장과 삼음, 육부와 삼양

	육장	육부
역할	대사와 혈액순환에 참여	음식물의 섭취와 대소변의 배설
흐르는 기운	따뜻한 혈액으로 인한 熱, 風, 濕	영양분 섭취 후 배설되는 寒, 火, 燥
同一 기운 장부	비, 심, 간	대장, 방광, 삼초
相異 기운 장부	폐, 신, 심포	위, 소장, 담

십이경락의 이름을 어떻게 이해할 수 있을까?

세 번째 이야기

수경락과 족경락

手經絡과 足經絡의 나뉨은 인체 전면으로 흐르는 음경락과 인체 후면으로 흐르는 양경락을 인체의 상부와 하부로 쪼개 놓았다고 생각하면 편하게 이해할 수 있다. 인체 상부에 흐르는 경락이 수경락이 되고 인체 하부에 흐르는 경락이 족경락이 된다.

고대인들이 수경락과 족경락을 나눈 기준을 보면 경락에 흐르는 기운의 차이보다는 경락과 연결된 장부의 위치나 운동성의 차이를 통해서 나눈 것임을 알 수 있다. 즉, 수경락과 족경락을 나누는 기준은 경락과 연결된 '장부'가 된다.

가장 중요한 기준은 장부의 위치라고 할 수 있다. 육장을 나누는 기준과 육부를 나누는 기준이 서로 다른데, 먼저 육장은 횡격막을 기준으로 상부는 수경락에 해당이 되고 하부는 족경락에 해당된다. 육부는 거꾸로 하부위장관이 수경락에 해당되고 상부위장관이 족경락에 해당된다. 장부의 운동성 또한 수족경락을 나누는 기준이 된다. 움직임이 활발한 장부가 수경락이 되고 상대적으로 움직임이 적은 장부가 족경락이 된다. 오행으로 보면 火(君火+相火)와 金의 장부가 수경락이 되고 木과 土와 水의 장부가 족경락이 된다.

수족경락과 장부의 위치

수경락에는 폐경락, 심경락, 심포경락이 해당이 되고 대장경락, 소장경락, 삼초경락이 해당된다. 반면에 족경락에는 비경락, 간경락, 신경락이 해당이 되고 위경락, 담경락, 방광경락이 해당된다.

육장과 육부가 수경락과 족경락으로 나뉘는 기준이 조금 다른데, 우선 육장은 횡격막을 기준으로 수족경락이 나뉘며 횡격막 위에 위치하는 심, 심포, 폐는 수경락이 되고 횡격막 아래에 위치한 간, 비, 신은 족경락이 된다. 반면에 육부가 나뉘는 기준은 treitz ligament라고 할 수 있다. Treitz ligamnet를 기준으로 상부위장관과 하부위장관이 나뉘게 되는데, 상부위장관에 속하는 위와 담은 족경락에 해당이 되고 하부위장관에 속하는 소장, 삼초, 대장은 수경락에 해당된다. 다만 방광은 이와 상관없이 족경락에 해당된다.

수족경락과 장부의 운동성

수경락에 해당되는 장부와 족경락에 해당되는 장부는 위치 말고 다른 특성이 있을까? 바로 운동성이 다르다. 즉, 수경락에 해당하는 장부들은 비교적 움직임이 활발한 반면, 족경락에 해당하는 장부들은 비교적 움직임이 적은 편이다.

횡격막 위에 있는 심장과 폐는 끊임없이 수축과 이완을 반복한다. 심장은 분당 60-70회가량 수축과 이완을 반복하고 폐는 분당 12-20회가량 수축과 이완을 반복한다. 반대로 횡격막 아래에 있는 간과 췌장과 콩팥은 움직임이 거의 없는 편이다. 다만 폐는 폐 스스로가 움직이는 것이 아니라 호흡근들의 도움을 받아서 움직인다.

위장관의 수축은 율동적으로 나타나며 이 율동성은 평활근 막전위의 소위 '서파'의 빈도에 의하여 결정된다. 이 수축파의 빈도를 보면 위의 체부에서는 분당 3회, 십이지장에서는 분당 12회이며, 회장에서는 분당 8-9회로 변동한다. 이 서파의 횟수만 보면 위장관의 운동성을 '소장>대장>위'라고 할 수 있다. 예측건대 담이나 방광에서 평활근의 수축이 일어난다고 하더라도 소장이나 대장의 움직임보다는 크지 않을 것으로 예상된다. 그러므로 육부에서도 수경락에 속한 장부가 족경락에 속한 장부보다 활발한 운동성을 보여준다고 할 수 있다(표 19).

즉, 육장육부의 운동성을 보면 육장이나 육부나 모두 오행의 배속에 따라 다음과 같은 운동성의 경향을 나타낸다.

火의 장기 > 金의 장기 > 木, 土, 水의 장기

● **표 19.** 수족경락이 나뉨과 장부의 특성

	수경락	족경락
장부의 종류	심, 심포, 폐/소장, 삼초, 대장	간, 비, 신/담, 위, 방광
장부의 오행	火(君火+相火), 金	木, 土, 水
장부의 위치	횡격막 위/하부위장관	횡격막 아래/상부위장관
장부의 운동성	활발하다(動的)	움직임이 적다(靜的)

사람의 일생과 경락

우리 몸의 복부에는 음경락이 흐르고 있기 때문에 따뜻하고 압력이 낮고 습윤한 환경이 조성되는 반면, 우리 몸의 등쪽에는 차갑고 압력이 높으며 건조한 환경이 조성이 되고 있다. 압력이 낮은 환경이 조성되기 때문에 복부가 말랑말랑하게 되고, 압력이 높은 환경이 조성되기 때문에 등쪽은 딱딱하게 된다.

사람이 엄마 뱃속에서 태어날 때는, 체온은 따뜻하고 피부는 습윤하며 몸은 말랑말랑하게 태어난다. 그러다 나이가 들고 노인이 되면 체온은 내려가고 피부는 건조해지며 몸은 딱딱해진다. 따뜻한 것은 少陰이라고 하고 말랑말랑한 것은 厥陰이라고 표현했으며 습윤한 것은 太陰이라고 하여 三陰이 되며, 차가운 것은 太陽이라 하고 딱딱한 것은 少陽이라고 하며 건조한 것을 陽明이라 하여 三陽이 된다고 하였나(素文 五運行大論에 '燥勝則地乾, 暑勝則地熱, 風勝則地動, 濕勝則地泥, 寒勝則地裂, 火勝則地固矣'라 하였다).

그러므로 사람의 일생은 태어날 때는 따뜻하고 말랑말랑하고 습윤한 陰經絡의 기운이 우세한 상태로 태어났다가, 나이가 들어서 노인이 되면 차갑고 딱딱하고 건조한 陽經絡의 기운이 우세해지면서 죽어간다고 볼 수 있다.

노화

나이가 들어서 노인이 되면 차갑고 딱딱하고 건조한 양경락의 기운이 우세해지면서 죽어간다고 하였는데, 양경락의 기운이 우세해진다는 것은 생리적으로 어떠한 변화를 의미할까?

첫째로 나이가 들면 기초대사량이 떨어지고 심박출량도 떨어지게 된다. 생존하는데 필요한 에너지의 최소 수준을 기초대사율이라고 부르고 이때 필요한 에너지를 기초대사량이라고 부르는데, 기초대사량은 나이가 증가함에 따라서 점점 감소하게 된다(그림 23).

둘째, 성인에서 체액량은 대략 체중의 60%로서 70 kg인 사람에서 42 L이다. 이 수분 분율은 나이, 성, 비만 정도에 따라 다르다. 나이가 들수록 체중에 대한 수분 분율은 점차 낮아지는데, 신생아에서는 70–75%이었던 수분 분율이 중년 성인에서는 60%로 감소하고 노인이 돼서 75–80세가 되면 50% 정도로까지 감소하게 된다.

셋째, 연령이 증가하면 대동맥 경직도가 증가하고 그에 따른 후부하가 증가하게 된다. 대동맥의 경직도는 노인의 고혈압을 유발하는 가장 특징적인 병태생리적 소견이다. 노화에 의한 동맥경직도가 증가하면 노인 고혈압의 가장 뚜렷한 특징인 맥압이 증가된 수축기혈압이 발생한다. 노인들의 피부 역시도 수분과 탄력성을 잃어서 딱딱하게 변해간다.

요컨대 노인이 되면 첫째, 기초대사량이 줄어들고 심박출량도 줄어들면서 몸이 차가워지고, 둘째, 체내 수분량이 줄어들면서 몸이 건조해진다. 셋째, 혈관이 딱딱해지고 피부도 탄력성을 잃게 된다. 태어날 때는 음경락의 기운이 우세했다가 노인이 되면서 양경락의 기운이 우세해지는 모습들이다.

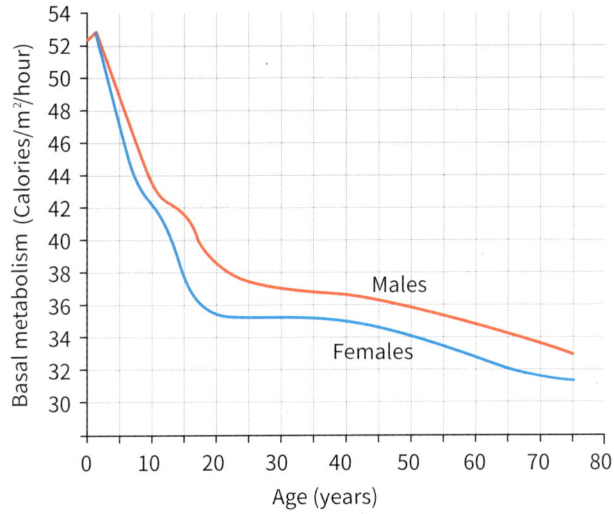

● 그림 23. 성별과 나이에 따른 정상 기초대사율

핵심은 역시 열에너지이다

인체에 다양한 노화현상들이 나타나겠지만, 가장 핵심적인 변화는 대사량이 감소하고 그에 따라 열생산량과 심박출량이 감소하는 것이라고 생각된다.

열생산량이 줄어들어도 인체는 체온을 어느 정도 일정하게 유지해야 하기 때문에 몇 가지 변화가 생기게 된다. 첫째로 줄어든 열생산량에 맞춰서 체내수분이 적어지게 된다. 인체는 심부체온을 37℃ 정도로 계속 유지시켜내야 하는데, 열생산량이 적어지게 되면 수분의 양이 적어져야 일정한 체온을 유지시켜낼 수 있을 것이다. 두 번째로는 열손실을 억제하기 위해서 지방이 많아지고 혈관이 딱딱해진다. 특히, 피하조직의 지방은 인체의 열 절연체로써 작용한다. 지방은 다른 조직에 비하여 열전도율이 1/3밖에 되지 않기 때문에 중요한 절연체이다. 나이가 들면서 혈관이 딱딱해지고 혈압이 올라가는 것 역시도 열손실을 억제하는데 기여할 것이다. 왜냐하면 한의학이야기 3편에서 소개했듯이 높은 압력은 열손실을 억제하기 때문이다.

경락의 유주방향은 어떻게 형성될까?

첫 번째 이야기

팔다리에서 경락의 유주방향

한의학이야기 15, 16편에서 음경락이 인체의 전면에서 상행하고 양경락은 인체의 후면에서 하행하는 이유에 대해서 소개를 했었다. 다시 한 번 소개하자면, 인체 전면에는 열생산이 많이 이루어지고 큰 혈관들이 많이 지나가는 반면에, 인체 후면에는 열생산이 적게 이루어지고 큰 혈관들과 거리도 멀다. 그래서 인체 전면에서는 熱, 風, 濕 세 가지 기운이 상승하는 환경이 마련된다면, 인체 후면에서는 寒, 火, 燥 세 가지 기운이 하행하는 환경이 마련되기 때문에 음경락이 인체 전면에서 상승하고 양경락은 인체 후면에서 하행한다고 하였다.

하지만 여기서 한 가지 질문이 남는다. 팔과 다리에서 경락의 유주방향은 어떻게 결정될까? 하는 점이다. 우선 팔과 다리에서 흐르는 경락의 유주방향은 다음과 같다.

- 수삼음경 : 체간 → 손끝
- 수삼양경 : 손끝 → 체간
- 족삼음경 : 발끝 → 체간
- 족삼양경 : 체간 → 발끝

그렇다면 어떤 힘으로 이런 유주방향이 만들어질까? 지구에서는 불균등한 가열과 압력차에 의해서 대기대순환이 생기듯이, 인체 역시도 불균등한 열생산과 압력차에 의해서 체액이 이동하는 것이 경락유주의 방향을 만들어낼 수 있을 것이다.

열순환과 압력

한이학이야기 16편에서 소개한 내용과 그림을 다시 소개해보자면 다음과 같다. 그 내용은 장기의 열생산과 압력을 근거로 체액의 이동에 대해서 필자가 세운 가설이다.

첫째, 인체 전면에서는 심장과 간이 인체의 열생산에 관여하고 큰 혈관들과 가깝기 때문에 체액이 따뜻해지면서 상승하고, 인체 후면에서는 폐와 콩팥이 인체의 냉각에 관여하고 큰 혈관들과도 멀기 때문에 체액이 차가워지면서 하강한다.

둘째, 심장과 콩팥에는 평균 100 mmHg에 이르는 높은 압력이 형성되는 반면에 폐와 간에는 0–5 mmHg 정도인 낮은 압력이 형성된다. 액체나 기체는 압력이 높은 곳에서 낮은 곳으로 이동하기 때문에 횡격막 위에서는 인체의 전면에서 후면으로 체액이 이동하고, 횡격막 아래에서는 인체의 후면에서 전면으로 체액이 이동할 것이다(그림 24).

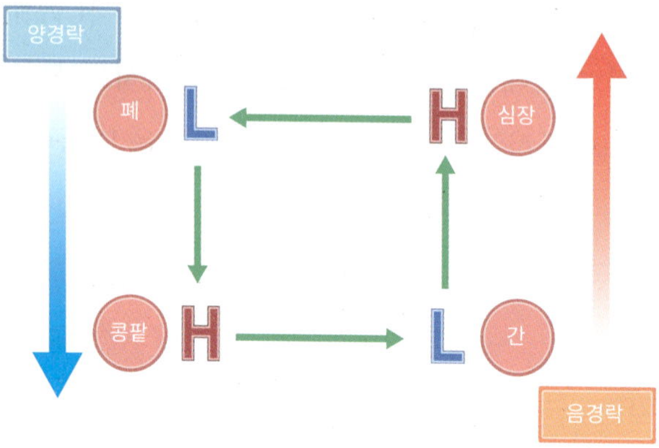

● 그림 24. 열순환과 경락 그리고 장부

필자의 두 번째 가설

여기서 틀림없는 사실은 심장과 콩팥 주변에는 평균 100 mmHg에 이르는 높은 압력이 형성되고 간과 폐 주변에는 0-5 mmHg 정도인 낮은 압력이 형성된다는 점이다. 그래서 횡격막 위에서는 인체 전면에 높은 압력이 생기고 인체 후면에는 낮은 압력이 생기며, 횡격막 아래에서는 인체 후면에 높은 압력이 생기고 인체 전면에는 낮은 압력이 생기게 된다. 또 한 가지 틀림없는 사실은 압력이 높은 곳에서는 액체나 기체가 밖으로 빠져나가고, 압력이 낮은 곳으로는 액체나 기체가 모여든다는 것이다.

위의 두 가지 사실을 연결해보면 다음과 같은 결론을 도출해낼 수 있을 것이다.

> 횡격막 위에서는 압력이 높은 인체 전면에서 손끝으로 체액이 이동했다가, 압력이 낮은 인체 후면으로 체액이 돌아온다. 횡격막 아래에서는 압력이 높은 인체 후면에서 발끝으로 체액이 이동했다가, 압력이 낮은 인체 전면으로 체액이 돌아온다.

그러면 그 경로는 구체적으로 어떻게 될까? 우선 횡격막 위에서는 인체 전면의 연장선인 팔의 내측면을 따라 손끝으로 체액이 이동했다가, 인체 후면의 연장선인 팔의 외측면을 따라 돌아올 것이다. 횡격막 아래에서는 인체 후면의 연장선인 다리의 외측면을 따라 발끝으로 체액이 이동했다가, 인체 전면의 연장선인 다리의 내측면을 따라 돌아올 것이다. 이것을 표와 그림으로 정리해보면 다음과 같이 표현된다(표 20, 그림 25). 특히 압력이 높으면 발산이 되고 압력이 낮으면 수렴이 된다는 점을 염두에 두고 그림을 보면 이해하기 더욱 쉬울 것이다.

● **표 20.** 경락의 방향과 미치는 압력

경락	미치는 압력	방향	부위
수삼음경	인체 상부/전면의 높은 압력	체간 → 손끝	팔의 내측면
수삼양경	인체 상부/후면의 낮은 압력	손끝 → 체간	팔의 외측면
족삼양경	인체 하부/후면의 높은 압력	체간 → 발끝	다리의 외측면
족삼음경	인체 하부/전면의 낮은 압력	발끝 → 체간	다리의 내측면

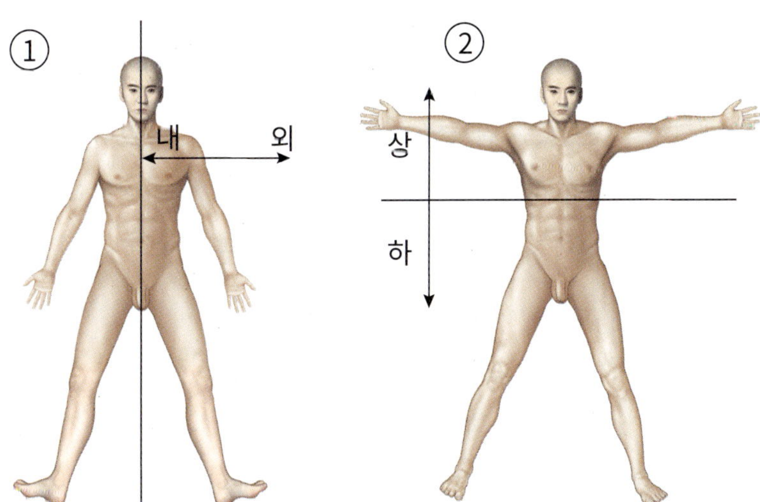

● **그림 25.** 팔다리에서 경락의 유주방향

경락의 유주방향은 어떻게 형성될까?

두 번째 이야기

횡격막 위와 아래

필자가 여러 번 "인체 전면에서는 따뜻한 기운이 상행하고 인체 후면에서는 차가운 기운이 하행한다."고 이야기했을 때 이런 의문점이 드는 독자들이 있었을 것 같다. 인간은 직립보행을 하기 때문에 횡격막 위가 인체의 윗부분이 되지만, 가령 네발짐승들에게 있어서도 역시 횡격막 위가 몸체의 윗부분이라고 할 수 있을까? 라는 질문이다. 만약에 경락의 운행이 인간에게만 적용이 되고 네발짐승들에게는 적용되지 않는다면 경락이론이 보편적인 의미를 갖는다고 할 수 없을 것이다.

결론부터 말하자면 지구에서 따뜻한 공기가 상행하는 것이나 인체에서 따뜻해진 액체가 상행하는 것은 모두 밀도와 관련이 있다고 할 수 있다(표 21). 대기 중의 공기가 따뜻해지면서 점점 위로 올라가는 이유는 위로 올라갈수록 공기가 희박해지면서 압력과 밀도가 낮아지기 때문이다. 그렇기 때문에 따뜻해지고 가벼워진 공기가 위로 상행하는 것이다.

인체 역시도 마찬가지이다. 횡격막 윗부분은 폐가 넓게 자리 잡고 있어서 공기로 가득 차 있다. X-ray 사진만 봐도 횡격막 윗부분은 대부분 공기를 나타내는 까만색으로 채워져 있는 반면에, 횡격막 아래는 액체나 고체를 나타내는 흰색으로 가득 차 있다. 당연하게도 액체나 고체보다는 기체의 밀도가 낮다. 그러므로 횡격막 아래에 비해서 횡격막 위는 밀도가 낮다고 할 수 있다. 횡격막 아래에 있는 액체들이 따뜻해져서 가벼워진다면 밀도가 낮은 횡격막 위로 이동할 것이다. 밀도라는 기준으로 하늘과 땅을 나누고 횡격막 위와 아래를 나눈다면 네발짐승들에게도 경락 이론이 적용될 수 있을 것이다.

● 표 21. 수족경락과 인체, 지구, 그리고 밀도

수족	인체	지구	밀도
수경락	횡격막 위	하늘	낮은 밀도
족경락	횡격막 아래	땅	높은 밀도

머리에는 왜 음경락이 지나가지 않을까?

거듭 이야기하지만 고대인들이 음경락을 그려 놓은 곳들은 대부분 큰 혈관이 지나가는 곳 주변이라고 할 수 있고, 반대로 양경락이 지나가는 곳들은 큰 혈관과 먼 곳들이라고 할 수 있다. 뇌로도 분명히 큰 혈관들이 올라가지만, 이들은 체간하고는 양상이 조금 다르다. 체간에서는 인체 전면으로 심장과 대동맥 그리고 간 등으로 많은 혈액이 지나가지만, 뇌로 향하는 혈관들은 내경동맥과 추골동맥을 따라 올라가서 willis circle을 형성하기 때문에 뇌의 한 가운데로 들어가고 있다. 그리고 뇌는 두개골로 둘러싸여 있기 때문에 머리에 있는 경락들은 큰 혈관들과 가깝다고 할 수가 없다. 그래서 머리에는 양경락만 지나가고 음경락이 지나가지 않는다고 볼 수 있다.

다만, 머리에는 음경락의 경혈점들이 없어서 그렇지 음경락이 전혀 지나가지 않는 것은 아니다. 족태음비경, 족소음신경, 족궐음간경의 분지는 모두 목을 경유해서 두부로 향하고 있다. 이 역시도 뇌내동맥들에서 만들어지는 熱, 風, 濕 세 가지 기운과 관련이 있다고 할 수 있을 것이다.

양경락의 모습은 어떻게 만들어질까?

양경락으로는 寒, 火, 燥, 즉 차갑고 딱딱하고 건조한 기운이 흐르는데, 양경락을 만들어내는 가장 중요한 힘은 인체 후면에서 생기는 하강기류라고 하였다. 두 번째는 한의학이야기 18편에서 이야기했듯이 인체를 표면과 내부로 나눌 때 표면에 생기는 차갑고 건조하고 딱딱한 기운이라고 할 수 있다. 마지막으로는 한의학이야기 23편에서 이야기했듯이 육부에서 생기는 차갑고 건조하고 딱딱한 기운이라고 할 수 있다.

양경락의 모습은 이 세 가지 기전에 의해서 만들어진다고 할 수 있다. 그리고 양경락의 그림을 보면 수삼양경보다는 족삼양경이 보다 넓게 인체의 겉을 감싸듯이 흐르고 있음을 확인할 수 있다(그림 26). 필자의 생각으로는 양경락을 만드는 가장 핵심적인 기운은 차가운 기운이고, 이는 인체 하부/후면에 생기는 차가우면서도 압력이 높은 상태하고 서로 성격이 같기 때문에(그림 27) 족삼양경이 위주가 되어 인체를 감싸는 것이라 생각된다.

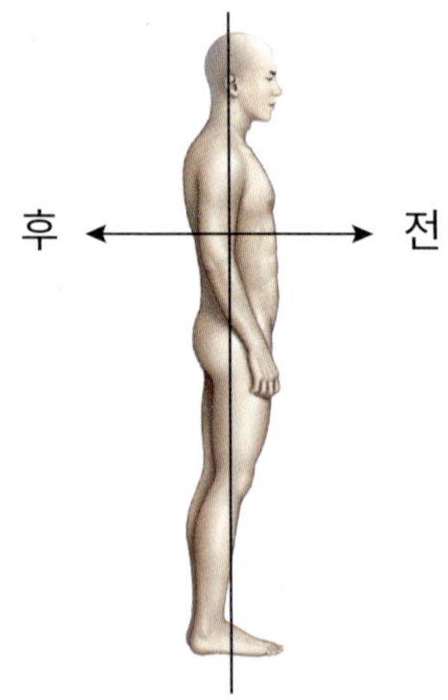

● 그림 26. 양경락의 관찰시점 : 족삼양경은 머리끝부터 발끝까지 인체를 감싸고 있다.

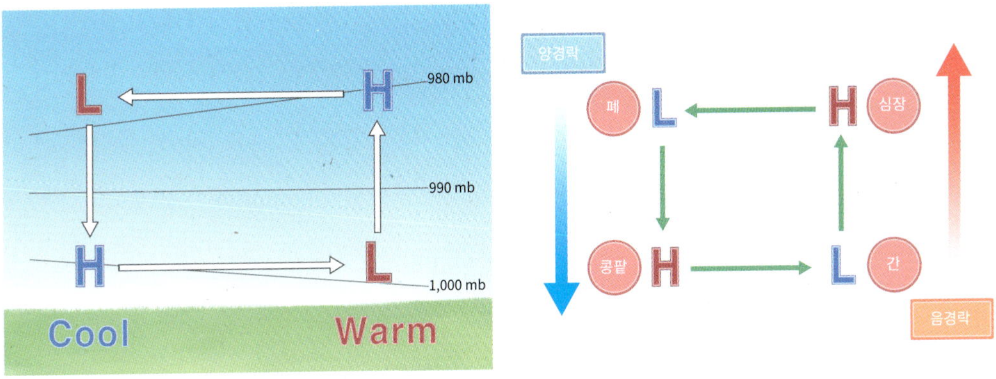

● 그림 27. 지표와 인체에서 생기는 냉각과 하강기류

5 수와 습 그리고 오행의 상생상극

① 水와 濕에 관한 小考

② 五行의 相生·相克을 어떻게 이해할 수 있을까?

③ 음경락과 양경락의 오수혈 순서가 왜 다를까?

水와 濕에 관한 小考

첫 번째 이야기

고대인들은 왜 濕이라는 용어를 사용했을까?

일반적으로 濕하다고 하면 공기 중에 수증기가 많이 포함된 상태를 의미한다. 그런데 한의학에서는 인체의 생리·병리적 상태를 의미하는 용어로 濕이라는 단어를 사용하고 있다. 분명히 물을 의미하는 水라는 단어도 있지만, 濕이라는 용어를 水라는 용어와 구별해서 따로 사용하고 있다. 사용하고 있는 정도가 아니라 너무 흔하게 사용된다. 脾主濕, 太陰濕土, 濕痰, 濕熱, 風濕, 寒濕, 利水滲濕, 芳香化濕, 祛風除濕, 淸熱燥濕 등 생리, 병리, 치법에 걸쳐 濕이라는 용어는 너무나 흔하게 등장한다.

하지만 한의학에서 등장하는 濕이라는 용어는 수증기를 의미하는 것은 아니다. 그렇다고 한다면 결국 물과 관련된 특정한 상태를 의미하는 것인데, 고대인들은 어떤 경우에는 水라는 표현을 쓰고 어떤 경우에는 濕이라는 표현을 썼을까? 한의학을 공부하면서 가장 이해하기 어려운 부분 중의 하나가 아마도 濕과 관련된 개념들이 아닐까 싶다. 고대인들은 왜 水와 별도로 濕이라는 용어를 썼을까? 왜 濕과 長夏를 오행 중에서 土에 배속시켰을까? 土는 火와 金 사이에 위치하는 것일까 아니면 중앙에 위치하는 것일까? 등등 수많은 질문들이 생겨난다.

이 글에서는 濕과 관련된 모든 질문들에 대해서 답을 하려는 것은 아니며, 水와 구별되는 濕이라는 개념을 이해하는 데 도움이 될 만한 생각들을 소개하고자 한다. 濕이라는 것은 분명히 물과 관련이 있기 때문에 물의 특성부터 소개해보도록 하겠다.

물과 수소결합

물의 특성을 설명할 때 가장 중요한 단어는 역시 '수소결합'이라고 할 수 있을 것이다. 수소결합은 원자 간의 화학결합이 아니라 분자 사이에 존재하는 인력을 말하는데(그림 28), 다른 극성 인력에 비해서 훨씬 강하기 때문에 수소결합이라고 부른다.

특히 물 분자들 사이에 존재하는 수소결합력은 다른 극성 분자들의 결합력에 비해 상대적으로 더 강하기 때문에 물 분자 사이의 수소결합을 끊기 위해서는 비교적 많은 에너지가 필요하다. 그래서 물은 다른 물질들에 비해서 끓는점과 어는점이 높으며, 비열과 열용량이 커진다. 물과 비슷한 분자량을 가진 분자들은 대부분 기체인데 반해 물은 상온에서 액체로 존재하는 이유이기도 하다.

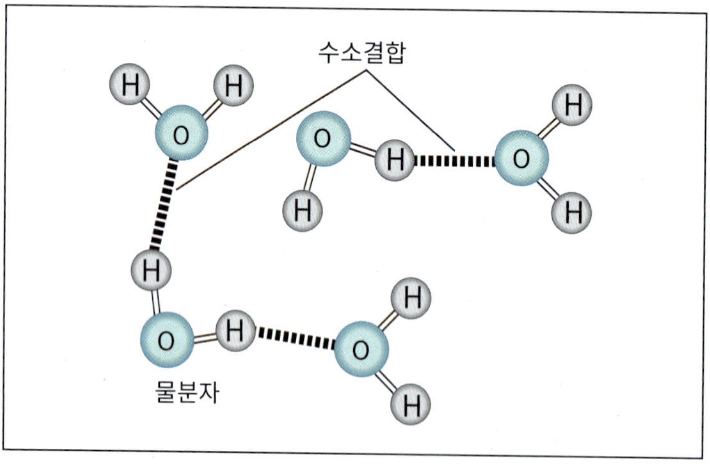

● 그림 28. 물분자와 수소결합

물의 양면성

물은 아주 단단한 수소결합을 가지고 있으며, 이로 인해 우리에게 두 가지 모습으로 나타난다. 첫째는 열에너지에 의한 온도변화가 작다는 것이고, 둘째는 많은 양의 열에너지를 저장할 수 있다는 것으로 이 둘은 물의 양면성이라고 할 수 있을 것이다. 물은 높은 비열을 가짐으로써 온도의 급격한 변화를 방지하고, 높은 기화열을 가짐으로써 수증기로 바뀌는 것을 억제함과 동시에 훌륭한 냉각제 역할을 한다. 이런 점들은 열에너지에 의한 온도변화가 작아서 생기는 현상들이다. 같은 이유로 인해서 물은 많은 양의 열에너지를 저장할 수 있게 된다. 이것을 열용량이 크다고 표현한다. 그래서 물은 따뜻한 저위도에서 태양에너지를 저장하고 차가운 고위도로 태양에너지를 운반하는 데 중요한 역할을 맡게 된다.

열에너지에 의한 온도변화가 작고 냉각기능이 뛰어나기 때문에 고대인들은 오행에서 차가운 성질의 대표주자로서 水라는 단어를 선택했다. 반면에 습한 날씨란 공기 중에 수증기가 가득 찬 날씨를 의미하며 이는 많은 양의 열에너지를 저장한 상태를 말한다. 그리고 육기 중의 濕이라는 단어는 열에너지를 가득 저장한 습한 날씨를 의미한다.

水와 濕에 관한 小考

두 번째 이야기

土의 공통적인 역할

한의학이야기 8편에서 오행은 자연현상이나 사물의 성질이라고 이야기하며 그 중에서 土는 바뀌려는 성질을 가지고 있다고 하였다. 그리고 '바뀌려는 성질'이란 전혀 다른 것으로 바뀌는 것이 아니라 양상(phase)의 변화를 말한다고도 하였다. 하지만 바뀌려는 성질이라고만 해서는 土에 대해서 충분히 설명했다고 할 수 없을 것 같다. 도대체 '바뀌려는 성질'이란 무엇이 어떻게 바뀐다는 것인지 그리고 濕, 長夏, 췌장, 위 등등 土에 속하는 대상들을 공통적으로 아우르는 속성은 무엇인지에 대해서 보다 구체적으로 소개를 해보려고 한다.

결론부터 이야기하자면 土에 속한 대상들의 공통적인 역할은 '물을 이용한 에너지의 저장과 전달'이라고 표현할 수 있다. 즉, 에너지가 남는 곳에서 저장한 에너지를 물 속에 담아서 에너지가 부족한 곳으로 전달하는 역할을 맡는다는 것이다. 대기나 해양에서는 많은 양의 열에너지를 저장할 수 있는 물의 특성을 이용하고 있다면, 인체나 사물에서는 탁월한 용매인 물의 특성을 이용해서 영양분을 저장하고 전달하고 있다.

가열과 냉각 그리고 대기대순환

土의 속성을 소개하기 위해서 열순환과 대기대순환을 다시 소환하고자 한다. 이어지는 그림들은 지금까지와는 반대로 가열은 왼쪽에 그리고 냉각은 오른쪽에 그리고자 한다. 열순환과 마찬가지로 대기대순환은 적도와 극지방의 불균등한 가열에서 시작된다. 그런데 열순환과 대기대순환의 그림에서 차이가 하나 있다. 바로 물이 증발하면서 만들어진 수증기의 존재이다(그림 29). 대기대순환에서는 적도의 열에너지를 고위도 지방으로 옮기기 위해서 물의 성질이 이용된다. 물은 기화열이 가장 큰 용매로서 물의 기화열은 540 cal/g 정도 된다. 즉, 물이 증발하기 위해서는 1 g당 540 cal 정도의 에너지가 필요하다. 이렇게 만들어진 수증기는 저위도 지방에서 고위도 지방으로 이동하여 비가 내리면서 똑같은 양의 응결잠열을 내놓게 된다.

수증기가 공기 중에 가득 차게 되고 차가운 공기를 만나 이슬점 이하로 기온이 내려가게 되면 비가 내리게 된다. 상(phase)의 변화를 일으키게 되는 것이다. 수증기는 상의 변화를 일으키면서 비를 내리고 응결잠열을 내놓게 된다. 土가 의미하는 '바뀌려는 성질'이란 이러한 양상의 변화를 의미한다.

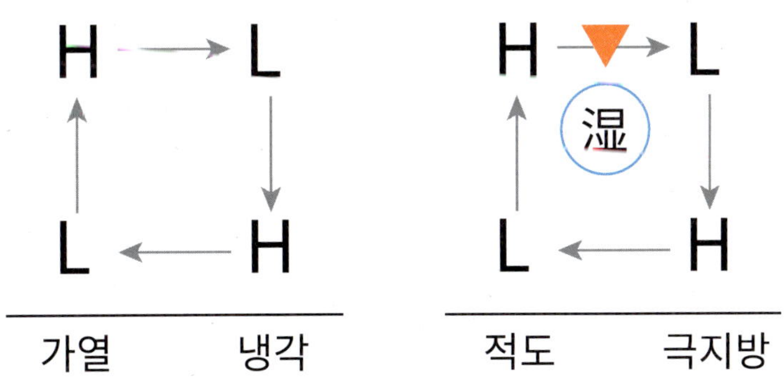

● 그림 29. 열순환과 대기대순환(지구가 자전하지 않을 경우)

계절과 오장 그리고 土

위에서 소개한 그림은 계절과 오장에서도 똑같이 적용된다(그림 30). 계절을 가열과 냉각에 따른 공기입자의 움직임이라는 측면에서 보면 다음과 같이 설명할 수 있다. 봄에 지표면이 가열되기 시작하면 공기가 따뜻해지고 상승하기 시작한다. 여름에도 가열이 지속되면 공기가 상층부에 가득 차게 된다. 가을이 되어 지표면이 냉각되기 시작하면 공기가 차가워져서 하강하기 시작하며, 겨울이 되면 공기가 무거워지면서 지표면에 가득 차게 된다. 장하, 즉 장마는 고온다습한 공기가 차가운 공기를 만나면서 내리게 되는데, 이때 수증기가 비로 바뀌면서 응결잠열을 내놓게 된다.

오장 역시도 마찬가지라고 할 수 있다. 인체 전면에 위치한 간과 심장은 열에너지를 생성하는 데 기여하고, 인체 후면에 위치한 폐와 콩팥은 인체를 냉각시키는 데 기여한다. 土의 장부에 해당하는 췌장은 혈액, 즉 물을 이용해서 영양분을 저장하고 국소조직에 영양분을 전달하는 역할을 맡게 된다. 그리고 이 영양분 역시 세포내에서 일부는 열에너지의 형태로 바뀌게 된다.

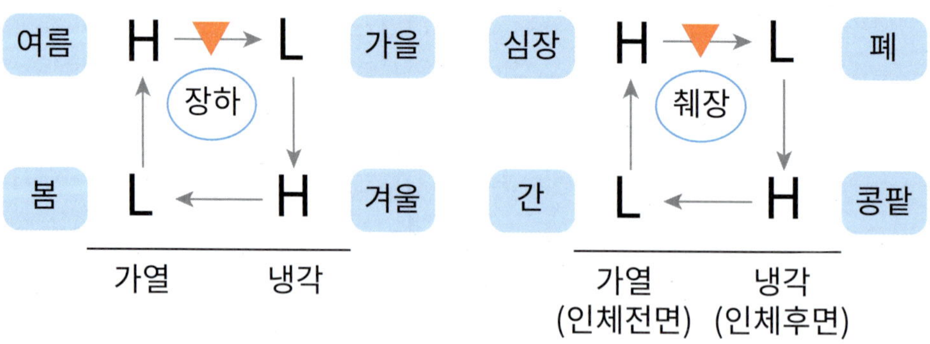

● 그림 30. 계절과 오장 그리고 土

土와 오행의 규칙성

오행은 자연현상이나 사물의 성질을 의미하며 木은 따뜻해지려는 성질, 火는 따뜻한 성질, 土는 바뀌려는 성질, 金은 차가워지려는 성질, 水는 차가운 성질에 해당한다고 설명하였다. 木火土金水는 불균등한 지표면의 가열로 생기는 가열과 냉각으로부터 시작되며, 가열과 냉각 사이에서 에너지를 저장하고 전달하는 역할로 土가 존재한다. 이러한 규칙성은 오행의 가장 대표적인 자연현상인 계절과 인체의 대표적인 장기인 오장에서 똑같이 적용되기에 오행의 보편적인 규칙성이라고 볼 수 있을 것이다.

열순환의 그림을 그릴 때 가열을 왼쪽에, 냉각을 오른쪽에 그리고 木火土金水를 해당하는 부위에 기입하게 되면 그림 31의 가장 아래 좌측에 있는 그림처럼 결국 원 모양의 오행도와 같은 의미를 가진 그림이 됨을 볼 수 있다.

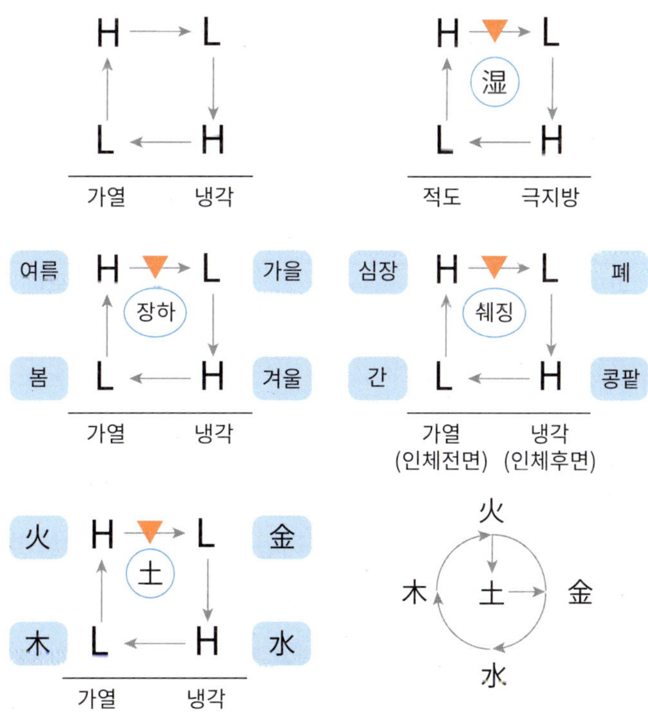

● 그림 31. 오행의 규칙성과 오행도

五行의 相生·相克을 어떻게 이해할 수 있을까?

첫 번째 이야기

相生과 相克

상생과 상극을 설명하기 위해 오행을 조금 단순화시켜서 木은 가열+팽창, 火는 높은 온도, 土는 물과 에너지의 결합+열에너지 방출, 金은 냉각+수축, 水는 낮은 온도+물의 차가운 성질이라는 표현으로 바꾸고 나서 설명을 시작해보려고 한다(표 22).

● 표 22. 물의 특성을 포함한 오행의 표현

	열에너지의 변화		열에너지의 변화+물의 특성
木	따뜻해지려는 성질	→	가열+팽창
火	따뜻한 성질	→	높은 온도
土	바뀌려는 성질	→	물과 에너지의 결합+열에너지의 방출
金	차가워지려는 성질	→	냉각+수축
水	차가운 성질	→	낮은 온도+물의 차가운 성질

한의학이야기 8편에서 오행을 '따뜻해지려는 성질', '따뜻한 성질', '바뀌려는 성질', '차가워지려는 성질', '차가운 성질'로 표현한 것은 열에너지의 변화만을 고려했다면, 이번에는 열에너지의 변화와 물의 특성을 함께 고려해서 오행을 나누고 상생상극을 표현하고자 한다. 왜냐하면 상생상극은 물의 특성이 함께 고려되어야만 설

명이 가능하기 때문이다. 특히 水와 土의 의미에 물의 특성이 개입되어 있는데 水의 의미에는 낮은 온도와 함께 물의 차가운 성질도 내포하고 있으며, 土의 의미는 '물과 에너지의 결합+열에너지의 방출'이라고 할 수 있다.

새로운 오행의 표현을 이용해서 오행의 상생상극을 간단하게 표현해보면 다음과 같이 설명된다.

- 水生木 : 온도가 낮을수록 가열로 인한 팽창을 도와준다.
- 木生火 : 가열은 높은 기온이 되도록 도와준다.
- 火生土 : 높은 기온은 물과 에너지의 결합을 도와준다.
- 土生金 : 열에너지의 방출은 냉각으로 인한 수축을 도와준다.
- 金生水 : 냉각은 낮은 기온이 되도록 도와준다.

- 水克火 : 물의 차가운 성질은 과도한 온도의 상승을 억제한다.
- 木克土 : 가열로 인한 팽창은 물과 에너지의 결합을 억제한다.
- 火克金 : 온도가 높을수록 냉각으로 인한 수축을 억제한다.
- 土克水 : 열에너지의 방출은 과도한 온도의 하강을 억제한다.
- 金克木 : 냉각으로 인한 수축은 가열로 인한 팽창을 억제한다.

그냥 단순하게 상생상극을 나열해서 표현해봤지만, 이것만으로는 막연한 것 같아 이해를 돕기 위해서 몇 가지 이슈들로 나누어서 설명을 이어가고자 한다. 첫째는 물의 역할과 기온의 조절에 관한 이슈로 水克火와 土克水가 이에 해당된다. 둘째는 왜 낮은 기온은 가열을 도와주는데, 높은 기온은 냉각을 억제하느냐는 이슈로 水生木과 火克金이 이에 해당된다. 셋째, 왜 수축이 팽창을 억제할까에 대한 이슈로 金克木이 해당된다. 넷째 土를 중심으로 한 이슈로 火生土, 土生金, 木克土, 土克水가 이에 해당된다.

물의 역할과 水克火, 土克水

지구나 생명에서 물의 가장 중요한 역할이 무엇일까 단 한 가지만 꼽아보자면 단언컨대 기온이나 체온의 급격한 변화를 막아주는 것이라 생각된다. 가까운 달만 해도 일교차가 200°C까지 벌어진다고 한다. 물은 적도지방에서 태양에너지를 흡수해서 과도한 기온의 상승을 막아주며, 저장했던 열에너지를 고위도지방에서 방출함으로써 과도한 기온의 하강도 막아준다. 만약에 물이 없었다면 적도지방의 기온은 지금보다 훨씬 높았을 것이며, 극지방의 기온은 지금보다 훨씬 낮았을 것이다(그림 32).

과도한 기온의 상승을 막아주는 것이 물의 차가운 성질이라고 한다면, 과도한 기온의 하강을 막아주는 것 역시도 열에너지를 저장하고 전달하는 물의 역할에 기인한다. 오행의 상생상극으로 표현해보자면 물의 차가운 성질이 과도한 기온의 상승을 막는 것을 水克火라고 할 수 있을 것이며, 물이 저장한 열에너지를 고위도지방에 전달함으로써 과도한 기온의 하강을 막아주는 것을 土克水라고 할 수 있을 것이다. 낮에 저장한 열에너지를 밤에 기온이 떨어지면 방출해서 일교차를 줄여주는 것 역시도 土克水라고 할 수 있다. 즉, 水克火와 土克水는 물이 가진 양면성으로부터 비롯된다.

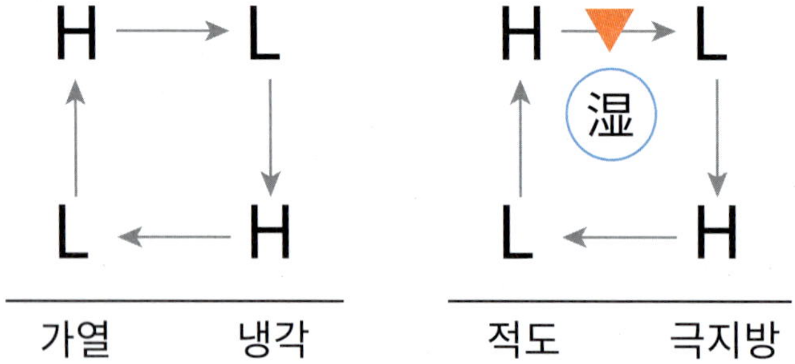

● 그림 32. 물이 없는 단순한 열순환과 물을 활용한 대기대순환

五行의 相生·相克을 어떻게 이해할 수 있을까?

두 번째 이야기

水生木와 火克金

가열은 높은 기온이 되도록 도와주고(木生火), 냉각은 낮은 기온이 되도록 도와준다(金生水)는 것은 직관적으로도 충분히 받아들이기 쉬울 것 같다. 하지만 왜 기온이 낮을수록 가열로 인한 팽창을 도와주는(水生木) 반면에, 기온이 높을수록 냉각으로 인한 수축을 억제할까(火克金)?

이 부분을 설명하기 위해서는 우선 오행의 기운이 강해진다는 것과 약해진다는 것이 어떤 의미인지에 대해서 개념을 명확하게 하고 넘어가야 할 것 같다. 木의 기운이 강하다는 것은 가열로 인한 팽창률이 큰 것, 金의 기운이 강하다는 것은 냉각으로 인한 수축률이 큰 것을 의미하는 것으로 하고자 한다. 왜냐하면 가열로 인한 팽창률이 커야 공기가 가벼워져서 상승하기 쉬워질 것이며, 냉각으로 인한 수축률이 커야 공기가 무거워져서 하강하기 쉬워질 것이기 때문이다. 水와 火의 개념 역시 조금 더 명확하게 하자면 水는 온도가 낮을수록 水의 기운이 강하고, 火는 온도가 높을수록 火의 기운이 강한 것을 의미하는 것으로 하고자 한다. 마지막으로 土의 기운이 강하다는 것은 더 많은 양의 열에너지를 저장하고 방출할 수 있다는 것을 의미하는 것으로 하고자 한다(표 23). 대기에서 五行의 기운이 강하게 되면, 춘하추동의 계절적인 특성이 더 뚜렷하게 나타나는 결과로 이어지게 될 것이다. 물론 반대로 오행의 기운이 약해지면 계절적인 특성이 덜 뚜렷하게 나타날 것이다.

● **표 23.** 대기에서 五行의 기운이 강해지는 경우/반대가 약해지는 경우이다.

木의 기운이 강하다	가열로 인한 팽창률이 크다
金의 기운이 강하다	냉각으로 인한 수축률이 크다
火의 기운이 강하다	온도가 조금이라도 더 높다
水의 기운이 강하다	온도가 조금이라도 더 낮다
土의 기운이 강하다	열에너지를 더 저장하고 방출할 수 있다

이런 가정 위에서 우선 결론부터 말해보자면, 공기의 경우 기온이 낮을수록 온도변화로 인한 팽창률이 커지고(水生木), 기온이 높을수록 온도변화로 인한 수축률이 작아진다(火克金). 부피의 팽창률과 수축률을 직접 구하기는 복잡하기 때문에 공기의 밀도변화를 통해서 증명해보도록 하겠다. 왜냐하면 공기가 팽창할수록 밀도가 낮아지고 공기가 수축할수록 밀도가 높아지기 때문에 밀도의 변화를 보면 공기의 팽창률과 수축률의 정도를 유추해볼 수 있기 때문이다.

압력이 일정하다고 가정할 경우, 온도에 따른 공기의 밀도변화를 보면 다음과 같다(표 24). 식은 조금 복잡하지만 핵심은 압력이 일정할 경우, 공기의 밀도는 온도와 반비례한다는 것이다. 공기는 온도가 올라갈수록 부피가 커지기 때문에 밀도가 작아진다.

● **표 24.** 온도변화에 따른 밀도변화

$$\rho = \frac{p}{R_{\text{specific}}T}$$

ρ : 공기의 밀도(kg/m^3)
p : 절대 압력(Pa)
T : 절대 온도(K)
R : 건조 공기의 기체 상수

이상기체 방정식에 따라 1기압일 때 공기의 밀도를 구해보면 다음과 같이 구할 수 있다.

0°C : 1.292 (kg/m^3)
10°C : 1.247
20°C : 1.204
30°C : 1.164
40°C : 1.127

온도변화에 따른 밀도변화

0°C ↔ 10°C : 0.045, 10°C ↔ 20°C : 0.043, 10°C ↔ 20°C : 0.040, 30°C ↔ 40°C : 0.037

표 24를 보면 온도가 낮을수록 온도변화에 따른 밀도변화가 크며, 온도가 높을수록 온도변화에 따른 밀도변화가 작다는 것을 알 수 있다. 0°C의 공기 ↔ 10°C의 공기 사이의 밀도변화가 제일 크고, 30°C의 공기 ↔ 40°C의 공기 사이의 밀도변화가 제일 작다. 이는 온도가 낮을수록 가열로 인한 부피의 팽창률이 커지고(水生木), 온도가 높을수록 냉각으로 인한 부피의 수축률이 작아진다(火克金)는 것을 의미한다. 즉, 기온이 낮을수록 가열로 인한 공기의 팽창과 상승이 더 용이한 반면, 기온이 높을수록 냉각으로 인한 공기의 수축과 하강이 더 어려워진다.

왜 이런 결과가 생기냐면 공기는 온도가 올라갈수록 온도에 비례해서 부피가 커지는데, 온도가 올라갈수록 부피의 증가량은 일정하지만 증가율은 점점 작아지기 때문이다. 비유를 해보자면 매출액의 변화가 똑같이 10억 원일 경우 중소기업에서는 매출액의 변화를 훨씬 크게 느끼지만, 대기업에서는 매출액의 변화를 훨씬 작게 느낄 것이다.

※ 공기의 밀도 계산은 ezFomula.net에서 구함

五行의 相生·相克을 어떻게 이해할 수 있을까?

세 번째 이야기

金克木

앞서 차가운 날씨는 가열로 인한 팽창에 유리하다고 하였다(水生木). 하지만 날씨가 차가운 것과 날씨가 점점 차가워지는 것은 분명히 다르다. 날씨가 차가워지는 변화는 반대로 가열로 인한 팽창을 억제한다(金克木).

木과 金에 대해서 조금 더 살펴보자. 木은 공기가 가열로 인해서 팽창하고 가벼워져서 상승하려는 것을 말하고, 金은 공기가 냉각으로 인해서 수축하고 무거워져서 하강하려는 것을 의미한다. 공기의 팽창률과 수축률이 같을 때 상승하려는 힘과 하강하려는 힘이 같아져서 木과 金의 크기가 같다고 할 수 있다. 즉, 밀도의 변화가 같을 때 木과 金의 크기가 같다고 할 수 있다.

木의 기운과 金의 기운의 크기가 같다=팽창률과 수축률이 같다
=상승하려는 힘과 하강하려는 힘이 같다=밀도의 변화가 같다

하지만 밀도의 변화를 똑같이 맞추려고 할 경우, 차가운 공기를 가열하는데 필요한 온도변화보다 따뜻한 공기를 냉각하는데 필요한 온도변화가 더 크다. 이것을 다시 공기밀도의 공식을 이용해서 구해보고자 한다.

밀도변화를 0.045로 일정하게 맞추려고 할 때, 온도를 얼마만큼 변화시키면 될까? 0°C의 공기가 10°C가 되면 밀도는 0.045만큼 감소한다. 반대로 40°C의 공기는 28°C가 되면 0.045만큼 증가한다. 즉, 0°C의 공기가 10°C 상승할 때와 40°C의 공기가 12도 하강할 때 밀도의 변화는 모두 0.045로 서로 같게 된다(표 25).

● 표 25. 밀도변화가 일정할 경우 온도 변화

앞선 표에서 28°C일 때 공기의 밀도를 구해서 추가해 보면 다음과 같다.
0°C : 1.292 (kg/m^3) 10°C : 1.247 20°C : 1.204 28°C : 1.172 30°C : 1.164 40°C : 1.127
밀도변화가 일정할 경우 온도변화 0°C ↔ 10°C : 0.045/ 40°C ↔ 28°C : 0.045 즉, 0°C 공기는 10도 상승할 때와 40°C 공기는 12도 하강할 때 밀도의 변화는 0.045로 같게 된다.

밀도의 변화가 일정한 경우, 따뜻한 공기를 냉각하는 데 필요한 온도변화가 차가운 공기를 가열하는데 필요한 온도변화보다 더 크다. 냉각하려는 힘이 강하면 강할수록 가열하려는 힘을 더 억제할 것이다. 그래서 냉각으로 인한 수축은 가열로 인한 팽창을 억제한다(金克木). 이 역시도 비유를 해보자면 대기업의 매출이 10% 감소하고 중소기업의 매출이 10% 증가할 경우, 대기업 매출의 감소액이 중소기업 매출의 증가액보다 훨씬 클 것이다. 이런 비유가 가능한 이유는 기업은 매출이 커질수록 기업의 크기가 커지는 것처럼 공기 역시 온도가 높아질수록 부피가 커진다(샤를의 법칙)는 유사점이 있기 때문이다(표 26).

● 표 26. 기업의 비유를 통해서 본 水生木, 火克金과 金克木

水	공기가 차가우면 부피가 작아서 → 중소기업
火	공기가 따뜻하면 부피가 커서 → 대기업
木	차가운 공기가 따뜻해짐 → 매출액 증가
金	따뜻한 공기가 차가워짐 → 매출액 감소
水生木	기업이 작을수록 매출액 증가(10억 원+)로 인한 매출 증가율이 크고
火克金	기업이 클수록 매출액 감소(10억 원-)로 인한 매출 감소율이 작다.
金克木	대기업의 매출 10% 감소액>중소기업의 매출 10% 증가액

火生土, 木克土, 土生金, 土克水

五行 중에서는 土의 개념이 가장 복잡하기 때문에 土와 관련된 상생상극 역시 선명하게 이해하고 넘어갈 필요가 있다. 그래서 土를 둘러싼 火生土, 木克土, 土生金, 土克水의 의미들을 차례로 소개하고자 한다.

우선 火生土는 높은 기온이 물과 에너지가 결합하는데 유리함을 의미한다. 물의 증발이 잘 이루어지기 위해서는 높은 온도가 필요하며, 영양분이 물속에 잘 녹기 위해서도 높은 온도가 유리하다. 즉, 온도가 높을수록 물이 저장할 수 있는 열에너지와 영양분의 양이 늘어나게 된다.

다음으로 높은 온도는 土를 도와주는데(火生土), 왜 가열+팽창에 해당하는 木은 오히려 土를 억제할까(木克土)? 따뜻한 성질과 따뜻해지려는 성질은 서로 다르다. 물과 에너지가 결합하려면 높은 온도가 지속적으로 유지되어야 하고 온도변화가 적은 것이 유리하다. 따뜻해지려는 성질은 온도변화가 크고 간헐적으로 나타나기 때문에 오히려 열과 에너지의 결합에 방해가 될 수 있다. 습한 날씨에 바람이 불면 습기가 사라지는 것 역시 마찬가지라고 할 수 있다. 이런 현상이 생기는 이유는 습한 날씨가 유지되려면 주변과의 기압차가 적어야 하기 때문이다. 바람이 분다는 것은 불균등한 가열로 인해 기압차가 커진 것을 의미하고, 가열로 인한 온도변화가 커져서 주변과의 기압차가 커지면 커질수록 습한 날씨를 유지하기 힘들어진다.

마지막 이슈는 왜 열에너지의 방출이 냉각+수축을 돕는데(土生金), 기온의 하락은 억제할까(土克水)라는 점일 것이다. 수증기가 가득 찬 공기덩이에서 수증기가 비로 변하면서 밖으로 응결잠열을 내놓게 되면, 그 기체의 내부에너지는 줄어들어 냉각+수축에 유리해질 것이다(土生金). 하지만 방출된 응결잠열은 전체적인 기온의 하락을 막는 역할을 한다(土克水).

음경락과 양경락의 오수혈 순서가 왜 다를까?

질문 한 가지

칼럼을 쓰는 도중에 어떤 선생님으로부터 질문을 받았다. 왜 음경락은 오수혈의 순서인 井滎輸經合이 木火土金水가 되고 양경락은 井滎輸經合이 金水木火土인가라는 질문이였다. 한마디로 음경락과 양경락의 오수혈 순서가 왜 다르냐는 질문이다. 이것은 경락편을 쓸 당시에 받은 질문이지만 내용의 흐름상 이번 칼럼에 소개하는 것이 적절하다고 판단되어 이번에 소개하게 되었다.

井滎輸經合, 즉 오수혈은『靈樞 本輸篇』과『難經 64難』등에 소개된 내용으로 사암침이나 체질침 등등 최근 임상에서도 널리 사용되는 혈자리들이기 때문에 그 혈자리들의 속성을 충분히 이해하는 것이 필요하며, 그런 의미에서 왜 음경락의 정형수경합이 木火土金水가 되고 양경락의 정형수경합이 金水木火土가 되는지를 이해하는 것은 임상을 하는 데도 반드시 필요한 개념이라 생각된다.

오수혈의 시작 - 가열과 냉각

정형수경합에 대한 답변 역시도 가열과 냉각으로 설명을 시작해야 할 것 같다. 앞서 음경락에는 熱, 風, 濕 세 가지 기운이 상행하며, 양경락에는 寒, 火, 燥 세 가지 기운이 하행한다고 하였다. 하지만 이 중에서 가장 중요한 기운을 하나씩 뽑으라고 한다면 당연히 熱과 寒이라고 할 수 있을 것이다.

따뜻한 기운의 시작은 가열, 즉 木이 되고 차가운 기운의 시작은 냉각, 즉 金이 된다(그림 33). 계절로 치면 따뜻한 기운의 시작은 봄이 되고 차가운 기운의 시작은 가을이 된다. 가열은 기운을 상승시키고 냉각은 기운을 하강시킨다. 오수혈 중의 井穴은 시작을 의미하는데, 음경락은 木穴이 井穴이 되고 양경락은 金穴이 井穴이 된다.

한의학이야기 30편에서 "물의 차가운 성질이 과도한 기온의 상승을 막는 것을 水克火라고 할 수 있을 것이며, 물이 저장한 열에너지를 고위도지방에 전달함으로써 과도한 기온의 하강을 막아주는 것을 土克水라고 할 수 있을 것이다."라고 소개하였듯이 水穴은 따뜻한 기운을 억제하며, 土穴은 차가운 기운을 억제한다. 그래서 水穴은 따뜻한 기운이 흐르는 음경락의 合穴이 되며, 土穴은 차가운 기운이 흐르는 양경락의 合穴이 된다.

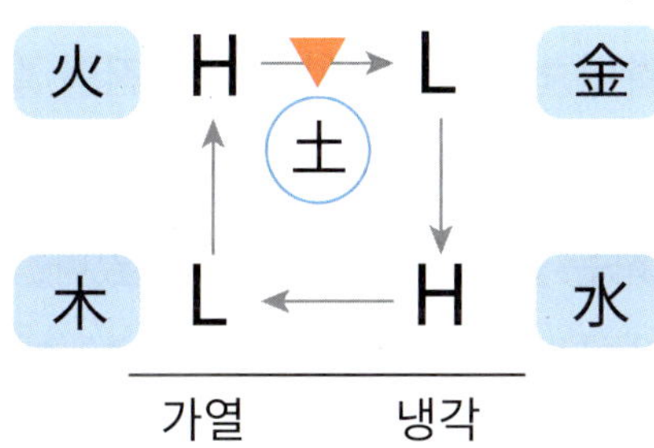

● 그림 33. 木과 金: 가열의 시작과 냉각의 시작

오수혈은 경락의 기운을 조절하는 스위치(switch)라고 생각해 볼 수 있는데, 오수혈의 자극을 통해서 경락의 활성을 돕기도 하고 억제하기도 하는 것이다. 음경락은 이 스위치가 가열에서 시작해서 냉각으로 넘어가고 양경락은 냉각에서 시작해서 가열로 넘어간다. 음경락의 스위치는 火穴이 핵심인데 가열에 해당하는 木穴은 따뜻한 기운을 돕게 되고 水穴는 따뜻한 기운을 억제한다. 반대로 양경락의 스위치는 水穴이 핵심인데 냉각에 해당하는 金穴은 차가운 기운을 돕게 되고 土穴은 차가운 기운을 억제한다. 즉, 井穴은 경락을 시작하는 혈이고 滎穴은 경락의 핵심에 해당하며 合穴은 경락을 억제하는 혈이라고 할 수 있다(표 27).

● 표 27. 음경락과 양경락 오수혈의 차이점들

	음경락의 오수혈	양경락의 오수혈
오행의 순서	木火土金水	金水木火土
순서의 의미	가열 → 냉각	냉각 → 가열
핵심(滎穴)	火穴 : 熱, 따뜻한 기운	水穴 : 寒, 차가운 기운
시작(井穴)	木穴 : 가열을 의미	金穴 : 냉각을 의미
억제(合穴)	水穴 : 따뜻한 기운을 억제	土穴 : 차가운 기운을 억제

경락현상은 장부활동의 결과이다

그런데 다시 강조하고 싶은 것은 경락현상은 장부활동의 결과라는 점이다. 즉, 음경락이 상승하고 양경락이 하강할 수 있는 근원적인 힘은 장부활동에서 나온다는 것이다. 한의학이야기 14편에서 '인체 전면에는 큰 혈관들이 많아서 혈류량이 많고 에너지 생산에 관여하는 심장과 간이 위치해 있다. 즉, 수분도 많고 열생산도 많아 따뜻하고 말랑말랑하며 습윤한 환경이 조성되기 쉽다. 그래서 인체 전면에는 熱, 風, 濕 세 가지 기운이 상행한다. 반대로 인체 후면은 큰 혈관들과 멀어서 혈류량이 상대적으로 적고 냉각기능에 관여하는 폐와 콩팥이 위치해 있다. 즉, 수분도 적고 열생산도 적어서 차갑고 딱딱하고 건조한 환경이 조성되기 쉽다. 그래서 인체 후면에는 寒, 火, 燥 세 가지 기운이 하행한다. 결국 경락이라는 현상은 장부의 활동 그리고 혈액순환과 밀접한 관계가 있다고 볼 수 있다'라고 하였다.

이렇듯이 음경락으로는 熱, 風, 濕 세 가지 기운이 상행하고 양경락으로는 寒, 火, 燥 세 가지 기운이 하행하는 것은 어디까지나 장부활동의 결과이며, 오수혈이라는 경혈점들이 실제로 조절하는 것은 장부활동이라고 할 수 있다. 즉, 오수혈이라는 스위치는 장부활동을 조절하는 스위치로 작동이 되며, 그 결과로 경락현상이 나타난다고 할 수 있을 것이다.

2 고혈압과 관련된 한의학 내용들

1 배경 설명 및 개요

배경 설명 및 개요

열과 물과 압력

한의학 용어의 개념들을 분명하게 하는 데 있어 가장 중요한 키워드들이 무엇일까를 생각해보면 열과 물과 압력이라고 할 수 있다. 六氣는 열과 물과 압력으로 바로 설명이 가능하며, 五行은 열과 물과 압력의 개념을 응용하여 설명할 수 있다. 그리고 서양의학의 의학생리학 역시 열과 물과 압력의 개념들이 중요한 부분을 차지하기 때문에 열과 물과 압력이라는 개념을 이용하면 한의학과 의학생리학의 개념들을 연결지을 수 있는 연결고리가 될 수 있다.

열과 물과 압력은 따로따로 생각할 수 없으며 서로 밀접하게 연결되어 영향을 주고받게 된다. 예컨대 공기 중에 똑같이 수증기가 있더라도 온도에 따라서 상대습도가 달라진다. 수증기 양이 같더라도 온도가 올라가면 상대습도가 낮아지면서 건조해진다. 수분의 증발 역시 마찬가지로 열과 압력에 따라서 증발량이 달라진다. 열이 많고 압력이 낮으면 수분의 증발량이 많아진다. 압력 역시 마찬가지라고 할 수 있다. 시작은 같은 공기일지라도 공기가 차가워지면 공기가 수축하고 무거워지면서 기압이 올라가게 되고 같은 공기가 따뜻해지면 공기가 팽창하고 가벼워지면서 기압이 낮아지게 된다.

항온동물과 혈압

인체를 바라볼 때 가장 우선적으로 생각해야 하는 점은 인간이 항온동물이라는 점이다. 인체는 다양한 현상에서 항상성을 유지하고 있지만 그 중에서도 가장 우선적으로 유지해내려고 하는 것이 체온이라고 할 수 있다. 그렇기 때문에 체온과 체온조절기전을 이해하는 것이 인체와 한의학을 이해하는 데 있어서도 반드시 필요한 과정이라고 할 수 있다.

열과 물과 압력이라는 세 가지 요소 역시 마찬가지로 온도조절이 최우선적으로 이뤄지면서 물과 압력이 거기에 맞춰 조절되는 결과를 가진다. 혈압이라는 현상 역시도 인체가 체온을 조절해 나가는 과정과 함께 이해되어야 한다. 인체는 체온이 내려가면 말초혈관들을 수축시켜서 열발산을 억제하게 되며 이때는 후부하가 커지면서 평균 동맥압이 올라가게 된다. 거꾸로 체온이 올라가게 되면 말초혈관들을 확장시켜서 열발산을 촉진하게 되며 이때는 후부하가 작아지면서 평균 동맥압이 내려가게 된다.

압력과 한의학

인체는 압력이라는 현상을 이용하고 있기도 하고 다른 항상성을 해결하는 과정에서 결과적으로 나타나는 현상이기도 하다. 예컨대 심장이 수축을 하면서 생기는 높은 압력은 피가 온몸에 고루 퍼지도록 만들어주는 힘이 된다. 간 내부나 다른 곳에 있는 정맥이 늘어나면서 생기는 낮은 압력은 혈액을 더 많이 저장할 수 있는 환경을 조성한다. 혈액의 움직임은 이 압력차에 의해서 움직이기 때문에 인체는 이 혈압을 항상 적정한 수준에서 유지를 시켜내야 한다.

체온을 올리기 위해서 말초혈관을 수축시키지만, 혈압을 올릴 때도 말초혈관을 수축시키게 된다. 출혈이 되어 혈압이 떨어지게 되면 인체는 심박수를 늘리고 심근

수축력을 강화시킴과 동시에 말초혈관을 수축해서 혈압을 올리게 된다. 높은 혈압을 유지해내는 것은 혈액순환을 유지해내고 생명현상을 유지해 나가는데 가장 중요한 요소 중의 하나라고 할 수 있다. 말초혈관의 수축과 이완은 혈압뿐만 아니라 체온조절을 하는 데 있어서도 중요한 역할을 한다. 앞서 언급했듯이 날씨가 추워져서 체온이 떨어지려고 할 경우에도 말초혈관이 수축하면서 열발산을 억제하게 된다. 이때는 혈압을 올리는 것이 목적이라기보다는 열발산을 억제하는 과정에서 생긴 결과라고 할 수 있다.

스트레스에 의해서도 말초혈관이 수축하게 되고, 스트레스가 지속되면서 말초혈관의 수축이 지속적으로 이어지게 되면 고혈압이 발생하는 환경이 된다. 물론 말초혈관의 수축이 지속되는 것만으로 고혈압에 이르게 되는 것은 아니며 콩팥기능의 손상이 동반되어야 가능해지지만, 말초혈관의 수축이 지속되는 것은 고혈압이 진행되는 조건 중의 하나라고 할 수 있다.

말초혈관이 좁아지고 말초저항이 커지는 경우는 크게 두 가지로 나뉠 수 있다. 첫째, 나이가 들면서 혈관이 딱딱해지는 것과 둘째, 교감신경이 흥분하면서 혈관이 수축하는 경우가 있으며 이 두 가지는 모두 고혈압을 형성하는 데 기여하게 된다.

사상의학과 고혈압

혈압=혈류량×말초저항

위의 공식처럼 혈압은 혈류량과 말초저항에 비례하기 때문에 혈류량이 증가하거나 말초저항이 커지게 되면 고혈압이 생길 수 있다. 말초저항은 후부하라고 할 수 있으며, 혈류량은 전부하에 해당하기 때문에 고혈압은 전부하 혹은 후부하의 증가와 관련이 있다. 이전의 파트에서 다룬 소양상화와 높은 압력에 대한 이야기들은 주로 후부하와 관련된 설명이었다. 고혈압은 말초저항인 후부하가 커져서 생기는 경우와 함께, 정맥환류량, 즉 전부하의 증가로 인해서도 고혈압이 생기는 경우도 고려해야 한다. 전부하가 증가하는 경우로는 첫째, 심부전으로 인해서 심장에 피가 남아 있는 경우가 있으며, 둘째, 비만으로 인해서 혈류량이 증가해서 생기기도 한다. 그래서 비만이 되면 고혈압이 될 가능성이 훨씬 높아진다.

동의수세보원 내용 중에 고혈압 치료처방이 명시된 것은 아니지만 후부하와 전부하에 관한 개념들이 다른 어떤 한의서적들보다 잘 정리된 것 같아서 그 부분들을 중점적으로 소개를 해보았다.

첫째, 소음인 망양증과 소양인 망음증을 비교 설명하는 과정에서는 열과 압력과의 관계가 너무 잘 설명되고 있다고 생각되었으며, 이는 후부하와 관련된 내용이라고 할 수 있다. 즉, 열생산 능력이 뛰어난 소양인 체질에서는 말초저항이 증가하여 열발산이 억제가 되면 상당히 괴로운 상태가 되며, 열생산 능력이 떨어지는 소음인 체질에서는 말초저항이 낮아지고 열발산이 너무 잘 되면 상당히 괴로운 상태가 된다.

둘째, 태음인의 간대폐소를 설명하는 과정에서 비만의 기전이 잘 설명되어 있으며, 이는 전부하와 관련된 내용들이라고 할 수 있다. 비만이 습담으로 인해서 생기는 비습한 체질이라는 표현은 한계가 있다고 생각되었으며, 마른 사람에게도 습담이라는 현상은 빈번하게 나타난다. 비만이 비습한 체질이라는 표현보다는 비만이 호산지기에 비해서 흡취지기가 과도해서 생긴다는 표현이 비만의 기전을 이해하고 치료대책을 세우는 데 있어 훨씬 유용하다고 생각되어 비만과 고혈압 그리고 태음인에 대해서 소개를 하였다.

한의학과 인체

한의학과 인체에서는 육기, 장부, 경락 등을 모두 한 곳에 담아서 한의학에서 바라본 인체를 정리해보았다. 이 책에서는 '한의학 용어들의 개념을 분명하게 하기'와 '개념적용의 일관성과 정합성'을 목표로 하고 있다. 특히 개념적용의 일관성과 정합성을 위해서는 인체를 전체적인 모습으로 바라보고 표현할 필요가 있었다.

이 과정에서 인체를 최대한 단순화해서 표현할 필요가 있었고, 그래서 인체를 크게 물탱크와 온수보일러로 나눠서 표현하였다. 양경락과 음경락의 설명을 위해서 온수보일러를 다시 온수보일러와 온수파이프로 나눠서 표현하였다. 양경락을 설명하면서 양경락의 이름에 왜 육부의 이름들이 포함되어 있는지도 함께 소개하였다.

혈압과 관련해서는 말초저항과 콩팥과의 관계를 한의학적으로는 어떻게 설명할 수 있을지에 대해서 고민을 하게 되었으며, 이 파트에서 그 고민들의 결과물들을 함께 소개할 수 있었다.

2 체온은 어떻게 조절이 될까?

① 열과 인체 그리고 한의학
② 체온은 어떻게 조절이 될까?
③ 汗出을 어떻게 이해할 수 있을까?
④ 自汗症에 왜 보중익기탕을 처방할까?

열과 인체 그리고 한의학

자연과 인간

지금까지는 자연과 인간의 유사한 점을 통해서 한의학 이론을 설명해 보았다. 가장 중요한 요소는 역시 열과 물이다. 하나만 덧붙이자면 불균등한 가열로 인해서 생기는 냉각과 가열이 있고, 이로 인해서 생기는 압력의 차이다. 즉, 압력이라는 요소이다. 열과 물과 압력으로 인해서 팽창과 수축, 상승과 하강 그리고 열순환이 생긴다. 이들을 설명하면서 온도, 습도, 압력뿐 아니라 밀도, 비열, 열용량, 증발, 잠열 등등 다양한 물리적인 개념들을 동원하여 소개해 보았다.

필자가 하고 싶었던 이야기는 고대인들이 남긴 오행의 분류와 상생상극, 육기와 삼음삼양, 그리고 경락의 이름과 유주방향 등은 실제 자연현상들과 너무 유사하게 그려져 있다는 점이다. 고대인들은 자연과 인체의 관찰을 통해서 그 유사성을 찾아나갔고, 이를 인체를 이해하는 원리로 만들어낸 것이 한의학이라고 생각해 볼 수 있다. 그래서 한의학에서는 인체를 소우주라고 표현한다.

한의학은 열의학이다?

자연과 인간을 연결 짓는 가장 중요한 키워드 두 가지를 꼽으라면 열과 물이지만 그 중에서도 단 하나만 고르라면 열을 선택할 수밖에 없다. 사람이 죽으면 온기는 없어지지만, 물은 남아 있기 때문이다. 물의 역할 역시도 열과 관련이 있다. 지나친 온도 변화를 억제해서 인체가 항온상태가 되도록 도우며, 그 과정에서 열에너지와 영양분을 운반하는 역할도 맡고 있다. 인간은 에너지를 이용해서 체온을 유지하면서도 다양하게 활동할 수 있기 때문에 모든 에너지를 대표하는 개념인 '열'이 가장 중요한 키워드라고 할 수 있을 것이다.

한의학 역시 열에 관한 의학이라고 할 수 있을 정도로 열에 대한 이야기가 많이 나온다. 육기의 風寒熱濕燥火 중에서 寒, 熱, 火는 모두 熱에 관한 개념들이며, 風 역시 시작은 불균등한 가열이다. 五行 중에서는 火가 열을 의미하지만, 五行이 의미하는 사물의 성질 모두 열에너지의 성쇠와 유관함을 앞서 여러 번 소개하였다.

환자를 진찰하고 변증을 할 때도 寒證과 熱證으로 나누는 것이 그 무엇보다 중요하다. 다른 변증 기준들인 表裏, 虛實, 陰陽 모두 寒熱과 무관하지 않다. 이렇게 寒熱이 나뉘고 나서 처방하는 한약재들도 마찬가지이다. 寒證은 주로 따뜻한 약재들을 이용해서 치료하며 熱證은 주로 차가운 약재들로 치료한다. 그래서 한약재들도 溫熱凉寒이라는 표현으로 약성을 분류하고 있다. 사상의학에서도 역시 溫熱凉寒이라는 열생산방식의 차이를 통해서 체질을 나누고 있다. 즉, 한의학을 이해하기 위해서는 이 '열'에 대한 이해가 필수적이라고 할 수 있다.

열역학 제1법칙과 인체

'열'에 대한 이해를 위해서 가장 먼저 등장하는 것은 열역학 법칙들이라고 할 수 있다. 인체는 자연의 법칙을 따르고 있기 때문에 열역학 법칙들 역시 인체에 그대로 적용된다고 할 수 있다. 열역학 제1법칙은 에너지는 생성되거나 파괴될 수 없고 한 형태에서 다른 형태로 변환될 수 있다고 명시하고 있다. 따라서 유기 분자의 분해 중 방출된 내부에너지(ΔE)는 열(H)로 나타나거나 일(W)을 수행하는 데 사용될 수 있다. 즉, 음식물을 통해서 섭취한 에너지는 열과 일의 형태로 나뉘게 된다.

$$\Delta E = H + W$$

물질대사를 통해 유기 분자로부터 방출되는 에너지의 약 60%가 즉시 열로 나타나며, 나머지는 일을 위해 사용된다. 일에 사용되는 에너지는 먼저 ATP의 분자에 통합되어야 한다. ATP의 후속 분해는 일의 즉각적인 에너지원 역할을 한다. 신체는 열을 일로 전환시킬 수 없지만, 화합반응에서 방출되는 열은 체온 유지에 도움이 된다.

세포가 유기 영양소를 분해할 때 방출되는 총 에너지는 신체의 열로 변형되거나, 외적인 일을 할 때 사용될 수도 있고, 유기 분자의 형태로 체내에 저장될 수도 있다. 따라서 신체의 총 에너지 소비량은 다음과 같은 식으로 표현할 수 있다.

총 에너지 소비량=생산된 내부 열+수행한 외적인 일+저장된 에너지

간단하게 표현한다면 우리가 음식물에서 섭취한 에너지는 열과 일로 쓰이고 남으면 체중이 된다는 것이다.

인간 그리고 항온동물

인간은 온혈동물로, 자기 자신의 체열을 발생시키고 몸을 따뜻하게 하기 위해 햇빛의 에너지에 의존하지 않는다. 더욱이 인간은 주위온도의 큰 변동에도 불구하고 매우 좁은 범위 내에서 체온을 유지하며, 따라서 항온동물이라고도 한다. 비교적 안정된 체온은 생화학적 반응을 외부 온도와 함께 변동하지 않도록 해준다. 안정된 체온을 유지한다는 것은 안정된 상태에서 열획득이 열손실과 같아야 한다는 것을 의미한다.

인간에게 있어 열에너지를 활용하고 안정된 체온을 유지한다는 것은 생명현상을 이어나가기 위해 그 무엇보다 우선되어야 할 목표일 것이다. 한의학 역시 열에 관한 내용이 중심이 되는 의학이기 때문에 한의학을 제대로 이해하기 위해서라도 인체가 체온을 조절하기 위해 어떤 노력들을 기울이는지 살펴보고 넘어갈 필요가 있다고 생각된다. 그래서 인체의 체온조절기전들에 대해서 소개를 먼저 하고 이후에 한의학과의 관련성들을 소개해 나가고자 한다.

체온은 어떻게 조절이 될까?

첫 번째 이야기

중심체온

체온을 일정하게 유지한다는 것은 신체중심부, 즉 중추신경계, 흉강, 복강, 골반 장기들의 온도를 일정하게 유지함을 말하는 것으로, 신체중심부의 온도를 중심체온(core temperature)이라고 한다. 인체 모든 부위의 온도가 동일하거나 일정한 것이 아니며 특히 손발은 주변온도나 신체활동의 영향을 많이 받는다. 체온조절의 목표가 되고 정상체온이라고 말하는 것은 중심체온을 말하는 것이다. 중심체온은 직장온도가 대표적이라고 할 수 있는데, 방법상의 번거로움으로 통상적으로 구강 온도 혹은 겨드랑이 온도를 측정한다. 하지만 이들은 중심체온보다 다소 낮게 형성된다.

정상체온에 영향을 미치는 인자들

일반적으로 정상체온이라고 하면 중심체온이 37℃인 경우를 말한다. 하지만 정상체온일지라도 몇 가지 요인들에 의해서 중심체온이 조금씩 변화하게 되는데 연령, 일주기리듬(circadian rhythm), 월경주기, 호르몬, 운동, 스트레스 등의 영향으로 중심체온이 변하게 된다. 이 중에서도 연령, 일주기리듬, 월경주기로 인한 중심체온의 변동은 어느 정도 일정한 패턴으로 나타난다.

정상체온에 영향을 미치는 요소 중 가장 대표적인 것은 연령이라고 할 수 있다. 이는 특히 영유아와 노인을 비교했을 때 뚜렷하게 드러난다. 영유아는 신진대사가 활발해 체온이 높으며, 65세 이상 노인의 경우 기초대사율 감소, 체온조절기전 퇴화 등으로 정상체온이 낮다(표 28). 일주기리듬 역시 정상체온에 영향을 미친다. 체온은 안정하고 누워 있더라도 하루 주기의 변화가 있다. 진폭은 1℃ 내외로서, 오전 5–6시에 가장 낮고 잠에서 깬 후 서서히 올라가 오후 3–6시에 가장 높게 된다.

체온이 가장 낮은 아침 6시경의 체온을 '기초체온'이라고 하는데, 여자의 기초체온은 월경주기와 관련해서 변화를 보인다. 월경주기로 인한 기초체온의 변동폭은 0.5℃ 정도로 알려져 있다. 월경주기 내에서 배란기를 경계로 배란 이후에 기초체온이 상승해 고온상이 되고, 이어 월경과 함께 기초체온이 내려가 저온상이 된다. 배란이 일어나지 않는 경우에는 고온상이 나타나지 않으며, 반대로 임신 중에는 전 기간을 통해 고온상이 지속된다. 기초체온의 주기적 변동은 난소에서 분비되는 에스트로겐이나 프로게스테론이 시상하부의 체온조절중추에 작용하기 때문이라고 생각된다.

기타 운동을 과격하게 하면 중심체온이 오르며 갑상선기능항진증 역시 중심체온을 오르게 한다. 거꾸로 갑상선기능저하증이 생기면 중심체온이 떨어지게 된다. 식사를 하거나 혹은 스트레스가 심한 경우에도 중심체온이 오르게 된다.

● 표 28. 연령별 정상체온 범위

연령	정상체온
0–1세	37.5–37.7℃
1–3세	36.7–37.4℃
3–6세	36.5–37.2℃
6–65세	36.5–37℃
65세 이상	36.0–36.5℃

대사와 혈액순환의 증가는 높은 체온을 형성한다

인간은 항온동물이라 중심체온이 거의 일정하게 유지되지만, 발열이라는 특수한 상황을 제외하고라도 몇 가지 경우에는 중심체온이 조금씩 변하게 된다. 그리고 이는 대사량, 즉 열생산량과 관계가 있다. 대사량이 높고 혈액순환이 잘 될 경우 체온이 조금 높게 형성이 되고, 반대로 대사량이 낮고 혈액순환이 잘 안 되는 경우에는 체온이 조금 낮게 형성이 된다.

신진대사가 활발한 영유아나 신체활동이 가장 왕성한 오후 시간대, 월경주기에서 배란 이후나 임신이 이루어지는 경우, 대사를 증가시키는 호르몬, 혹은 과격한 운동이나 식사 후 그리고 스트레스가 심한 경우 등등은 모두 인체의 대사량이 높아지는 요인들이고 그에 따라 혈액순환이 증가하게 된다. 그리고 이런 경우 체온은 평소보다 조금 높게 형성된다.

체온은 어떻게 조절이 될까?

두 번째 이야기

체온을 변화시키는 신경 효과기 기전

인간은 항온동물이기 때문에 체온을 일정하게 유지해내야 하며, 그러기 위해서 시상하부의 온도중추에서 체온이 너무 높거나 낮음을 감지하면 적절한 체온 감소 과정 혹은 체온 증가과정을 시작한다.

체온이 너무 높아질 때 인체의 열을 감소하기 위해서 3가지 중요한 기전을 사용한다.

1. 혈관 확장. 인체의 거의 모든 부위의 피부혈관이 강하게 확장된다. 이것은 후시상하부에 위치하여 혈관수축을 일으키는 교감신경성 중추를 억제함으로써 일어난다. 완전한 혈관 확장은 피부로 이동되는 열의 양을 8배 정도 증가시킬 수 있다.
2. 발한. 증가된 체온이 발한을 일으키는 효과는 그림 34에서 실선에 의해 잘 설명된다. 그림은 중심체온이 임계온도 수준인 37℃ 이상으로 올라갈 때 발한의 결과로 증발에 의한 열 방출량도 가파르게 증가함을 보여준다. 체온이 1℃ 추가 상승하면 기초 열생산량의 10배를 방출할 정도의 충분한 발한이 일어난다.
3. 열생산의 감소. 화학적 열생산(chemical thermogenesis, 떨림없는 열생산 non shivering thermogenesis라고도 한다) 및 떨림(shivering)과 같은 과잉

열생산을 일으키는 기전이 강하게 억제된다.

몸이 너무 차가워질 때 온도 조절 체계는 정확하게 반대로 설정된다.

1. 몸 전체에 걸친 피부의 혈관 수축. 이것은 후시상하부의 교감신경성 중추의 자극에 의해 일어난다.
2. 입모. 입모는 털이 꼿꼿하게 '서 있는 것'을 의미한다. 교감신경성 자극은 모낭에 붙어 있는 털세움근을 수축시켜 털을 서 있게 만든다. 이것은 인간에서는 중요하지 않지만 하등동물에서는 털을 세우는 것이 피부 바로 위에 두꺼운 공기 절연층을 만듦으로써 외부로의 열 이동을 크게 감소시킬 수 있다.
3. 열생산의 증가. 대사성 열생산은 떨림, 열생산에 관여하는 교감신경 흥분, 그리고 티록신 분비를 항진시킴으로써 증가된다.

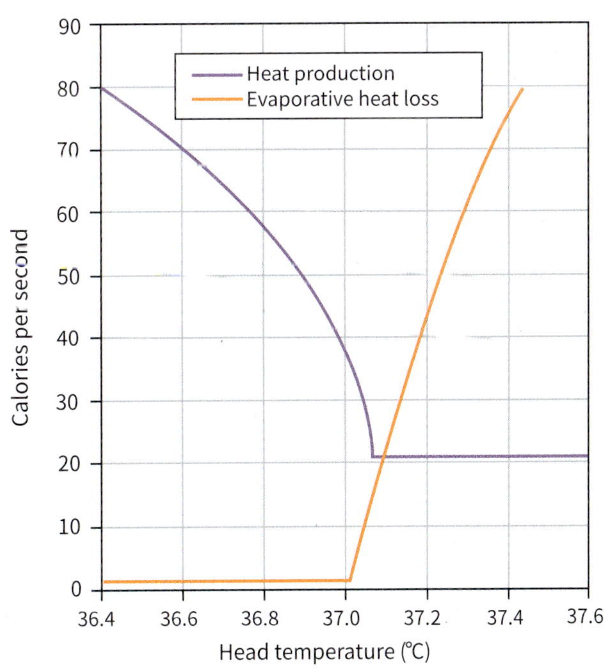

● **그림 34.** 시상하부의 온도가 증발에 의한 열방출에 미치는 영향과 시상하부의 온도가 근육활동과 떨림에 의한 1차적인 열생산에 미치는 영향. 이 그림은 열방출이 증가하기 시작하고 열생산이 최소 안정 수준에 도달하는 임계 온도를 나타낸다.

Interthreshold range

시상하부의 체온조절 중추에서 일어나는 기전을 조금 더 정확하게 이해하기 위해서는 interthreshold range라는 개념을 이해할 필요가 있다. Interthreshold range를 번역한 표현을 찾을 수 없어서 이 글에서는 '역치간 범위'로 번역하고자 한다. 역치간 범위란 자율신경계가 관여하지 않는 중심체온의 구간을 말한다. 역치간 범위를 벗어나게 되면 체온조절을 위해 자율신경이 관여하기 시작하는데, 일반적으로 인체에서 역치간 범위는 0.2–0.4℃ 정도 된다.

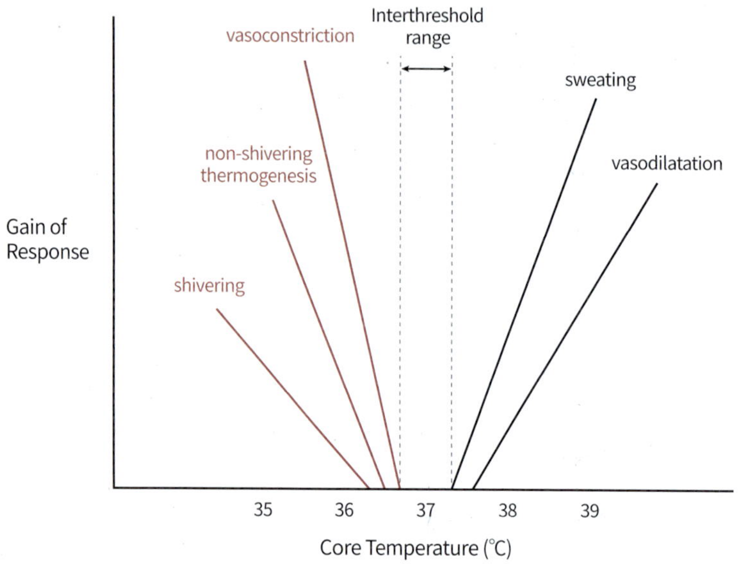

● 그림 35. Interthreshold range

역치간 범위의 위쪽 역치를 sweating thresthold, 즉 발한 역치라고 하며, 이 발한 역치보다 체온이 올라가게 되면 발한이 일어나면서 체온을 내리려고 하게 된다. 역치간 범위보다 아래쪽 역치를 vasoconstriction threshold, 즉 혈관수축 역치라고 하며, 이 혈관수축 역치보다 체온이 내려가게 되면 피부의 혈관들이 수축하면서 체온손실을 억제하게 된다. 체온이 더 떨어져서 혈관의 수축만으로 체온을 보존할 수 없게 되면 먼저 떨림없는 열생산(non-shivering thermogenesis, 교감신경의 흥분으로 인한 화학적 열생산)이 작동을 하게 되고 그보다 더 체온이 떨어지면 떨림(shivering)이 작동하게 된다.

참고내용

역치간 범위는 중심체온의 역치간 범위를 말한다. 그런데 interthreshold range를 검색해 보면 오른쪽 sweating과 vasodilatation의 자리가 서로 바뀐 그림들을 간혹 접할 수 있다. 하지만 interthreshold range의 정의가 vasoconstriction threshold와 sweating threshold의 사이라는 점은 분명한 사실이므로 그림 35에서 소개한 그림이 올바른 그림이라고 할 수 있다.

그렇다고 한다면 왜 sweating과 vasodilatation이 서로 바뀐 그림들이 존재할까? 땀이 날 때 혈관확장이 일어나는 현상은 땀이 나지 않을 때 혈관확장이 일어나는 현상과 기전이 조금 다르다. 땀이 나지 않을 때 혈관확장이 일어나는 것은 교감신경의 억제에 의해서 일어나지만, 땀이 나면서 이루어지는 혈관확장은 교감신경이 흥분하면서 이루어지며 발한과 거의 동시에 일어나게 된다. 그래서 땀이 나지 않을 때의 혈관확장을 passive vasodilatation이라고 하는 반면, 땀이 날 때의 혈관확장을 active vasodilatation이라고도 한다. 발한과 혈관확장이 거의 동시에 일어나기 때문에 sweating과 vasodilatation의 위치를 서로 바꿔서 그린 그림들이 존재한다고 볼 수 있다.

체온은 어떻게 조절이 될까?

세 번째 이야기

체온조절과 교감신경의 역할

앞서 역치간 범위를 설명하면서 '자율신경계가 관여하지 않는 중심체온의 구간'이라고 하였는데 보다 정확하게 표현하자면 자율신경계 중에서도 교감신경이 관여하지 않는 구간이라고 할 수 있다. 즉, 체온조절에는 자율신경 중에서도 교감신경이 전적으로 관여하게 된다. 체온조절과정을 크게 세 가지 정도로 나눠보면 첫째, 피부혈관의 수축과 확장만으로 체온조절이 되는 시기가 있다. 피부혈관이 확장하게 되면 피부혈류가 증가하게 되어 열손실이 증가하게 되면서 체온을 떨어뜨리게 되며, 반대로 피부혈관이 수축하게 되면 열손실이 감소하면서 체온의 하락을 막게 된다. 둘째, 피부혈관의 확장만으로 감당할 수 있는 수준 이상으로 체온이 올라갈 경우에는 땀을 흘리면서 체온을 떨어뜨리게 된다. 셋째, 피부혈관의 수축만으로 감당할 수 있는 수준 이하로 체온이 더 떨어질 경우에는 대사성 열생산이나 떨림을 통해서 체온을 올리게 된다.

그런데 이 세 가지 기전에는 모두 교감신경이 관여한다. 이 중에서 세 번째 체온을 올리기 위해서 교감신경이 흥분한다는 것은 받아들이기 쉬울 것 같다. 교감신경이 흥분하면서 대사성 열생산이나 떨림이 일어나게 된다. 두 번째 체온이 올라갈 경우 땀을 흘릴 때에도 교감신경이 흥분하면서 발한과 혈관확장이 동시에 이루어진다는 점은 앞서 설명하였다. 다만 첫 번째 피부혈관의 수축과 확장에는 교감신경이 흥분만 하는 것이 아니라, 흥분과 억제 두 가지 기전을 통해서 관여하게 된다.

정상 상태에서 혈관 운동중추의 혈관수축 부위는 1초당 1.5–2개 정도의 지속적인 흥분파를 전신의 혈관수축신경에 보낸다. 이 흥분파는 교감신경성 혈관수축섬유를 통해 혈관을 지속적으로 수축시켜 적절한 수축상태를 유지케 하는데 이를 혈관운동의 긴장도(vasomotor tone)라고 한다. 이보다 더 교감신경이 자극되면 혈관이 수축되고, 반대로 교감신경이 억제되면 혈관이 확장하게 된다.

마황을 복용하면 어떻게 될까?

마황의 ephedrine은 교감신경 흥분작용이 있다. 심근의 β1수용체와 말초혈관의 α1수용체를 흥분시켜 심박수와 심박출량을 증가시키고 혈관 평활근을 수축시켜 혈압을 상승시킨다. 마황을 복용하면 교감신경이 흥분하면서 대사가 항진되기 때문에 중심체온이 올라가게 된다. 체온이 올라가면 원래는 교감신경이 억제되면서 말초혈관이 확장되고 체온이 발산되어야 한다. 하지만 마황은 거꾸로 말초혈관을 수축시키기 때문에 체온이 발산되지 않으면서 체온이 더 올라가게 된다. 그 이후에 발한역치 이상으로 체온이 더 올라가게 되면 땀이 나게 된다. 이때는 교감신경이 흥분하면서 땀이 나고 혈관이 확장하게 되면서 체온을 떨어뜨리게 되는 것이다.

땀이 나지 않을 때는 교감신경이 흥분하면 혈관이 수축되지만, 땀이 날 때는 반대로 교감신경이 흥분하면서 혈관이 확장하게 된다. 이렇게 교감신경에 의해서 혈관이 수축되기도 하고 확장되기도 하는 모순이 생기는 이유는 서로 다른 섬유가 관여하기 때문이다. 혈관을 수축시키는 섬유는 교감 혈관수축 신경섬유(sympathetic vasoconstrictor fibers)이고, 혈관을 확장시키는 섬유는 교감 혈관확장 신경섬유(sympathetic active vasodilator fibers)이다.

초기에는 심부체온이 증가함에 따라 교감신경에 의한 혈관수축(sympathetic vasoconstriction)이 감소하여, 수동적인 혈관확장이 일어난다. 하지만 그 이후 특정 심부 온도 역치점에 도달하면 교감 활성 혈관확장 신경계(sympathetic active vasodilator system)의 작용을 통해 피부혈류량이 급격하게 증가하기 시작한다. 즉, 심부온도가 어느 정도 이상 올라가게 되면 교감신경이 다시 활성화되면서 혈관이 확장되고 땀이 나게 되면서 체온이 떨어지게 되는 것이다. 교감신경이 억제되면서 혈관수축이 감소하여 일어나는 혈관확장을 수동적인 혈관확장이라고 한다면, 발한과 함께 교감신경이 활성화되면서 일어나는 혈관확장을 능동적인 혈관확장(active vasodilatation)이라고 한다. 마황을 복용할 경우 수동적인 혈관확장은 억제되었다가 땀이 날 때는 혈관이 확장하게 된다.

땀샘이 교감신경에 의해 자극되면 다량의 땀을 분비하게 되는데, 부교감신경의 자극에 의해서는 영향을 받지 않는다. 그러나 대부분의 땀샘(손바닥과 발바닥의 일부 아드레날린성 섬유 제외)에 분포하는 교감신경섬유는 대부분의 아드레날린성인 교감신경섬유와는 달리 콜린성이다. 즉, 심부체온이 증가하면서 땀이 나고 혈관이 확장할 때는 교감신경 중에서 콜린성 섬유가 관여하게 된다.

● **표 29.** 피부혈관에 대한 교감신경의 두 가지 영향

교감 혈관수축 신경계	교감 혈관확장 신경계
혈관수축 → 열손실 억제	땀분비+혈관확장 → 열손실 촉진
노르에피네프린 분비	아세틸콜린 분비
adrenergic receptor 관여	cholinergic receptor 관여

체온은 어떻게 조절이 될까?

네 번째 이야기

주위온도와 체온조절

포유류에서 뇌하수체, 뇌하수체를 제외한 다른 뇌조직, 척수, 심복부 및 심흉부 조직과 피부표면 등이 각각 대략 20% 정도 중추성 체온조절에 기여한다고 한다. 피부조직은 심부 조직들에 비하면 체온조절에 대한 기여도는 낮으나, 피부는 주위 환경과 접하고 있으므로 매우 중요한 역할을 맡는다. 인간은 극지방처럼 추운 지방에서도 중심체온을 37℃로 유지해낼 수 있으며, 적도지방처럼 더운 지방에서도 중심체온을 37℃로 유지해낼 수 있다. 주위의 온도가 변하게 되면 피부의 온도가 변하게 되며 이 온도가 뇌하수체로 전달되어 체온조절에 필요한 정보를 제공하게 되고, 인체는 거기에 맞춰 재빠르게 체온조절에 필요한 반응을 하게 된다.

주위온도(ambient temperature)에 대응해서 인체가 체온을 어떻게 조절하는지 이해하기 위해서는 thermoneutral zone, 즉 온열중성대라는 개념을 이해할 필요가 있다. 앞서 소개한 역치간 범위라는 개념은 중심체온이 시상하부에서 어떻게 조절되고 있는가에 대한 내용이라고 한다면, 온열중성대는 인체가 마주하고 있는 주위온도에 따라 인체가 어떻게 대응하고 있느냐에 대한 내용이라고 할 수 있다.

Thermoneutral zone

온열중성대란 '항온동물의 개체 대사량과 환경온도와의 관계에서 대사량이 최소치를 나타내는 환경온도영역'을 말한다. 이렇게 표현하면 조금 어려운 것 같아서 표현을 바꿔보자면 온열중성대란 '피부혈관의 수축과 확장만으로 체온조절이 이루어지는 구간'이라고 할 수 있다. 이 범위에서는 외부온도가 변해도 대사량은 변화하지 않는다(그림 36). 이것은 피부혈관의 수축 및 확장이나 입모(立毛) 등 방열수단을 제어함으로써 체온조절이 이루어지기 때문이라고 생각된다. 즉, 온열중성대란 특별한 대사량의 증가 없이 체온조절이 이루어지는 구간이라고 할 수 있다.

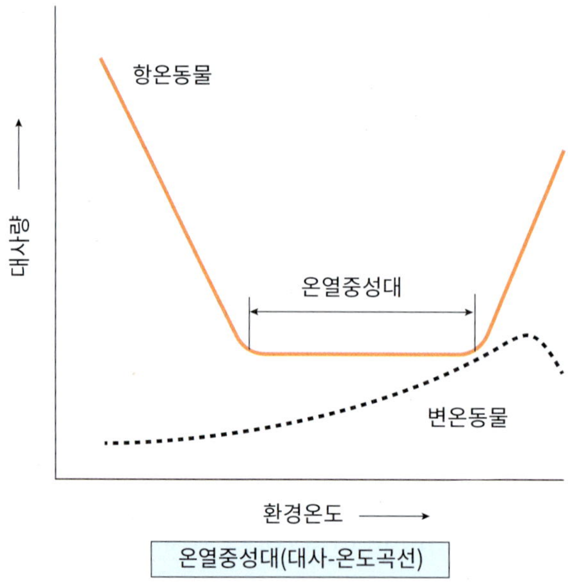

● 그림 36. 온열중성대(thermoneutral zone)

온열중성대의 하한에서는 피부혈관이 최대한 수축하기 때문에 열전도가 최소가 되고, 외부온도가 이것보다 내려가면 비떨림 열생산이나 떨림 열생산에 의해 대사량이 증가한다. 온열중성대의 상한에서는 열전도도가 최대가 되고, 외부온도가 이 이상 올라가면 발한이나 가쁜 호흡에 의해 방열 촉진이 일어나기 때문에 대사량이 증가한다. 온열중성대의 크기는 종에 따라 차이가 있고 일반적으로 보온성이 좋은 동물은 하한이 낮다. 동일종이라도 겨울이 되면 피하지방층 발달이나 동모(冬毛)에 의하여 보온이 잘 되면 하한이 현저하게 내려가는 것으로 알려져 있다.

역치간 범위와 온열중성대

앞서 소개했던 역치간 범위는 시상하부의 체온조절중추에서 자율신경계가 관여하지 않는 중심체온의 구간이라고 하였다. 그리고 온열중성대는 피부혈관의 수축과 확장만으로 체온이 조절되는 구간이라고 할 수 있다. 모두 체온조절에서 중요한 개념들이지만 이 둘의 개념이 비슷하면서도 조금 다르니 이 둘의 차이를 비교해 보면 보다 명확하게 이해할 수 있지 않을까 싶다.

역치간 범위는 관찰대상이 중심체온(core temperature)이다. 반면에 온열중성대는 관찰대상이 주위온도(ambient temperature)이므로 시작부터가 서로 다른 개념이다. 역치간 범위의 아래쪽 역치를 vasoconstriction threshold라고 하였고 위쪽 역치를 sweating threshold가 된다고 하였다. 반면에 온열중성대는 아래쪽 경계가 metabolic heat production (non shivering thermogenesis이나 shivering)이고 위쪽 경계가 sweating이 된다. 역치간 범위의 그림 37을 통해서 비교를 해보자면 온열중성대는 sweating부터 nonshivering thermogenesis 사이라고 할 수 있다. 즉, 역치간 범위보다 온열중성대가 조금 더 넓은 범위라고 할 수 있다.

구체적인 온도구간을 보면 그 차이는 더 뚜렷하게 드러난다. 온열중성대는 나이나 성별, 피하지방 두께 등에 따라서 다양하게 변하게 되는데, 공기에 노출된 28세 성인의 경우 온열중성대의 범위가 28.5–32°C 사이로 알려져 있다. 역치간 범위는 중심체온의 범위이기 때문에 기준온도(set point)가 37°C인 경우 역치간 범위는 36.9–37.1°C 정도로 매우 좁은 범위이고 개인차도 적은 반면, 온열중성대는 주위

온도의 범위이기 때문에 상대적으로 온도의 범위가 훨씬 넓으며 개인차도 많이 나는 것으로 알려져 있다(표 30).

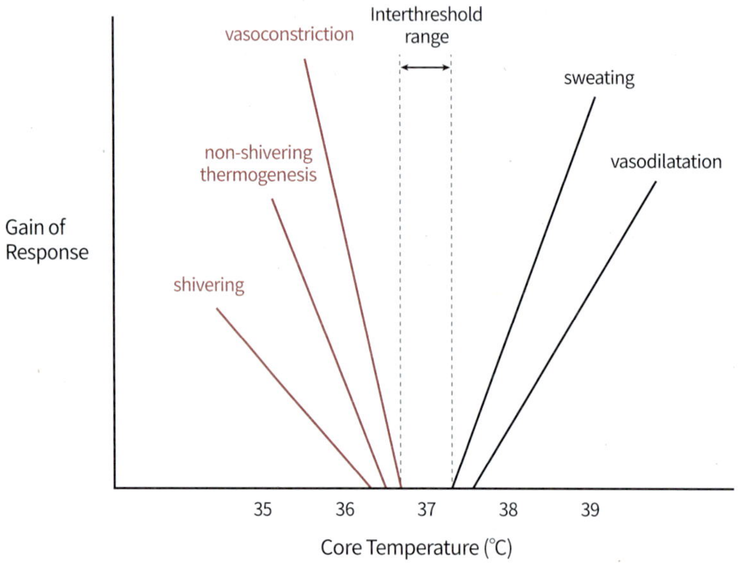

● 그림 37. Interthreshold range

역치간 범위와 온열중성대는 조금 다른 개념이긴 하지만 인체의 체온조절 시스템을 이해하기 위해서는 반드시 알고 있어야 하는 개념들임에 틀림없다. 인체가 체온조절 시스템을 통해서 결과적으로 유지해내려고 하는 것은 중심온도인 것은 분명하다. 하지만 인체가 체온조절을 하기 위해서 마주해야 하는 현실은 더위나 추위 같은 외부온도라고 할 수 있으며, 특히 외부온도에 대한 서로 다른 개체들의 대응 능력의 차이를 이해하기 위해서는 온열중성대의 개념을 이해하는 것이 반드시 필요하다고 생각된다.

● 표 30. 역치간 범위와 온열중성대

	역치간 범위	온열중성대
대상	중심체온	주위온도
온도구간	36.9–37.1°C	28.5–32°C
개념	자율신경이 관여하지 않는 구간	피부혈관의 수축과 확장만으로 체온이 조절되는 구간
범위	vasoconstriction threshold –sweating threshold	metabolic heat production –sweating

汗出을 어떻게 이해할 수 있을까?

첫 번째 이야기

한의학과 발한

한의학에서는 自汗과 盜汗처럼 汗出과 관련되어 병리적인 상황들을 기술하고 있다. 동의보감의 自汗과 盜汗에 대한 설명을 보면 '自汗이란 것은 무시로 축축하게 땀이 흐르고 동하면 더 심하며 陽虛에 속하고 胃氣의 맡은 바이니 치법은 補陽·調胃를 해야 한다'라고 표현하고 있으며, '盜汗이란 症은 수면 중에 전신이 목욕한 것 같고 깨어야 비로소 나지 않으며 陰虛에 속하는데, 榮血의 주관하는 症이므로 補陰降火를 해야 한다'라고 표현하고 있다. 상한론에서도 太陽病의 마황탕과 계지탕의 적응증을 구별하는 가장 중요한 포인트로서 汗出의 유무를 제시하고 있다.

땀이 난다는 것은 일차적으로 체온이 올라갈 경우 체온을 떨어뜨리기 위해서 인체에서 일어나는 지극히 정상적인 생리 반응임에 틀림이 없다. 그러므로 모든 汗出이 문제가 되는 것은 아닐 것이다. 그렇다면 어떤 경우에 汗出이 문제가 될까? 汗出이 지나치게 많은 것이 문제일까? 그 해답들을 찾아나가기 위해 이제부터 汗出에 대한 생리·병리적 상황들을 살펴보면서 동시에 한의학과의 관련성들을 찾아나가고자 한다.

발한의 두 종류

땀의 가장 중요한 역할은 중심체온을 좁은 범위 안에서 일정하게 유지하여(0.2-0.5℃) 생존에 필수적인 항상성을 유지하는 것이고, 이를 체온조절 발한(thermoregulatory sweating)이라고 한다. 고온 상태이거나 운동을 하였을 경우 피부의 에크린 땀샘에서 땀이 분비되어 체온조절의 역할을 하게 된다. 에크린 땀샘은 영장류에게만 있는 땀샘으로 사람은 에크린 땀샘을 이용해서 체온조절을 한다. 아포크린 땀샘이 사람의 체온조절에 기여하는 바는 적으나 당나귀, 소, 말, 낙타 등의 발굽짐승들은 체온조절에 아포크린 땀샘을 이용한다.

반면에 감정 발한(emotional sweating)이란 체온조절에는 관여하지 않고, 정신적인 스트레스가 있을 때 발생하는 땀을 의미한다. 주로 손바닥과 발바닥, 겨드랑, 이마 등에 땀 분비가 발생하며, 뇌의 온도를 낮추는 역할을 한다. 땀 분비와 함께 손발의 혈관을 수축시키며, 감정적 스트레스를 받는 경우에 전형적인 차고 끈적한 손(cold-clammy hands)을 만든다. 감정 발한에는 에크린 땀샘과 아포크린 땀샘이 함께 관여하게 된다.

● 표 31. 발한의 두 종류

	체온조절 발한	감정 발한
기능	체온을 낮추는 역할	뇌의 온도를 낮추는 역할
땀샘	에크린 땀샘 위주	에크린 땀샘+아포크린 땀샘
부위	전신	손발바닥, 겨드랑이, 이마 위주
신경지배	콜린성	콜린성+아드레날린성*

*감정 발한의 신경지배는 명확하게 밝혀지지 않은 것으로 알려져 있다.

체온조절을 위한 에크린 땀샘의 경우, 교감신경의 지배를 받음에도 불구하고 아세틸콜린 무스카린 M3 수용체를 통하여 반응하는데, 교감신경 활성이 증가하는 상태에서도 혈관 확장을 유발하여 효율적으로 땀 분비를 유발하도록 해준다. 에크린 땀샘은 콜린성 신경의 지배를 받는 반면에, 아포크린 땀샘은 아드레날린성 신경에 의해 지배를 받는다.

다한증과 自汗症

다한증은 정상체온을 유지하기 위하여 생리학적으로 필요한 발한보다 많은 양의 땀을 분비하는 질환이다. 다한증에는 전신다한증과 국소다한증으로 나뉘며 전신다한증은 또다시 본태성 전신다한증과 속발성 다한증으로 나뉜다. 본태성 전신다한증은 땀분비에 대한 자극과 특별한 원인 없이 온도조절에 필요한 양을 초과하여 땀이 분비되는 것이 특징이다. 낮은 역치로 인해서 발생하는 전신다한증은 과도한 체액소실과 함께 탈수와 전해질 소실을 일으킬 수도 있다. 반면에 속발성 다한증은 다양한 전신적 질환들에서 동반된다. 국소다한증은 손바닥, 발바닥에서 가장 흔하게 관찰된다. 이 경우를 palmar-plantar 다한증이라고 한다. 겨드랑이 다한증은 대개 palmar-plantar 다한증과 동반되어 나타난다. 안면에만 땀이 많이 나는 두개안면 다한증은 열, 감정, 매운 음식에 의해서 악화될 수 있다.

한의학의 自汗症과 연결해 볼 수 있는 서양의학적 진단명을 찾아보자면 본태성 전신다한증과 가장 유사하다고 할 수 있을 것이다. 본태성 전신다한증만 다시 정리해보자면 체온조절에 필요한 양을 초과하여 땀이 분비되고 '낮은 역치'로 인해서 발생하게 되며, 과도한 체액소실과 함께 탈수와 전해질 소실을 일으킬 수도 있다고 하였다.

汗出을 어떻게 이해할 수 있을까?

두 번째 이야기

갱년기의 汗出

갱년기의 汗出은 혈관운동증상에 의해서 일어난다. 혈관운동증상과 같은 급성 증상이 나타나는 정확한 병태생리학적 기전은 아직 확실치 않지만 가장 유력한 것은 낮아진 에스트로겐에 의해 시상하부의 온도조절중추에 장애가 발생한다는 이론이다. 즉, 열성홍조를 경험하는 여성의 경우 낮아진 에스트로겐이 복잡한 신경내분비적인 기전(시상하부의 신경전달물질의 변화 포함)을 유발하고 이것에 의해 기준체온점이 낮게 재조정(reset of thermostat)되며, 열성홍조 증상이 없는 여성에 비해 온열중성대(thermoneutral zone)가 좁아지게 되어 열성홍조가 잘 발생할 수 있게 된다는 것이다.

열성홍조의 60%에서 열성홍조 발생 15분 전에 중심체온이 약간 증가한다고 알려져 있는데, 이 같은 중심체온 증가가 열발산(heat dissipation) 기전을 자극하여 이에 의해 표피혈관확장 및 발한 등의 증상이 나타날 수 있다.

시상하부의 온도조절기능에 관여하는 신경전달물질 중 가장 잘 알려진 것은 노르에피네프린과 세로토닌이다. 카테콜에스트로겐과 엔돌핀은 음성되먹임기전에 의해 시상하부의 노르에피네프린 생성을 억제하는데, 에스트로겐이 감소하면 이 음성되먹임기전이 소실되어 결과적으로 노르에피네프린이 상승하게 되며 이것이 시상하부의 세로토닌 수용체의 상향조절(up-regulation)을 일으켜 기준 체온점의 재조정을 초래하게 된다.

갱년기 汗出의 기전을 정리해 보자면 낮아진 에스트로겐에 의해서 온열중성대가 좁아지고, 노르에피네프린이 상승하여 중심체온을 증가시켜서 생긴다고 할 수 있다.

> 갱년기 汗出은 낮아진 에스트로겐에 의해서 온열중성대가 좁아지고,
> 노르에피네프린이 상승하여 중심체온을 증가시켜서 생긴다.

나이와 온열중성대

나이에 따른 온열중성대의 변화를 통해 온열중성대가 조금 더 좁아지는 것이 어떤 의미를 가지는지 파악하는 데 도움이 될 것 같다. 신생아 시기에는 온열중성대가 오로지 출생시 체중에 의존한다. 1 kg 아기들은 35.0°C부터 35.5°C 사이이며, 2 kg 아기들은 33.8°C부터 34.5°C 사이에서 한 달 안으로 온열중성대가 32.0°C에서 34.0°C 사이가 된다. 성인이 될 때까지 온열중성대는 조금씩 떨어지고 범위는 넓어져서 28.6°C에서 32.0°C 사이가 된다(다만 온열중성대의 범위는 자료에 따라서 조금씩 다르게 소개된다).

성인이 된 이후에는 나이가 증가하면서 온열중성대는 점점 좁아지게 된다. 몇 가지 요인들이 체온조절에 영향을 미치게 되는데, 첫째, 체성분에 따라서 살펴보면 연령이 증가하면서 제지방이 점점 줄어들게 되고, 반면에 지방은 증가하고 피하지방은 감소하게 된다. 둘째, 나이가 들면 체온에 대한 감수성이 떨어지게 되고, 혈관수축에 대한 신경지배도 제기능을 못하게 된다. 결국 나이가 증가하면 피부 혈액순환에 대한 통제기능이 떨어져서 젊을 때와 같은 범위에서 체온조절을 할 수 없게 된다. 젊을 때는 피부혈관의 수축과 팽창만으로도 충분히 체온을 조절할 수 있었다

면, 나이가 들어서는 같은 외부 온도에서 피부혈관의 수축과 팽창만으로 체온을 조절할 수 있는 능력이 떨어지면서 온열중성대의 범위가 점점 좁아지게 되는 것이다 (그림 38).

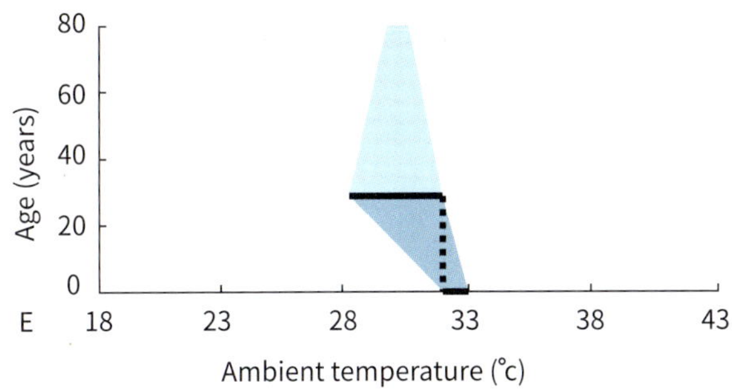

● **그림 38.** 나이와 온열중성대의 변화

핵심은 혈액순환이다

나이가 들면서 체온조절 능력이 점점 떨어지는 보다 근본적인 이유는 혈액순환기능(cardiovascular function)과 혈류량(intravascular volume)이 충분하지 않기 때문이다. 혈액순환기능과 혈류량이 충분하지 않게 되면 심부에서 생성되는 열을 제표로 운빈해서 제거하는 기능이 떨어지게 된다. 그로 인해 노인이 되면 체온조절 장애로 인한 합병증 역시 증가하게 된다.

갱년기 장애와 한의학

앞서 갱년기 汗出은 에스트로겐의 감소로 인해서 온열중성대가 좁아지고, 노르에피네프린이 상승하여 중심체온을 증가시켜서 생긴다고 하였다. 그리고 온열중성대가 좁아지는 이유는 혈액순환기능과 혈류량이 충분하지 않기 때문에 심부에서 생성된 열을 체표로 운반해서 제거하는 능력이 떨어져서 생긴다고 하였다. 특히 에스트로겐은 혈관확장을 하는 효과가 있기 때문에 에스트로겐이 부족해지면 혈관이 좁아지게 되고 이로 인해 체열의 제거가 잘 이루어지지 않아서 온열중성대가 좁아질 수 있다. 또한 노르에피네프린이 상승해서 교감신경이 흥분하게 되면 중심체온을 증가시키고, 이 역시도 혈관을 좁아지게 만들어서 온열중성대를 좁게 만드는데 관여하게 된다.

한의학에서 갱년기 장애에 쓰는 대표적인 처방인 가미소요산과 청리자감탕인 경우, 陰血을 보하는 약재+淸熱之劑로 구성되어 있다. 사물지제는 혈관을 확장시키고 혈류량을 늘리는 효과가 있을 것으로 생각되며, 가미소요산의 시호, 목단피, 치자나 청리자감탕의 지모, 황백과 같은 청열지제의 경우 중심체온의 상승을 억제하는 역할을 할 것으로 기대된다(시호는 청열약은 아니지만 和解退熱하는 효능이 있다).

물론 淸熱하는 방법과 補陰血하는 방법은 환자의 체질이나 변증에 따라서 조금씩 달라지기 때문에 처방이 서로 달라지겠지만, 갱년기 장애를 치료하는 일반적인 접근 방법이 '補陰血+淸熱'이라는 구조를 가지고 있음에는 틀림이 없다. 그리고 이러한 구조는 '좁아진 온열중성대+노르에피네프린으로 인한 중심체온 상승'이라는 갱년기 장애의 기전을 개선하고자 하는 목표와 일맥상통한다고 할 수 있을 것이다 (표 32).

● **표 32.** 갱년기 장애의 기전과 갱년기 장애 처방의 구조

갱년기 장애 처방	처방의 구조	갱년기 장애의 기전
단치 소요산, 청리자감탕	補陰血+淸熱	좁아진 온열중성대+노르에피네프린으로 인한 중심체온 상승

自汗症에 왜 보중익기탕을 처방할까?

첫 번째 이야기

自汗과 보중익기탕

자한증에 가장 먼저 떠오르는 처방은 단연코 보중익기탕이라고 할 수 있을 것이다. 동의보감 자한문에 보면 '內傷 및 一切의 虛損症에 自汗이 멎지 않는 증은 다 보중익기탕에 부자·마황근·부소맥을 조금 가해서 쓰면 신효하다', '仲景의 계지탕은 外感·風邪·自汗을 다스리는 성약이요, 황기건중탕은 外感氣虛와 自汗의 신제요, 보중익기탕은 內傷氣虛와 自汗의 묘방이다'라고 하였다.

그리고 동의보감에 나온 보중익기탕의 설명을 보면 '勞役이 太甚하고 혹은 飮食이 조절을 잃어서 몸이 煩熱하고 自汗하고 권태한 증을 다스린다', '황기를 써서 皮毛를 補益하고 腠理를 닫아서 自汗하지 못하도록 한다'라고 하고 있다.

체온조절 능력과 보중익기탕

보중익기탕이 다한증치료에 어떤 도움이 될까? 안타깝지만 아직까지 보중익기탕이 다한증치료에 직접적으로 효과가 있다는 임상연구 결과를 접해본 적이 거의 없는 것 같다. 그래서 이번 칼럼에서는 간접적으로라도 자한치료에 도움이 될 것이라고 생각되는 보중익기탕과 관련된 임상연구 결과들을 소개해보고자 한다.

汗出은 체온조절 시스템 중에서도 냉각기능을 담당하기 때문에 自汗과 같이 땀과 관련된 증상들을 이해하려면 인체의 체온조절 시스템과 관련해서 이해되어야 할 것이다. 즉, 비정상적인 汗出이 생긴다는 것은 체온조절 시스템에 문제가 생겼다는 것을 의미하며, 비정상적인 汗出을 개선하는 처방들 역시 체온조절 시스템의 회복과 맞닿아 있다고 볼 수 있을 것이다.

그러므로 보중익기탕이 체온조절 능력을 개선시키는 효과가 있다면 이는 한출 치료에 도움이 될 것이라는 가설도 세워볼 수 있을 것이다. 다음부터 소개하는 보중익기탕 관련된 임상논문들은 대부분 보중익기탕이 혈청 prealbumin이나 albumin 농도를 높이고 체중을 증가시켜 영양상태를 개선한다는 논문들이다.

첫 번째 논문

처음에 소개할 논문은 보중익기탕이 COPD 환자들의 전신적인 염증수치를 개선시킨다는 내용의 논문으로 2007년도에 Journal of the American Geriatrics Society라는 잡지에 letter 형식으로 투고된 논문이다. 35명의 COPD 환자(73±1세)를 대상으로 하였으며, 시험군 17명은 흡입성 기관지확장제에 보중익기탕 과립제를 2.5 g씩 하루 세 번 6개월간 복용하였으며, 대조군 18명은 같은 기간 동안 흡입성 기관지확장제만 처방받았다.

염증지표 중에서도 폐기능이 안 좋아질 때 수치가 올라가는 CRP, TNF-α, IL-6를 체크하였으며, 영양상태를 평가하기 위해서 혈청 prealbumin 수치를 측정하였다. 그 결과 염증수치가 줄어들고 prealbumin은 늘어서 영양상태는 개선되었다(표 33).

● 표 33. 보중익기탕 투여 전후 검사수치의 변화

	시험군		대조군	
CRP	3,230±450 ng/mL → 2,060±330 ng/mL	p<0.01	2,380±380 ng/mL → 2,380±360 ng/mL	NS
TNF-α	3.6±0.6 pg/mL → 2.1±0.4 pg/mL	p<0.05	2.2±0.3 pg/mL → 2.2±0.3 pg/mL	NS
IL-6	변화없음	NS	변화없음	NS
prealbumin	23.6±1.1 mg/dL → 26.6±1.2 mg/dL	증가	변화없음	

두 번째 논문

다음으로 소개할 논문은 보중익기탕이 COPD 환자들의 전신적인 염증수치와 함께 영양상태를 개선시킨다는 내용의 논문으로 2009년도에 Journal of the American Geriatrics Society라는 잡지에 letter 형식으로 투고된 임상연구이다. 첫 번째 소개한 논문의 후속연구라고 할 수 있다.

노인 COPD 환자 가운데 COPD 중증도 4단계 분류상 stage II-III에 해당하는 중등증과 중증의 71명을 대상으로 하였으며, 시험군 34명은 흡입형 기관지확장제나 스테로이드와 함께 하루 7.5 g의 보중익기탕(하루 2.5 g씩 3번)을 복용하였으며, 대조군 37명은 흡입형 기관지확장제나 스테로이드만 처방받았다. 관찰기간은 총 6개월로 COPD의 급성악화와 감기가 많이 발생하는 겨울기간을 포함하였다.

몸무게, 호흡기 증상점수(St George's Respiratory Questionnaire, SGRQ), 감기이환 횟수, 급성악화 횟수와 CRP, TNF-α, IL-6, serum prealbumin 등을 평가하였다. 보중익기탕 투여군에서 호흡기 증상점수(SGRQ), 감기 걸린 횟수, 급성악화 횟수 모두 유의하게 감소하였으며 전신염증관련 CRP, TNF-α, IL-6 수치 역시 보중익기탕 투여군에서 감소하였다. 혈청 prealbumin 수치는 유의하게 증가하였다.

● 표 34. 보중익기탕 투여 전후 검사수치의 변화

	시험군		대조군	
호흡기 증상 점수	59.8±4.1점 → 45.6±3.3점	$p<0.05$	변화 없음	NS
몸무게	50.9±2.0 kg →52.2±1.9 kg	$p<0.05$	변화 없음	NS
prealbumin	23.7±0.7 mg/dL → 26.0±0.8 mg/dL	$p<0.01$	22.9±0.9 mg/dL → 22.2±0.9 mg/dL	NS

自汗症에 왜 보중익기탕을 처방할까?

두 번째 이야기

세 번째 논문

마지막으로 소개할 논문은 전통적인 치료방법에 대해 치료반응이 뚜렷하지 않은 만성 상처가 있는 환자들에 대한 보중익기탕 투여가 상처치료에 개선효과가 있었다는 내용의 논문으로 2019년 Wound Repair and Regeneration이라는 잡지에 실린 논문이다.

이 논문은 전통적인 치료에 대하여 치료반응이 뚜렷하지 않은 만성 상처가 있는 환자들을 대상으로 하였다. 치료군 9명은 전신 및 국소 상처치료와 함께 보중익기탕을 하루 7.5 g을 12주간 복용하였으며, 대조군은 전신 및 국소치료만 받았다. 치료 전과 후에 상처 깊이, 삼출물, 크기, 염증/감염, 육아조직(granulation tissue), 괴사조직(necrotic tissue), pocket wound의 크기를 기준으로 점수를 매겼다.

● 표 35. 보중익기탕 투여 전후 변화

	시험군		대조군	
상처치유 진행*	9명 모두		9명 중 3명	
albumin	3.8±0.6 g/dL → 4.0±0.5 g/dL	p=0.048	변화 없음	NS

*p<0.01

약물치료군의 9명 모두에서 상처의 치유는 진행된 반면, 대조군에서는 9명 중

3명에서만 상처의 치유가 진행되어 유의한 차이를 보였다($p<0.01$). 그리고 혈액검사 중에서는 albumin 수치가 3.8±0.6 g/dL에서 4.0±0.5 g/dL로 치료군에서 유의한 차이를 보였다($p=0.048$).

보중익기탕은 체온조절 능력을 향상시킬 수 있을까?

위의 논문들을 통해서 보중익기탕이 혈청 prealbumin이나 albumin 농도를 개선시키고 영양상태를 개선시킨다는 사실은 인정할 수 있을 것 같다. 혈청 prealbumin이나 albumin 농도가 개선이 되고 영양상태가 개선이 되면 체온조절 능력 역시 향상될까? 이 부분에 대해서는 또다시 노인의 예를 들어 다시 설명을 해보고자 한다.

노인들의 경우 지난 칼럼에 소개하였듯이, 피부혈관의 수축과 팽창만으로 체온을 조절할 수 있는 능력이 떨어지면서 온열중성대의 범위가 점점 좁아지게 된다(그림 39). 그리고 이러한 변화는 혈액순환기능과 혈류량이 줄어들면서 그렇게 변한다고 설명하였다. 그래서 노인들의 경우 젊은 사람들에 비해 중심체온이 낮음에도 불구하고 다한증과 같은 자율신경실조 증상이 잘 생길 수 있다.

노인들은 영양상태가 젊은 사람들에 비해서 안 좋은데, 영양상태의 결핍이 혈액순환기능이나 혈류량 감소의 주된 원인 중의 하나라는 점은 자명한 일일 것이다. 노인들의 영양상태를 보중익기탕을 처방해서 개선시킬 수 있다면, 그래서 혈액순

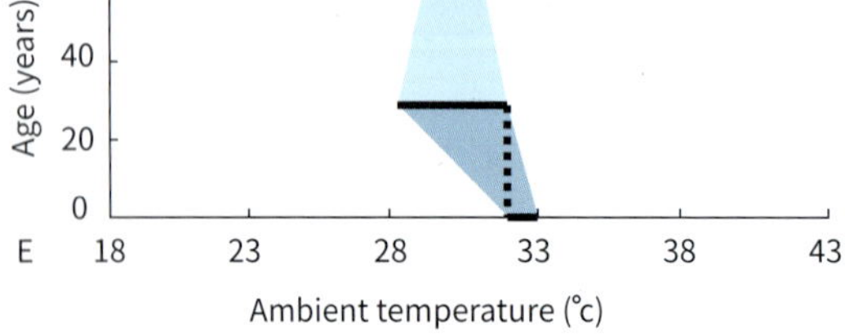

● 그림 39. 나이와 온열중성대의 변화

환기능이나 혈류량을 증가시킬 수 있다면 체온조절 능력 향상에 도움이 된다는 것 역시 쉽게 예상할 수 있을 것 같다. 혈청 prealbumin 농도나 albumin 농도가 증가하면 삼투압이 증가해서 혈류량 역시 증가할 수 있으며, 다한증으로 인해서 탈수 현상이 생긴다면 이 역시도 개선하는 데 도움이 될 것이다.

이렇게 '보중익기탕 처방으로 영양상태를 개선하고 이를 통해 체온조절 능력을 향상시킨다'는 관점으로 보중익기탕의 다한증 치료효과를 접근해본다면 상당히 설득력이 있는 결과들을 얻을 수 있지 않을까 생각된다.

보중익기탕의 다한증 치료효과는 영양상태 개선을 통한 체온조절 능력 향상이라는 관점으로 접근되어야 한다.

갱년기 장애와 다른 점

그렇다면 독자들 중에서 이런 질문을 할 수 있을 것 같다. 똑같은 다한증인데 갱년기 장애는 왜 '陰虛+淸熱' 위주로 치료하고, 영양상태가 안 좋은 경우는 보중익기탕을 신대할 비중이 더 높을까 하는 질문이다. 우선 다한증의 기전은 온열중성대가 좁아져서 sweating threshold가 낮아진 것은 분명하다. 다만 온열중성대가 좁아진 기전이 서로 다르다고 할 수 있다. 갱년기 장애는 에스트로겐이 줄어듦으로 인해 혈관확장을 통한 체온 발산효과가 떨어져서 온열중성대가 좁아진 것이다. 이 경우는 영양상태가 안 좋아진 것은 아니다. 반면에 노인이나 기타 허약자인 경우 영양상태가 안 좋아져서 혈액순환기능이나 혈류량이 줄어들어 온열중성대가 좁아진 것이다. 이 경우는 氣虛證이나 氣血兩虛證으로 변증되는 경우가 훨씬 많을 것이다. 인삼양영탕이나 십전대보탕의 주치에도 自汗症이 있는 것 역시 같은 관점으로 접근할 수 있을 것 같다.

3 한의학과 압력

① 압력과 한의학에 대한 小考

압력과 한의학에 대한 小考

첫 번째 이야기

압력과 한의학

지금까지 칼럼들을 쓰면서 압력과 한의학에 대한 내용들을 군데군데 다뤄보았다. 그동안 압력에 대해서 소개한 바를 다시 정리해보면 다음과 같다. 첫째, 六氣와 기상현상의 연결을 통해서 소양상화는 높은 압력을 의미한다고 하였고, 궐음풍목은 낮은 압력을 의미한다고 하였다. 둘째, 압력밥솥의 예를 들면서 높은 압력은 열생산에 관여할 뿐만 아니라 열손실을 억제하는 역할을 한다고 하였다. 셋째, 오행 중의 火는 '군화+상화'라고 할 수 있기 때문에 심장과 소장은 '높은 온도'와 '높은 압력'이 공존하는 상태라고 하였다. 넷째, 육장 중에서 소양상화에 해당하는 장부가 심포이고 궐음풍목에 해당하는 장부가 간이기 때문에 심포는 '높은 압력'을 만들어낸다면 간에서는 '낮은 압력'을 만들어낸다. 다섯째, 심장과 콩팥 주변에서는 높은 압력이 형성되고 있는 반면에, 간과 폐의 주변에서는 낮은 압력이 형성되고 있어 이 높은 압력과 낮은 압력이 경락의 운행노선을 결정하는 힘이 된다고 하였다. 여섯째, 인체 전면과 적도지방에서는 따뜻하고 가볍고 수분이 많아서 熱, 風, 濕 세 가지 기운이 상승하고 인체의 후면과 극지방은 모두 차갑고 무겁고 건조해서 寒, 火, 燥 세 가지 기운이 하강한다고 하였다. 일곱째, 사람의 일생 역시 마찬가지로 대어날 때는 따뜻하고 말랑말랑하고 습윤한 陰經絡이 우세한 상태로 태어났다가 나이가 들어서 노인이 되면 차갑고 딱딱하고 건조한 陽經絡의 기운이 우세해지면서 죽어간다고 볼 수 있다고 하였다(표 36).

● **표 36.** 인체, 사람의 일생, 자연 그리고 경락

음경락	적도, 인체 전면, 아기	熱, 風, 濕 상승기류
양경락	극지방, 인체 후면, 노인	寒, 火, 燥 하강기류

딱딱하다와 말랑말랑하다

자연에서 언급한 압력이 대기압이라면, 인체에서 의미하는 압력은 혈압이 가장 중요하다고 할 수 있다. 대기가 무거운 것은 고기압이고 대기가 가벼운 것은 저기압에 해당하기 때문에 '무겁다'와 '가볍다'라는 표현은 압력과 관계있는 표현이다. 그런데 '말랑말랑하다'와 '딱딱하다'는 표현 역시도 압력과 관계가 있는 표현일까? 어린 아이들 중에는 고혈압 환자가 거의 없는 반면에, 노인이 되면 고혈압 환자가 많아지는 것은 분명한 사실이다. 그런 면에서 보면 말랑말랑한 것과 낮은 압력, 딱딱한 것과 높은 압력은 서로 관련성이 있어 보인다(표 37).

아기와 '말랑말랑하다' 그리고 厥陰風木과 낮은 압력이 서로 연결이 되고, 노인과 '딱딱하다' 그리고 少陽相火와 높은 압력이 서로 연결된 것은 직관적으로는 분명해 보인다. 하지만 보다 더 구체적으로 그 관련성을 이해하기 위해서는 노인이 되면서 고혈압이 잘 생기는 이유를 찾아보면 보다 선명하게 이해할 수 있지 않을까 싶다. 그래서 이제부터는 압력의 개념에 대해서 보다 자세하게 소개하고 난 이후에 노화와 높은 압력 그리고 소양상화와의 관련성에 대해서 설명을 해나가고자 한다.

● **표 37.** 노인과 아기 그리고 압력

노인	딱딱하다.	소양상화	높은 압력
아기	말랑말랑하다.	궐음풍목	낮은 압력

압력과 무게와 힘과 일

$$P = \frac{F}{A}$$

우선 압력은 단위면적에 미치는 힘을 말하며 파스칼이라는 단위를 쓰는데, $Pa=N/m^2$가 된다. 단위면적에 미치는 힘이기 때문에 똑같이 망치질을 하더라도 그냥 벽을 두드리는 것보다는 못을 두드릴 때 훨씬 큰 압력이 가해질 것이다.

$$F=ma$$

그러면 힘이란 또 어떤 개념일까? 물체의 운동을 변화시키는 원인을 힘이라고 부른다. 그러므로 가속도는 힘에 비례하게 되며, 질량이 클수록 더 큰 힘을 가해야 한다. 뉴턴의 운동 제2법칙을 보면 힘과 질량과 가속도의 관계식을 F=ma라고 하고 있다. 그래서 질량 1 kg의 물체에 작용하여 $1\ m/s^2$의 가속도를 일으키는 힘의 크기를 1뉴턴(기호 N)이라 한다. 그래서 $1\ N=1\ kg \times 1\ m/s^2$이 된다.

$$W=F \times s$$

사람이 F라는 힘으로 s라는 거리만큼 물건을 이동시켰다면 사람이 한 일 $W=F \times s$가 된다.

각각의 단위를 보면 다음과 같다.

압력의 단위는 $1\ Pa=1\ N/m^2=1\ kg/(m \cdot s^2)$

힘의 단위는 $1\ N=1\ kg \times 1\ m/s^2=1\ kg \cdot m/s^2$

일의 단위는 $1\ J=1\ N \times 1\ m=1\ kg \cdot m^2/s^2$

즉, 압력이란 무게와 비례하기 때문에 무거울수록 압력이 커지며, 힘과도 비례하기 때문에 압력이 커질수록 힘도 커진다. 일과도 비례하기 때문에 똑같은 물건에 압력을 많이 가하면 가할수록 일을 많이 하게 된다.

압력과 유체의 이동

압력이라는 개념은 특히 유체의 흐름을 이해하는 데 너무나 중요한데, 압력의 차이는 유체를 이동시켜주는 원동력이 된다. 공기와 물은 압력이 높은 곳에서 낮은 곳으로 흐르기 때문에 바람이 불고 해류가 일어나고 강물이 흐르는 원동력이 된다. 우리 몸의 피가 흐르는 원리 역시 압력의 차이에 의해서 생겨난다. 그렇기 때문에 압력이라는 개념은 열이나 수분만큼이나 인체에서도 중요한 개념이라고 할 수 있다.

압력과 한의학에 대한 小考

두 번째 이야기

혈압과 저항

인체에서 가장 중요한 압력은 역시 혈압이라고 할 수 있기 때문에 우선 혈압에 대해서 소개를 해보고자 한다. 혈관을 따라 흐르는 혈류는 두 가지 요소에 의해 결정된다. 첫째는 혈관 양끝의 서로 다른 혈압(혈압 경사)으로 혈액이 혈관을 따라 흐르도록 미는 힘이다. 둘째는 혈액의 흐름을 방해하는 힘, 즉 혈류저항이다(그림 40).

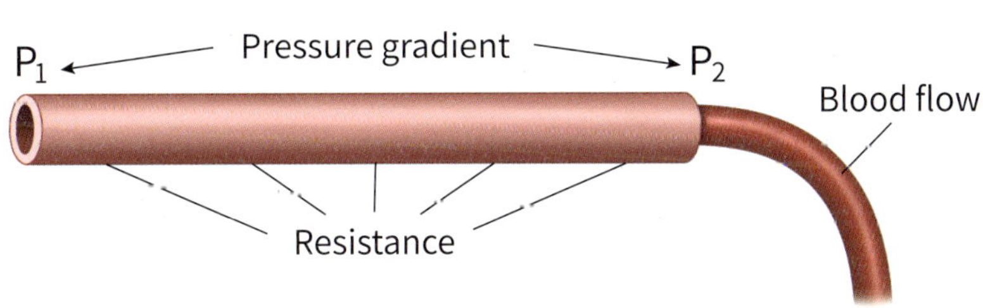

● 그림 40. 압력, 저항, 혈류의 상관관계

혈관을 흐르는 혈류는 Ohm의 법칙이라고 불리는 다음의 공식으로 계산될 수 있다.

$$F=\frac{\Delta P}{R}$$

여기서 F는 혈류, ΔP는 혈관의 양 끝 사이의 압력차($P_1 - P_2$), R은 양 끝 사이의 저항이다. 이 공식은 혈류는 압력에 정비례하나 저항에는 반비례함을 나타낸다. 위의 공식으로 인해 다음의 공식 역시 저절로 유도된다. 즉, 혈류량이 일정하다고 할 때 혈압은 저항과 비례한다.

$$\Delta P=F\times R$$

폐순환계와 체순환계의 압력차이를 보면 저항과 혈압의 관계를 뚜렷하게 이해할 수 있을 것 같다. 폐순환계의 혈압은 체순환계와 비교했을 때 훨씬 낮다. 대동맥과 체순환계 큰 동맥들의 평균동맥압이 100 mmHg인데 반해 폐동맥의 평균동맥압은 10 mmHg밖에 되지 않는다. 혈액은 같은 양이 순환하므로 체순환계의 혈류량과 폐순환계의 혈류량은 같다. 그러므로 평균혈압에서 폐순환계의 혈압이 훨씬 낮은 이유는 폐순환계의 혈류저항이 체순환계의 혈류저항보다 훨씬 낮기 때문에 가능해진다. 이는 폐순환계의 혈관이 벽이 얇고 팽창성이 크기 때문이다. 혈관이 압력에 따라서 많이 늘어나는 정도를 유순도(compliance)라고 하는데 폐순환계의 혈관은 팽창성이 커서 유순도가 크다. 반면에 대동맥은 탄성이 커서 저항이 커진다. 즉, 폐순환계와 체순환계의 혈압의 차이를 결정하는 것은 혈관의 유순도 즉, 저항의 차이에서 비롯된다.

노화와 고혈압

혈관기능에 있어서 노화와 연관된 가장 근본적인 변화는 혈관 팽창성의 장애이며, 이에 따라 대동맥과 다른 주요 동맥들의 완충기능도 감소하고 맥파 속도도 증가한다.

혈관 팽창성의 감소로 전체 말초 혈관 저항이 증가하고 수축기압 및 맥압이 증가하며 혈압 상승에 의한 혈관벽의 추가적인 비후와 강직이 발생하여 혈관 노화의 악순환이 발생하게 된다.

노령기의 자율신경기능 변화는 교감신경 활성도 증가와 부교감신경 활성도 감소로 요약할 수 있으며 이로 인해 여러 혈역동학적 변화가 나타난다. 노인이 되면 압반사 민감도(baroreflex sensitivity)가 점차 둔화되는데, 교감신경의 신경흥분이 증가하면서 혈중 카테콜아민 농도도 증가하고, 동맥경화로 인해 혈관확장도가 떨어지는 것이 원인으로 판단된다. 또한, 지속적으로 카테콜아민 농도가 상승되어 베타-아드레날린 수용체의 반응도 저하된다.

노인에서는 카테콜아민이나 운동에 의한 심박수 증가와 심근 수축력 모두 둔화된다. 따라서 불충분한 수축력과 심장박동 예비량에도 불구하고 신체의 대사요구량과 비례하여 심박출량을 증가시키기 위해서, 이완말기 및 수축말기 용적이 크게 증가한다. 이러한 보상기전을 통해 비록 젊은 사람의 강도에는 못 미치더라도, 노인에서 여러 가지 운동이 가능하도록 최대 심박출량을 의미 있게 증가시킬 수 있다. 전체적으로 노인에서의 최대 노력에 대한 최대박출량은 건강한 젊은 사람에 비해 20-30% 정도 둔화되어 있는데, 이는 대부분 심박수의 변화보다는 박출량의 감소에 더 큰 원인이 있다. 노화된 심장의 전반적인 운동 생리를 이해하고자 할 때, 베타차단제 치료를 받는 젊은 사람의 심장과 비슷하다고 할 수 있다.

요약을 해보자면, 노인의 자율신경 변화는 교감신경의 흥분 증가라고 할 수 있으며 노인의 혈관은 팽창성 장애로 인한 혈관저항의 증가라고 할 수 있다. 자율신경과 혈관의 변화로 인해 저항이 증가하기 때문에 고혈압이 잘 생기는 것이다. 즉, 노인이 되면 심근의 수축력이 강해져서 혈압이 오르는 것이 아니다. 거꾸로 심근 수축력은 약해지지만, 저항이 증가하기 때문에 혈압을 올릴 수밖에 없는 것이다(표 38).

● 표 38. 노인 고혈압의 기전

자율신경 변화	교감신경 활성도 증가와 부교감신경 활성도 감소
혈관 변화	팽창성 장애로 인한 혈관저항 증가

장부의 소양상화와 경락의 소양상화

나이가 들면서 고혈압이 잘 생기는 이유는 혈관이 딱딱해지고 잘 팽창하지 않아서 말초 혈관저항이 증가해서 생긴다. 그리고 교감신경이 활성화되는 것 역시 말초 혈관저항을 증가시키는 원인이 된다. 사람이 태어날 때는 말랑말랑하다가 늙어서는 딱딱해지는 것이 압력과 어떻게 연결되는지에 대한 설명은 충분히 되었을 것 같다. 그래서 태어날 때는 厥陰風木의 기운이 우세하다가 늙어서는 少陽相火의 기운이 우세해진다고 할 수 있다.

한의학이야기 19편에서 심포와 삼초는 '심장과 소장을 높은 압력으로 감싸고 있으면서 심장과 소장의 활발한 운동성을 제대로 전달해줄 수 있는 무엇'이라고 설명했는데, 그러면 심포와 삼초의 기운이 나이가 들수록 점점 강해지는 것일까? 그렇지 않다. 심포와 삼초의 기운 역시 나이가 들수록 약해진다. 심포와 삼초뿐만 아니라 육장육부의 기운은 모두 점점 약해진다. 인체가 나이가 들면서 점점 차가워진다고 해서 콩팥의 기능이 강해지는 것이 아니라 거꾸로 콩팥 역시 약해진다. 인체가 점점 건조해진다고 해서 폐의 기능이 강해지는 것이 아니라 폐의 기능 역시 약해진다. 즉, 육장육부의 기능은 나이가 들면서 모두 점점 약해진다. 소양상화 역시 마찬가지로 나이가 들면서 약해진다.

핵심은 열에너지이다

거듭 반복해서 이야기하지만 핵심은 열에너지이다. 그리고 인간이 항온동물이라는 점이다. 아기 때는 열생산이 왕성하다. 이때는 왕성하게 생산된 열을 냉각시키거나 발산시켜야 한다. 수분이 많으면 냉각하는 데 도움이 되고, 말초동맥이 확장되고 저항이 낮으면 열발산에 도움이 된다. 하지만 노인이 되면 열생산이 훨씬 줄어든다. 이때는 오히려 열을 보존해야 한다. 열생산이 줄어들면 그에 비례해서 수분도 줄어들 수밖에 없고, 저항을 높여서 열손실을 억제해야 할 것이다.

인간은 나이가 들면서 열생산이 점점 줄어든다는 점(그림 41)과 그럼에도 불구하고 항온상태를 유지해내야 한다는 목표가 있다. 그리고 이 목표를 이루기 위해서 인체를 단기적으로나 장기적으로나 끊임없이 변화시켜 나갈 수밖에 없을 것이고, 체내수분과 압력의 변화 역시 이러한 관점에서 바라봐야 제대로 이해할 수 있을 것이다.

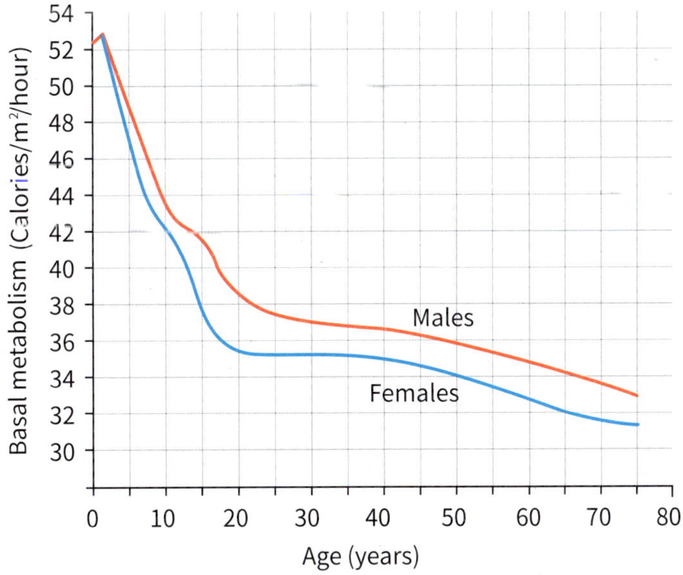

● 그림 41. 나이에 따른 기초대사량의 변화

압력과 한의학에 대한 小考

세 번째 이야기

α receptor와 혈관저항

나이가 들면서 고혈압이 잘 생기는 이유는 혈관이 딱딱해지고 잘 팽창하지 않아서 말초 혈관저항이 증가해 생긴다고 하였다. 그런데 이런 현상은 일생을 통해서 일어나는 현상이고 단기적으로 말초 혈관저항이 증가하는 것은 교감신경의 흥분에 의한다. 보다 구체적으로 표현하자면 교감신경 종말에서 노르에피네프린을 분비하면, 노르에피네프린은 주로 α수용체를 흥분시키고 β수용체는 적게 흥분시킨다. 한편 에피네프린은 두 타입의 수용체를 거의 같게 흥분시킨다. 이때 이 α수용체의 흥분은 말초혈관을 수축시켜서 혈관저항을 증가시키는 원인이 된다.

인체가 열발산을 억제하고 체온을 상승시켜야 할 경우에는 교감신경의 흥분 중에서도 특히 이 α수용체를 활용하게 된다. 날씨가 추워져서 중심체온이 떨어지려고 할 경우에도 우선 α수용체를 흥분시켜서 혈관을 수축하게 된다. 그 외에도 인체가 평소보다 높은 체온을 필요로 하는 경우에도 α수용체를 흥분시켜서 혈관을 수축하게 된다. 대표적인 경우가 감염으로 인해서 발열이 생기는 경우이다. 이때 인체는 열발산을 억제하고 열생산을 증가시켜서 중심체온을 높이게 된다. 일주기 리듬(circadian rhythm)이나 월경주기에서도 마찬가지로 고체온기를 형성할 경우에는 열생산의 증가와 함께 α수용체가 흥분하면서 열발산을 억제하게 된다. 반대로 알코올을 과다 섭취할 경우 혈관이 확장되어 저체온증이 되기 쉬워진다.

발열

감염 시 나타나는 발열현상은 체온조절기전이 파괴되어 나타나는 것이 아니라 체온조절의 목표가 되는 기준온도(set point)의 상승에 의한 것으로 생각된다. 따라서 발열 환자는 상향조정된 기준온도에 따라 더위나 추위에 반응하게 된다. 체온조절의 기준온도가 갑자기 상향조정되면(그림 42) 체온은 미처 상승하지 못하였으므로 조절시스템은 기준온도까지 체온을 상승시키기 위하여 운동을 증가시키고 피부혈관을 축소시키며 발한을 억제한다.

발열에서 교감신경의 역할은 α수용체가 흥분하여 혈관이 수축하면서 열발산을 억제하는 것으로 끝나지 않는다. β수용체 역시 흥분하면서 심박수와 심장수축력을 증가시키고 떨림(shivering)도 이루어져 적극적으로 열생산을 증가시키게 된다.

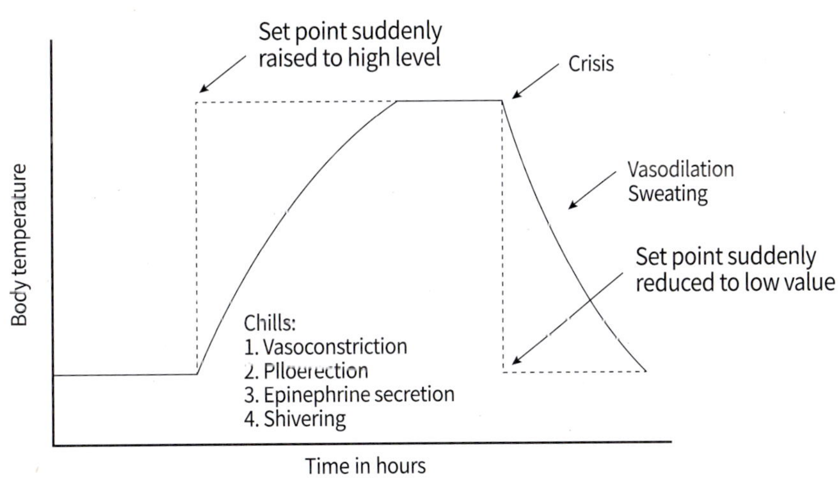

● 그림 42. Effects of changing the set-point of the hypothalamic temperature controller

일주기리듬과 고체온기

체온은 안정하고 누워 있더라도 하루 주기의 변화가 있다. 진폭은 1℃ 내외로서, 오전 5-6시에 가장 낮고 잠에서 깬 후 서서히 올라가 오후 3-6시에 가장 높게 된다. 이것을 체온의 일주기리듬이라고 한다.

코티솔은 수면에 의해 영향을 받는 특정한 일주기리듬을 가지고 있다(그림 43). 일반적인 생리학에 따르면 수면 초기에는 낮은 수준의 코티솔이 존재하는 반면 수면 기간이 끝날 때 증가하여 개인이 깨어나기 몇 분 전에 최고에 도달한다. 이 리듬은 수면-각성 주기와 밀접하게 연관되어 형성된다. 코티솔은 노르에피네프린에 반응해 혈관 평활근이 수축하는 능력을 높이기 때문에 말초저항을 증가시키는 역할을 한다.

물론 코티솔만이 체온상승에 영향을 미치는 것은 아니지만, 인체가 깨어나서 체온이 올라가기 시작하는 시점에서 말초저항이 증가하는 것은 열발산을 억제해서 체온이 상승하는 것을 돕게 된다.

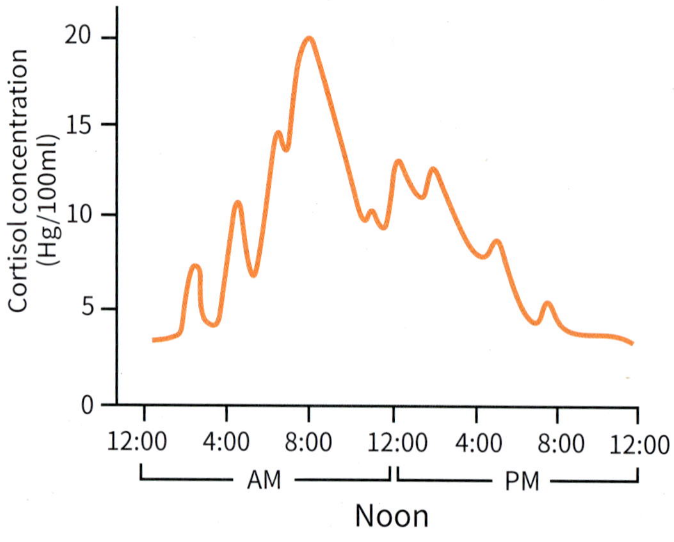

● 그림 43. 일간 혈중 코티솔 농도의 전형적인 양상

월경주기와 고체온기

여성의 체온은 월경, 배란에 따라 체온이 변한다. 월경부터 배란까지 낮은 상태의 기초체온을 유지하다가 배란과 함께 0.25℃나 0.5℃ 상승한다. 올라간 기초체온은 다음 월경 때까지 유지되며, 월경과 함께 다시 낮은 상태로 내려간다. 배란을 하면, 여포(follicle)가 발달하여 황체(corpus luteum)가 되는데, 이곳에서 여성호르몬 중에 하나인 프로게스테론(progesterone)이 분비된다(그림 44). 프로게스테론이 기초체온을 상승시키는 원인이며, 다음 월경과 함께 황체가 퇴화하면서 프로게스테론의 분비량도 줄기 때문에 기초체온이 내려간다.

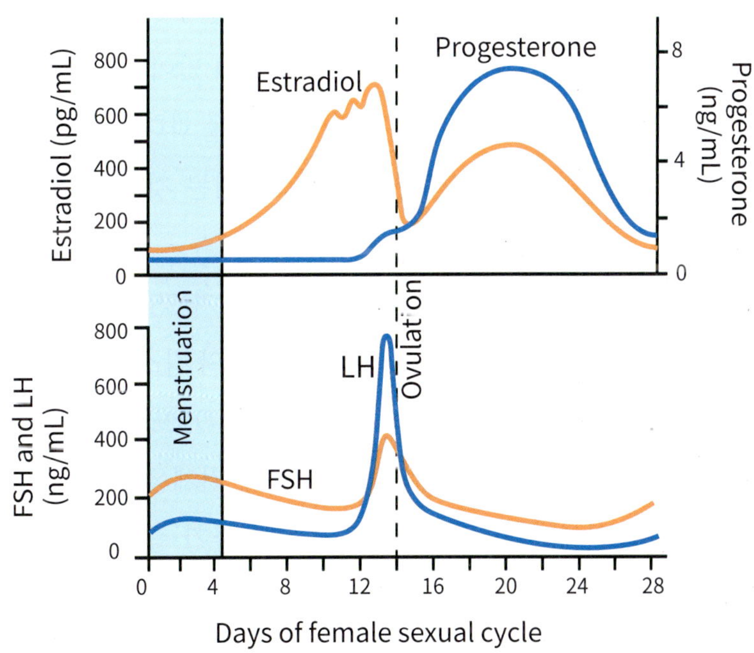

● 그림 44. 정상 여성 성주기 동안 성선자극호르몬과 난소호르몬의 혈장 농도

에스트로겐이나 프로게스테론 모두 대사를 증가시키기 때문에 열생산을 증가시킨다. 하지만 에스트로겐은 혈관을 확장시키기 때문에 열발산을 촉진하게 되는 반면에 프로게스테론은 열발산을 억제해서 체온을 상승시키는 효과를 가져온다. 말초에 작용하는 프로게스테론의 효과는 명확치는 않지만 시클로옥시게나아제(cyclooxygenase)에 의해 매개되는 α 아드레날린 반응을 향상시켜 혈관수축을 촉진하는 것으로 알려져 있다.

알코올과 저체온증

말초혈관이 수축하여 저항이 높아지게 되면 열발산이 억제되어 체온을 높이는데 도움이 되지만, 반대로 말초혈관이 확장하여 저항이 낮아지게 되면 열발산이 증가하게 되어 체온을 떨어뜨리는 데 도움이 된다. 알코올 과다음용으로 인해서 생기는 저체온증은 말초저항이 낮아지면 열손실이 증가되는 것을 보여주는 대표적인 예라고 할 수 있다.

저체온증은 체온이 정상 이하로 내려가 심부 온도가 35.0℃ 미만인 상태를 말하는데, 낮은 온도에의 노출, 알코올 과다음용, 열생산의 감소, 열손실의 증가, 체온조절의 손상 등이 원인이 된다. 그리고 저체온증의 33-73%는 알코올에 의해 악화된다. 알코올 소비는 혈관확장제로 작용하기 때문에 저체온증의 위험도가 증가하게 되는데, 그 이유는 신체의 피부와 사지로 가는 혈류가 증가하여 몸은 따뜻함을 느끼는 반면에 열손실은 증가하기 때문이다.

압력과 한의학에 대한 小考

네 번째 이야기

심포와 소양경락

소양상화는 높은 압력을 의미한다고 하였는데, 소양상화에 해당하는 장부인 심포, 삼초와 소양상화에 해당하는 경락인 소양경락(삼초경락+담경락)의 의미가 어떻게 다른지 조금 더 명확하게 하고 넘어갈 필요가 있다고 생각한다. 그 중에서도 심포와 소양경락의 차이점에 대해서 다루고자 한다. 심포와 삼초는 '심장과 소장을 높은 압력으로 감싸고 있으면서 심장과 소장의 활발한 운동성을 제대로 전달해줄 수 있는 무엇'이라고 설명하였다. 여기서 심포를 의미하는 현대적인 개념은 심근수축력과 가깝다고 할 수 있다. 이는 교감신경의 β수용체가 흥분하면 더 강해진다. 반면에 소양경락은 말초혈관이 딱딱해지는 것을 의미한다고 하였고, 나이가 들어서 딱딱해지기도 하고 교감신경의 α수용체가 흥분하면서 딱딱해지기도 한다고 하였다. 그러므로 소양경락은 말초혈관의 저항, 즉 후부하를 의미한다고 할 수 있다.

● **표 39.** 소양상화의 장부와 경락의 차이

	현대적 개념	관련 개념	활성요인
심포	심장의 높은 압력	심근수축력	β수용체의 흥분
소양경락	경락의 높은 압력	말초혈관의 저항	α수용체의 흥분

고혈압과 소양상화

소양경락이 딱딱한 것을 의미하고 저항이 높은 것을 의미한다면 고혈압 역시 소양경락과 관련이 있다고 할 수 있을까? 혈관이 딱딱해지고 저항이 커지면 압력이 올라갈 수밖에 없기 때문에, 소양경락뿐만 아니라 양경락이 활성화되고 차가워지는 것은 혈압을 높이는 계기가 될 것이다. 고혈압약 중에서 칼슘차단제는 딱딱해진 혈관에서 칼슘의 유입을 막아 혈관이 덜 딱딱해지도록 만들기 때문에 소양경락이 활성화되는 것을 억제한다고 볼 수 있다. 그리고 고혈압약 중에서 베타차단제는 심박수나 심근수축력을 억제하기 때문에 한의학에서는 심포의 소양지기를 억제한다고 할 수 있다. 다만 고혈압을 모두 소양상화와 연결지을 수 없는 이유는 고혈압이 심근수축력이나 후부하뿐만 아니라 혈류량, 즉 전부하와도 관련이 있기 때문이다. 특히 대사증후군으로 인한 고혈압은 전부하와 더 큰 관련이 있다고 할 수 있을 것이다.

$$\Delta P = F \times R$$

이 식에 보면 혈압은 저항에 비례하기도 하지만 혈류량에 비례하기도 한다. 즉, 혈류량이 많아지면 혈압 역시 올라가게 된다. 심장의 우심방으로 돌아오는 정맥환류량(venous return) 역시 혈압을 결정하는 중요한 요인이기 때문에 심근수축력과 저항만으로 고혈압을 단정 지을 수는 없다. 하지만 후부하 역시 혈압에 중요한 요인이기 때문에 말초혈류의 저항이 커지고 소양경락이 활성화된다는 점은 혈압을 올리는 계기가 될 수 있을 것이다. 노화로 인한 혈압 상승은 후부하 증가로 인한 고혈압의 대표적인 케이스라고 할 수 있다.

날씨와 피부혈류량

신체는 체온분포상 중심체온이 유지되는 내부핵심(internal core)과 유지되지 못하는 외부(outer shell)로 나눌 수 있는데, 내부핵심에서 외부로의 열전달은 주로 혈류량과 조직-혈액 간 온도경사에 좌우된다(그림 45). 추운 날씨에서는 피부혈류량이 적어지므로 대류보다는 전도를 통해 내부에서 외부로 열이 전달되고, 한편 외부가 커지면서 열전도도가 진피나 근육보다 낮은 피하지방층이 외부에 포함되면서 단열능력이 향상되어 추위로부터 체온을 유지하는 데 도움이 된다. 반면, 더운 날씨에는 혈류를 통한 대류가 주된 열전달 방식으로 바뀌며, 외부가 얇아지기 때문에 단열능력도 감소되어 체온을 식히는 데 도움이 된다.

온도가 어느 정도 상승할 때까지는 외부가 얇아지면서 전도도가 향상되어 열손실이 증가되면서 열평형이 유지되지만, 더운 환경에 있거나 격렬한 운동을 하게 되면 피부혈류량이 증가하여 피부로의 열전달이 급격히 늘어나게 된다.

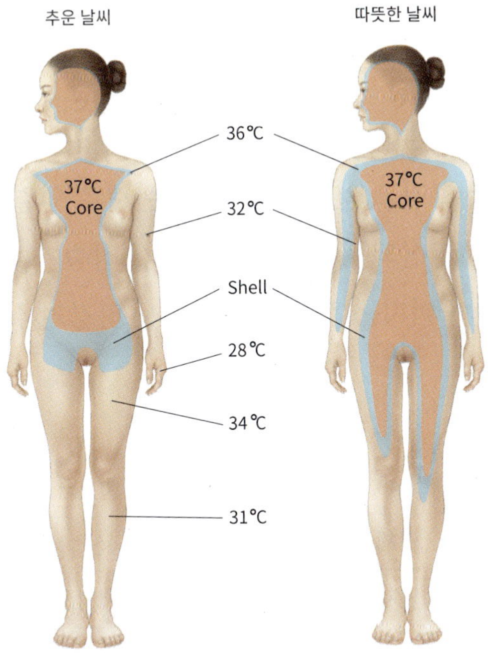

● 그림 45. 외부환경에 따른 중심체온의 분포 차이

음경락과 양경락 그리고 열생산과 말초저항

한의학이야기 18편에서 "생명체의 껍질은 내부에 비해서 딱딱하고 차갑고 건조하다. 그런데 딱딱하고 차갑고 건조한 껍질이 내부의 따뜻하고 습하고 말랑말랑한 상태를 보존해주는 역할을 하는 것이다. 차가운 것은 太陽에 해당하고 딱딱한 것은 少陽 그리고 건조한 것은 陽明에 해당한다고 하였으며, 따뜻한 것은 少陰에 해당하며 말랑말랑한 것은 厥陰 그리고 습한 것은 太陰에 해당하기 때문에 생명체를 껍질과 내부로만 나눈다면 껍질에는 三陽의 기운이 흐르고 내부에는 三陰의 기운이 흐르게 된다."라고 하였다.

그러므로 인체도 내부는 따뜻하고 표면은 차가운 것이 본질이 된다. 인체 내부가 따뜻하다는 것은 대사를 통해서 생산된 열이 심박출을 통해서 중심체온을 유지시켜주고 인체 구석구석을 따뜻하게 만드는 것을 의미한다. 대사량은 심박출량에 비례하고 이는 열생산을 의미한다. 반면에 표면이 차갑다는 것은 피부혈류량이 적어지면서 열발산을 억제하는 것을 의미한다. 말초 혈관이 좁아지고 저항이 커지면 피부혈류량이 줄어들고 열발산이 억제된다. 이때 손발도 차가워지고 피부온도 역시 감소할 것이다.

그러므로 음경락과 열생산 그리고 인체 내부와 熱은 서로 연결되는 개념들이며, 양경락과 말초저항 그리고 인체 표면과 寒은 서로 연결되는 개념들이라고 할 수 있다. 인체 내부에서 생산되는 熱은 음경락에서 상승기류를 일으키는 원동력이 되며 인체 표면에서 만들어지는 寒은 양경락에서 하강기류를 일으키는 원동력이 된다.

● **표 40.** 음경락과 양경락 열생산과 말초저항

음경락	인체 내부	열생산	熱 → 상승기류
양경락	인체 표면	말초저항	寒 → 하강기류

날씨와 내부요인

말초저항이 증가하면 열발산이 억제되고 말초저항이 감소하면 열발산이 증가되는데, 열생산과 열발산에 있어서는 날씨, 즉 외부요인으로 인한 경우와 내부요인으로 인한 경우를 조금 나눠서 생각해야 한다. 즉, 날씨가 더워지면 열생산이 억제되고 열발산이 증가한다. 반대로 날씨가 추워지면 열생산이 증가하고 열발산은 억제된다. 반면에 운동이나 스트레스 등 다양한 이유로 인체 내부의 열생산이 증가하는 경우는 열발산이 증가하고, 거꾸로 활동량 감소 등으로 인해 열생산이 감소하는 경우는 열발산이 억제된다.

다만 여기에는 두 가지 부연 설명이 필요하다. 첫째, 발열과 같이 인체가 필요에 의해서 체온을 증가시키려고 할 경우에는 열생산을 증가시키면서 동시에 열발산을 억제하게 된다. 둘째, 기온이 상승해서 땀이 날 경우에는 교감신경이 흥분하면서 열생산이 증가한다는 점이다. 이때 대사가 증가하는 것은 열을 체외로 퍼내기 위한 에너지 사용이라고 할 수 있다.

- 기온상승 → 열생산 감소+열발산 증가
- 기온하강 → 열생산 증가+열발산 감소

- 인체 내부 열생산 증가 → 열발산 증가
- 인체 내부 열생산 감소 → 열발산 감소

4 사상의학과 고혈압 관련 내용들

① 소양인 표한병을 어떻게 이해할 수 있을까?
② 소음인 망양병을 어떻게 이해할 수 있을까?
③ 비만과 고혈압 그리고 태음인

소양인 표한병을 어떻게 이해할 수 있을까?

첫 번째 이야기

소양인 표한병과 높은 압력

앞으로 소양인 표한병에 대한 이야기를 시작해보려고 한다. 지난 칼럼까지 압력과 한의학에 대해서 설명한 이후에 소양인 표한병에 대한 이야기를 이어서 하려고 하는 이유가 있다. 소양인 표한병에서 열과 높은 압력과의 관계가 잘 드러나고 있다고 생각되기 때문이다. 즉, 소양인 표한병은 '열+높은 압력'으로 인해서 생기는 병이라고 할 수 있다.

이제마 선생님(이하 이제마)은 '口苦 咽乾 目眩 耳聾 胸脇滿 或 往來寒熱而嘔'라고 하는 상한론의 소양병증에 소시호탕 대신 형방패독산, 형방도적산, 형방사백산을 처방할 것을 제안하였다. 한의학이야기 4편에서 시호에 대해 설명하면서 '열+높은 압력'을 제거하는 약재라고 소개하였는데 이제마는 이 시호 대신에 형개, 방풍, 강활, 독활 네 가지 약재를 이용해서 '열+높은 압력'을 제거할 것을 제안했다고 할 수 있다. 그렇다고 한다면 이제마는 왜 시호 대신에 형방강독을 사용할 것을 제안하였을까? 아울러 왜 이 상황에서 시호를 배제해야 한다고 생각했을까?

혈액순환에 미치는 교감신경의 역할

숲을 헤매다가 갑자기 맹수를 만났다고 하자. 그러면 무기를 들고 싸우든가 도망가든가 재빨리 선택을 해야 한다. 이때 흥분하는 신경이 교감신경이다. 심박수는 빨라지고 심근수축력은 강해지고 호흡은 빠르고 거칠어진다. 내장으로 가는 피는 최대한 줄이고 위장의 움직임도 모두 멈춰 세워야 하며, 모든 피를 근육으로 보내야 한다. 지금은 에너지에 대한 수요가 엄청나게 많은 시기이기 때문에 신진대사를 최대한 끌어올려야 하고, 에너지를 신속하게 확보하기 위해서 간에서는 저장해 두었던 글리코겐을 포도당으로 바꾸어 핏속에 내보내게 된다. 근육으로 가는 피는 늘여야 하지만 동시에 피부로 가는 피는 오히려 줄여야 한다. 피부로 많은 양의 피가 가게 되면 열발산이 늘어나 체온이 떨어지게 되고, 체온이 떨어지면 신진대사도 느려지기 때문이다. 이것을 조금 간단하게 정리해보면, 교감신경이 흥분할 경우 근육으로 가는 혈류량이 증가하게 되고 내장이나 피부로 가는 혈류량은 줄어들게 된다 (표 41).

● **표 41.** 혈액순환에 미치는 교감신경의 역할

Organ	Effect of Sympathetic Stimulation
Heart Muscle	 Increased rate Increased force of contraction
Lungs Bronchi	 Dilated
Gut Lumen	 Decreased peristalsis and tone
Systemic arterioles Abdominal viscera Muscle Skin	 Constricted Constricted (adrenergic α) Dilated (adrenergic β2) Dilated (cholinergic) Constricted

말초저항을 어떻게 낮출까?

소양인 표한병치료에 있어 중요한 포인트는 높은 압력을 어떻게 제거할 것이냐 하는 점이라고 생각되고, 그 중에서도 특히 '말초저항을 어떻게 낮출 것이냐'는 점이 가장 중요한 포인트라고 생각된다.

앞서 압력을 소개하면서 인체가 필요에 의해서 체온을 높이고자 할 때 높은 압력을 활용한다고 하였다. 감기로 인해서 발열이 있을 때도 높은 압력이 필요하지만, 다양한 스트레스를 받을 때도 마찬가지로 높은 압력을 필요로 하게 된다. 누구랑 싸우려고 할 때, 수능시험을 보고자 할 때, 중요한 사람을 만나려고 할 때 등등 인간은 끊임없이 스트레스에 노출이 되고 이런 경우 빠르고 신속하게 대응해야 하기 때문에 항상 긴장하고 있어야 한다. 이렇게 긴장을 할 경우 열발산을 억제하면서 높은 온도를 유지할 수 있게 되고, 높은 온도는 화학반응을 빠르게 해서 신진대사를 증가시킬 수 있게 된다. 인간은 위기 상황에서 높은 온도를 필요로 하게 되고 체온을 뺏기지 않기 위해서 피부로 가는 말초혈관을 수축하면서 높은 압력을 유지하게 된다.

문제는 이런 상태가 위기 상황이 종료되고 나서도 계속 지속되면 점점 병이 된다는 점이다. 별 일도 아닌데 시도 때도 없이 이런 상황을 야기하게 된다면 병이 될 것이다. 이런 상태를 개선하기 위해서는 높은 압력을 제거해야 한다. 즉, 말초저항을 낮춰야 이 '높은 온도+높은 압력' 상태가 개선될 수 있다.

스트레스로 인해 높은 압력과 높은 온도가 생기는 것은 어떤 체질에게도 일어날 수 있다. 하지만 陰淸之氣가 保命之主인 소양인에게는 열발산이 안 되는 상황이 가장 곤혹스러울 것이다. 왜냐하면 높은 온도가 제거가 안 되면 陰氣가 부족해지기 쉬운 소양인에게는 가장 취약한 상태가 되기 때문이다. 소양인에게 감기나 스트레스로 인해 '열+높은 압력'이 제거가 되지 않아서 생기는 병을 少陽人 表寒病이라고 명명한 것으로 생각된다.

기존의 한의학에서 말초저항을 낮춰주는 가장 대표적인 처방이 외감에서는 소시호탕, 내상에서는 소요산이라고 하였다. 시호는 소염작용, 해열작용과 함께 caffeine과 methamphetamine에 의한 중추신경흥분 작용에 길항하는 효능을 가지고 있기 때문에 시호를 처방하게 되면 교감신경을 억제하는 것과 같은 효과를 가질 수 있다. 교감신경이 억제되면 말초혈관 역시 이완되기 때문에 말초저항이 낮아지고 '높은 압력' 역시 제거될 것이다. 하지만 이제마는 시호 대신에 형개, 방풍, 강활, 독활을 대신 사용할 것을 주장하고 있으며 소양인 표한증의 처방들은 이 형방강독이 항상 함께 하게 된다.

少陽人 亡陰病

그런데 이제마는 脾受寒表寒病 편에서 망음병이라는 것을 함께 소개하고 있다. 그리고 망음병이 생기는 기전을 다음과 같이 소개하고 있다.

'陽盛格陰於下則 陰爲陽壅 不能下降於膀胱 上逆背膂而 內遁膈裡故 腸胃畏寒而 泄下也 畏寒而 泄下者 非陰盛也 此 所謂 <內炭外氷> 陰 將亡之兆也'

즉, 陽이 盛해서 陰이 내려가는 것을 막게 되고 방광으로 내려가지 못하고 대신 등쪽으로 상역하고 흉격 안쪽으로 도망가기 때문에 腸胃가 畏寒하고 泄下한다고 표현하고 있다. 분명히 소양인은 熱이 많고 陽이 치성한 것은 맞다. 하지만 陰이 내려가지 못해서 등쪽으로 상역하게 되면 表寒이 되고, 흉격 안쪽으로, 즉 위장관으로 도망가게 되면 설사가 된다는 설명이다.

이 역시도 교감신경이 흥분하는 경우와 맞닿아 있다. 첫째, 인체가 스트레스를 받게 되고 긴장을 하게 되면 피부로 가는 혈류량이 줄어들기 때문에 表寒證이 나타난다. 둘째, 위장관으로 가는 혈류량 역시 감소하기 때문에 腸胃가 畏寒하고 설사를 하게 된다. 교감신경이 과도하게 흥분할 때는 부교감신경이 억제되기 때문에 스트레스 초기에는 변비가 생길 수 있다. 맹수한테 쫓기고 도망가는데 소화가 잘 되거나 설사를 하는 경우는 없을 것이다. 하지만 이런 상황이 지속되고 위장관이 지속적으로 차가워지면 설사를 할 수 있다. 교감신경이 하루 종일 흥분하기만 하는 것은 아니고 보상성으로 부교감신경이 흥분할 수도 있기 때문이다. 과민성대장증후군의 경우만 보더라도 스트레스 상황에서 복통과 설사를 동반하게 된다. 다만, 장기적인 스트레스로 인한 위장의 반응은 사람마다 다르기 때문에 개체의 특이성이 있는 영역이라고 할 수 있을 것이다.

소양인 표한병을 어떻게 이해할 수 있을까?

두 번째 이야기

發散風寒藥과 發散風熱藥

이제마는 소양인 표한병에 왜 시호를 쓰지 말자고 했을까? 대신에 형방강독을 써서 '열+높은 압력'을 제거해야 한다고 했을까? 그 대답의 단서를 우선 발산풍한약과 발산풍열약의 차이에서 찾아보고자 한다. 본초학 분류상 상한론에 나온 가장 대표적인 약재들 중에서 마황과 계지는 發散風寒藥에 속해 있고, 시호와 갈근은 發散風熱藥에 속해있다. 그렇다면 발산풍한약과 발산풍열약의 가장 큰 차이점은 무엇인가?

해표지제들은 모두 인체가 감염으로 인해서 생기는 염증이나 발열을 치료하는 약재들이라고 할 수 있다. 이들의 공통적인 역할은 혈액을 체표로 보내는 것이며 수많은 면역세포들이 외부의 적과 싸우기 용이한 환경을 만드는 것이다. 체표로 혈액을 보내면 결과적으로 열발산 역시 증가하게 된다. 이들의 차이점을 말하자면 발산풍한약들은 대부분 심박출량(cardiac output)을 증가시키면서 염증을 가라앉히는 약재들이라고 할 수 있는 반면에 발한풍열약들은 대부분 심박출량을 증가시키지 않으면서 염증을 가라앉히는 약재들이라고 할 수 있다.

지나친 한사에 노출이 돼서 우리 몸이 감기 바이러스에 감염이 될 경우 우리 인체는 기준온도(set point)를 올려서 대처한다고 하였다. 이렇게 한사에 노출이 될 때는 우리 몸이 심박출량을 증가시켜서 체온을 높이려고 할 것이고, 상한론에서도 심박출량을 증가시키는 약재들을 처방해서 이러한 상황을 돕고 있다. 惡寒을 느낀다는 것은 인체가 스스로 '차갑다'라고 인식하고 있기 때문에 열생산이나 심박출량을 증가시키게 되며 대표적인 발산풍한약들인 마황, 계지, 세신 등은 심박출량의 증가를 돕게 된다. 발산풍한약을 처방한 후 땀이 나는 것은 열생산이 증가한 이후에 체온이 오르고 열발산이 증가하게 되는 것이다. 다만 마황과 계지의 차이점을 살펴보면, 마황은 열발산을 억제하지만 체온이 발한역치를 넘어서면 한출이 나면서 열발산이 증가하게 되고, 계지는 혈관이 확장하면서 열발산이 증가하게 된다.

반면에 상한론에 등장하는 약재들 중에서 발산풍열약에 속하는 약재는 시호와 갈근의 두 가지이다. 이들 두 약재는 반대로 교감신경을 억제하여 심박출량을 감소시키는 효과를 가지고 있다. 발산풍열약은 惡熱에 쓰는 약재들이기 때문에 지금 인체가 '덥다'고 인식하고 있을 때 쓰는 약재들이며, 이런 경우 심박출량을 증가시킬 필요가 없이 말초혈관을 확장시켜 열발산을 돕는 약재들이라고 할 수 있다.

- 발산풍한약: 기준온도보다 체온이 낮다 → 인체가 스스로 차다고 느낌(惡寒) → 심박출량 증가 → 체온 증가 → 체표로 혈액이동 → 열발산 증가
- 발산풍열약: 기준온도보다 체온이 높다 → 인제가 스스로 덥다고 느낌(惡熱) → 체표로 혈액이동 → 열발산 증가

시호를 배제한 이유

왜 시호 대신에 형방강독을 선택했냐면, 심박출량(cardiac output)의 감소 없이 '열+높은 압력'을 제거하려고 했기 때문이다. 즉, 시호는 중추신경이 흥분한 상태를 억제해서 '열+높은 압력'을 제거하려고 했다면, 형방강독은 발산을 통해서 '열+높은 압력'을 제거하려고 한 것이다.

그러면 왜 대체약재들이 형방강독이었을까? 소양인은 심박출기능이 좋아서 열

생산이 능한 체질이기 때문에 심박출량을 현저하게 늘리는 마황이나 계지 같은 발산풍한약들은 오히려 방해가 된다고 생각한 것 같다. 발산풍한약들 중에서도 심박출량의 증가에는 최소한의 영향을 주면서 피부와 근육의 혈액순환을 증가시킬 수 있는 약재들을 선택했다고 할 수 있다. 그래서 형방강독 네 가지 약재들을 선택했으며 실제로 소양인의 표한병에 여러 번 처방을 본 결과 가장 효과가 좋았다는 결론을 얻은 것으로 추정된다.

형개, 방풍, 강활, 독활

형개와 방풍은 형개연교탕이나 소풍산 등 주로 피부질환이나 비염 중이염 등 점막에 염증이 생기는 경우에 활용을 하고 있으며, 강활과 독활은 독활기생탕 강활속단탕 대강활탕 등 주로 관절을 중심으로 근골격계에 생기는 염증, 즉 '통증'을 다스리는 역할을 한다.

서양의학에서도 비슷한 양상을 볼 수 있는데, 근골격계에 생기는 통증은 NSAIDS로 다스리지만 피부염이나 비염, 중이염 등 점막에 생기는 염증에는 항히스타민제나 스테로이드 항생제 등을 중심으로 처방하고 있다(스테로이드는 근골격계와 점막에 생기는 염증 모두에 활용된다).

이들의 계통성을 정리해보면 다음과 같다.

- 형개 방풍 - 피부 코 귀 등 점막의 염증 - 항히스타민제
- 강활 독활 - 근육과 관절 등에 생긴 염증 - NSAIDS

즉, 이런 맥락을 통해서 우리가 예상해볼 수 있는 것은 형개와 방풍이 점막의 염증을 개선한다는 것은 상대적으로 피부로 가는 혈류량을 늘리는 역할을 할 것으로 예상된다는 점이고, 반면에 강활과 독활이 근육과 관절에 생긴 염증을 개선한다는 것은 상대적으로 근육으로 가는 혈류량을 늘리는 역할을 할 것으로 생각된다는 점이다.

이제마는 형방강독으로 무엇을 하고자 했을까?

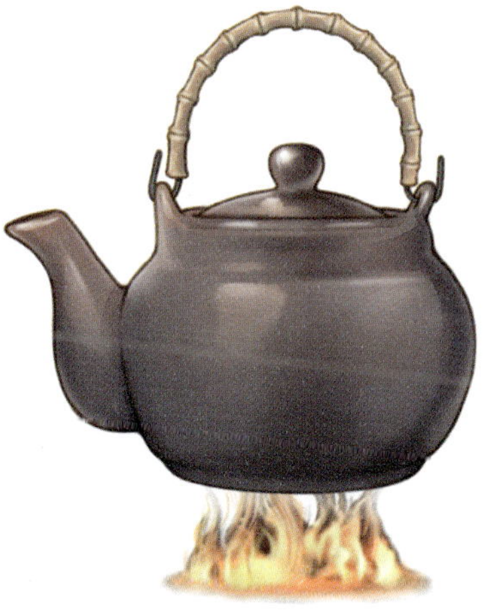

● 그림 46. 약탕기의 온도조절 방법

약탕기에 물이 팔팔 끓고 있을 때 물의 온도를 낮출 수 있는 방법에는 세 가지가 있다. 첫째, 불을 줄이는 방법이고 둘째, 찬물을 추가해서 넣는 방법이고 셋째, 뚜껑을 여는 방법이다. 이 중에서 뚜껑을 여는 방법이 바로 압력을 줄여서 열발산을 돕는 것이라고 할 수 있다(그림 46).

이제마가 형방강독을 통해서 원했던 것은 바로 불이나 물에 최대한 영향을 주지 않으면서 뚜껑만 여는 방법을 찾았던 것 같다. 시호는 뚜껑을 여는 효과는 분명히 있지만 문제는 불까지 줄여버리게 된다. 계지는 말초혈관을 확장하기 때문에 압력을 줄여주지만 심장이 더 잘 뛰게 만들기 때문에 그 이상으로 불을 올린다고 할 수 있다. 마황은 불도 올리고 뚜껑도 닫아 버려서 빨리 끓게 만든다. 하지만 마황을 복용해서 체온이 올라 땀이 날 때는 뚜껑이 열리면서 압력이 낮아진다. 석고는 불을 확 줄여버린다.

형방강독은 발산풍한약이기 때문에 불을 조금은 올리지만 그 효과가 그렇게 크지 않으며, 네 가지 약재를 이용해서 뚜껑만 여는 방법을 찾아낸 것이다. 그렇게 해서 탄생한 처방들이 형방도적산, 형방사백산, 형방지황탕과 같이 형방강독이 들어간 처방들이라고 할 수 있다.

형방지황탕 조문에 형방강독은 모두 보음약이라고 되어 있다. 일반적인 본초효능으로 보면 말이 안 된다. 이제마도 그것을 당연히 알고 있었을 것이다. 하지만 이제마가 하고 싶었던 말은 압력을 내리는 것이 열의 발산을 돕고 열을 내리면 陰淸之氣의 손상을 막기 때문에 이들이 결과적으로 보음하는 효과를 가지고 있다는 것을 말하고 싶었던 것이 아닐까 생각된다.

※ 동의수세보원에서는 소시호탕을 사용해서 淸痰과 燥痰을 동시에 하면 溫과 凉이 서로 섞여서 담음을 제대로 제거할 수 없으며, 형방패독산으로 淸裏熱而降表陰해야 담음이 저절로 흩어져 결흉이 생기지 않는다고 하였다.

소음인 망양병을 어떻게 이해할 수 있을까?

첫 번째 이야기

소음인과 소양인

寒熱과 升降으로 생리, 병리가 설명되는 소음인과 소양인은 기존의 한의학이랑 크게 다르다고 할 수는 없을 것이다. 소음인은 裏寒한 체질이라서 보명지주가 陽煖之氣가 되고 소양인은 裏熱한 체질이라서 보명지주가 陰清之氣가 된다고 하였다. 그러므로 소음인 처방들은 양난지기를 돕는 처방들이라고 할 수 있으며, 소양인 처방들은 음청지기를 돕는 처방들이라고 할 수 있을 것이다.

양난지기와 음청지기를 어떻게 도울 것이가?를 필자의 방식대로 표현한다면 다음과 같이 설명할 수 있다. 소음인은 열생산 능력이 떨어지기 때문에 열생산 능력을 키우거나 열발산을 억제하는 데 노력해야 하고, 소양인은 열생산 능력이 뛰어나기 때문에 과도한 열생산을 억제하고 열발산이 잘 되도록 노력해야 한다. 즉, 집안에 비유하자면 소음인은 활동량이 적어 돈을 적게 버는 체질이기 때문에 활동량을 키워 돈을 더 많이 벌 수 있도록 노력해야 하고 동시에 지출을 줄일 수 있도록 노력해야 한다. 소양인은 활동량이 많아 돈을 많이 버는 체질이기 때문에 과도하게 무리하지 않도록 노력해야 하고 지출도 수입에 맞춰서 늘릴 수 있도록 노력해야 한다.

이제마는 소음인의 열발산을 억제하는 방법을 升陽益氣라고 표현하였으며, 소양인의 열발산을 돕는 방법을 表陰降氣라고 표현하고 있다.

內炭外氷과 內氷外炭

열생산이 많아지면 열발산이 많아지고, 열생산이 적어지면 열발산이 억제되면서 인체는 체온을 유지하게 된다. 그렇기 때문에 열생산이 많은 체질은 손발이 따뜻하고 땀을 잘 흘리며, 열생산이 적은 체질은 손발이 차갑고 땀을 잘 흘리지 않을 것이다. 하지만 스트레스로 인해서 인체가 높은 체온을 필요로 할 경우, 교감신경이 흥분하면서 열생산이 증가하게 되고 동시에 열발산도 억제하게 된다. 이러한 상황은 모든 체질에게 나타날 수 있지만, 열발산이 억제가 되면 가장 괴로운 체질은 裏熱이 많은 소양인이라고 할 수 있다. 소양인이 지속적으로 긴장을 해서 열발산이 억제되면 상당히 괴로워질 수 있다. 예전에 메이저리스 중계를 보면서 박찬호 선수가 여름에 성적이 잘 나온다는 뉴스를 접하곤 했었는데, 만약에 박찬호 선수가 소양인이라면 그 당시에는 긴장을 많이 해서 소양인 表寒病이 생기기 쉬운 상태가 아니었을까 싶다. 소양인이 과도하게 긴장해서 表寒病이 생길 경우 땀을 흘리면서 열발산이 된다면 훨씬 컨디션이 좋아질 것이기 때문이다.

소양인은 裏熱이 성한 체질이기 때문에 열발산이 잘 안되면 곤혹스럽고, 소음인은 裏寒이 성한 체질이기 때문에 열발산이 과도하면 곤혹스럽다. 그래서 소양인은 열발산이 잘 안되면 더 중병이 되고, 소음인은 열발산이 과도하면 중병이 된다. 소양인이 열발산이 안되고 陰氣가 내려가지 못해서 설사를 하는 상태를 <內炭外氷>이라고 하였으며 亡陰病이라고 하였다. 반대로 소음인이 陽氣가 올라가지 못해서 땀이 나는 상태를 <內氷外炭>이라고 하였으며 亡陽病이라고 하였다. 裏熱이 성한데 높은 압력으로 인해서 열발산이 잘 안 되는 상태를 <內炭外氷>이라고 한다면, 裏寒이 성한데 땀을 많이 흘리면서 열발산이 과도하게 되는 상태를 <內氷外炭>이라고 한 것이다(표 42).

땀을 흘리면 혈관이 확장하면서 말초저항이 낮아지며, 증발에 의해 기화열을 뺏기면서 체온이 떨어지게 된다. 체온이 올라가면 어떤 체질에게도 땀을 과도하게 흘리는 상황이 생길 수 있겠지만, 이러한 상황은 열생산 능력이 떨어지고 裏寒한

소음인에게 가장 괴로운 상황이 될 것이다.

● 표 42. 內炭外氷과 內氷外炭

	말초저항	열발산	치료방법
內炭外氷	증가	억제	表陰降氣를 통한 발산증가
內氷外炭	감소	과도	升陽益氣를 통한 발산억제

소음인 亡陽病의 치료

소양인 表寒病의 치료가 어떻게 하면 인체의 表部, 즉 피부와 근육으로 피를 보내서 말초저항을 낮출 수 있을까?에 대한 해답을 얻는 과정이라면, 소음인 亡陽病의 치료는 조금 더 복잡하다. 마황과 같은 약재로 교감신경을 갑자기 흥분시킨다면 일시적으로는 말초저항을 높일 수 있겠지만 그로 인해 체온이 조금만 올라가도 발한이 나면서 말초저항이 낮아진다. 즉, 소음인 亡陽病의 치료방법은 혈관을 수축시켜서 말초저항을 높이는 것이 아니다. 汗出이 덜 되도록 하는 가장 근본적인 방법은 陽氣가 올라가도록 하는 것이며, 이는 체온조절능력의 향상을 통해서 개선될 수 있다. 실제 소음인 亡陽病에 쓰인 약재들을 보면 체온조절능력 향상에 도움이 되는 약재들로 구성이 되어 있음을 알 수 있다.

소음인 亡陽病의 치료는 체온조절능력의 향상이라는 관점에서 접근되어져야 하며, 이는 앞서 보중익기탕의 自汗出 치료효과에서 소개했었다. 열생산 능력이 떨어지는 소음인은 영양상태가 안 좋은 사람 내지는 노인과 가장 유사한 체질이라고 할 수 있다. 즉, 순환능력이 떨어지고 열생산 능력이 떨어지는 체질인 것이다. 보중익기탕 처방을 통해서 영양상태를 개선하고 체온조절 능력을 향상시킬 수 있다면, 땀을 쉽게 흘리는 상태를 개선해 줄 수 있어 소음인 亡陽病치료에 도움이 될 것이다.

그렇다고 한다면 체온조절 능력을 어떻게 향상시킬 수 있을까? 해답은 혈액순환능력과 혈류량의 향상이다. 혈액순환능력과 혈류량이 향상되면 땀을 흘리지 않고도 체온을 발산시킬 수 있는 구간, 즉 온열중성대(thermoneutral zone)가 넓어지게 된다. 한약처방을 통해서 自汗出 환자의 혈액순환능력과 혈류량을 향상시킬 수 있다면 체온조절능력이 향상될 것이다. 특히 소음인의 경우 氣血이 부족한 경우가 많기 때문에 혈액순환능력과 혈류량이 모두 떨어져 있을 가능성이 크다. 황기, 계지, 인삼, 부자와 같은 약재들은 혈액순환능력을 개선시켜주는 약재라면 당귀, 작약과 같은 약재들은 혈류량을 도와주는 약재들이라고 할 수 있다.

소음인 망양병을 어떻게 이해할 수 있을까?

두 번째 이야기

계지, 황기, 부자와 망양증

가장 대표적인 자한증 치료처방은 외감에서는 계지탕, 내상에서는 보중익기탕이라고 할 수 있을 것이다. 그런데 汗出이 많을 때 황기와 계지를 함께 처방하는 경우들이 생겨난다. 방약합편의 육군자탕 활투에 보면 汗多에 계지와 황기를 가한다고 하였으며, 팔물탕의 활투에서도 汗多에 계지, 황기, 방풍을 함께 가한다고 하였다. 황기가 군약인 보중익기탕의 활투에도 汗多에 계지, 방풍, 부소맥, 오매를 가할 것을 권고하고 있다.

이렇게 汗多에 계지+황기를 처방하는 조합은 소음인망양병에 빈번하게 처방된다. 망양병의 초증과 중증에서는 황기+계지가 대부분 처방되며, 망양병말증에는 계지+황기 조합에 부자까지 더해져서 처방이 되고 있다. 이들 계지, 황기, 부자 등 약재들은 순환기능 향상을 통해 체온조절능력을 향상시키는 약재들이라고 할 수 있다. 그렇다면 이들 약재들은 순환기능에 어떤 작용을 할 것인지 약리적인 관점으로 살펴보고자 한다.

계지와 Cinnamaldehyde

계지의 주요 성분은 cinnamaldehyde (CA)이기 때문에 CA의 효능을 살펴보면 계지의 효능을 어느 정도 유추해볼 수 있을 것이다. 첫째, CA는 심실 근육세포와 혈관평활근 세포에의 L-type Ca^{2+}의 유입을 억제해서 혈관의 긴장도와 심근의 수축력을 억제한다. 즉, 칼슘차단제와 같은 역할을 한다. 1970년대에는 CA가 심근 수축력을 높이고 심박수를 빠르게 하는 것으로 알려졌었지만, 추후에 이것은 일시적인 효과이고 지속적인 CA 투여는 오히려 심근의 수축력을 억제하는 것으로 밝혀졌다.

CA를 칼슘차단제와 유사한 작용이 있다고 하고 끝내면 CA에 대한 설명이 불충분하다. CA는 TRPA1이라는 이온 채널의 agonist이다. TRPA1은 인간 및 동물 세포의 원형질막에 위치한 이온 채널로서 인간과 다른 포유류의 통증, 추위 및 가려움증에 대한 센서로 가장 잘 알려져 있다. 그리고 TRPA1은 17℃ 이하의 추위에 의해서 활성화되는 센서로도 알려져 있으며, 추위에 대한 방어기전으로 혈관수축, 털 세움, 떨림(shivering), 갈색지방세포를 통한 발열 등을 유발한다(표 43).

이들 보고들을 정리해보면 계지의 효능을 다음과 같이 정리해 볼 수 있다. 계지의 CA는 TRPA1 agonist이기 때문에 인체에게 '추위에 노출되어 있다'라는 신호를 주게 되고 인체는 그에 반응해서 열생산을 촉진하게 된다. 이 과정에서 초기에 심박수나 심근수축력이 증가하기도 한다. 하지만 동시에 계지는 혈관평활근의 칼슘 유입을 억제하기 때문에 말초혈관을 확장하게 되고 열발산을 촉진하게 되는 효과도 있다. 임상적으로 봐도 계지를 복용하면 몸이 따뜻해지면서 동시에 손발도 따뜻해지는 효과가 있기 때문에 계지는 열생산과 열발산을 모두 촉진하는 효능을 가지고 있다고 할 수 있다.

● 표 43. Responses to body temperature change

Body temp	TRP ion channel	Effector	Response
Decrease	<27°C TRPM8	1. Skin blood vessel	Arteriolar & AV anastomosis vasoconstricton
	<17°C TRPA1	2. Arrector pili muscle	Pilo-erection and air trapping
		3. Skeletal muscle	Shivering
		4. Endocrine tissue	Increased metabolic rate
		5. Behavior	Increased activity&appetite, huddled body position
		6. Brown adipose tissue	Non-shivering thermogenesis
Increase	>25°C TRPV4	1. Skin blood vessel	Arteriolar & AV anastomosis vasodilation
	>31°C TRPV3	2. Sweat gland	Sweating
	>41°C TRPV1	3. Endocrine tissue	Decreased metabolic rate
	>52°C TRPV1	4. Behavior	Reduced activity&appetite, stretched body position

황기와 Astragaloside IV

황기의 주요 성분은 Astragaloside IV (AS IV)이기 때문에 계지와 마찬가지로 AS-IV의 효능을 살펴보면 황기의 효능을 어느 정도 유추해 볼 수 있다. AS-IV의 심혈관계에 대한 효능은 상당히 다양하게 나타난다. 그래도 한마디로 표현해 보자면 'AS-IV는 약해진 심장기능을 회복시킨다'라고 할 수 있을 것 같다. 특히 심장의 수축과 이완을 모두 회복시킨다.

심장의 비대는 심장의 구조를 바꿔서 심부전으로 이끌게 되는데, 특히 심근의 지나친 섬유화는 심실의 리모델링과 심부전을 야기하게 된다. 그런데 AS-IV는 심실의 리모델링을 억제해서 심장의 기능을 향상시킨다. AS-IV는 심근수축력을 증가시키는 강심제와 같은 효과와 함께 심장의 확장성 기능장애(diastolic dysfunction)를 회복시키는 두 가지 효과를 동시에 가지고 있다.

AS-IV는 심근으로의 L-type Ca^{2+}의 유입을 억제하면서도 동시에 세포의 근세포질그물(sarcoplasmic reticulum/SR) 내부에 있는 Ca^{2+}의 유리(release)를 촉진시키는 효과도 가지고 있다. 심근이 수축하기 위해서는 Ca^{2+}이 심근세포의 SR에서 유리되어야 하기 때문에 Ca^{2+}의 유리는 심근수축력을 증가시키며, 심근으로의 L-type Ca^{2+}의 유입을 억제하게 되면 심장의 확장성 기능장애를 회복시키는 데 도움이 된다. 결과적으로 AS-IV는 심근이 수축도 더 잘 되게 하고 확장도 더 잘 되게 한다.

〈심근세포에 대한 AS-Ⅳ의 두 가지 효과〉

- SR에 있는 칼슘을 심근세포로 유리 → 심근수축력 증가
- 심근으로의 칼슘 유입을 억제 → 심장의 확장성 기능장애 회복

쥐에게 심부전을 일으키면 좌심실수축기압은 감소하고 좌심실이완기압은 증가하여 심박출량이 감소하게 되며, 그에 따라 심박수는 증가하고 평균동맥압은 감소하게 된다. 이때 AS-IV를 투여하면 좌심실수축기압은 증가하고 좌심실이완기압은 감소하여 수축과 이완이 모두 잘 회복되어 1회 심박출량이 늘어나게 된다. 1회 심박출량이 늘어나면서 자연스럽게 심박수는 감소하게 되고 평균동맥압이 증가하게 된다.

그 외에도 허혈이나 저산소에 의한 심근의 손상을 줄여주고 에너지 대사를 향상시킨다. 아울러 내피의 기능장애를 향상시키고 혈관신생(angiogenesis)을 도우며, 면역능력을 개선하고 혈당과 혈중지질 농도를 조절하는 등 심혈관기능을 전반적으로 회복시키는 역할을 한다.

부자와 Aconitine

부자의 주요 성분은 aconitine이기 때문에 아코니틴의 효능을 살펴보면 부자의 효능을 이해하는 데 도움이 될 것이다. 부자의 주성분으로 알려져 있는 아코니틴의 경우 Na^+-channel의 neurotoxin binding site 2에 강하게 결합하여 Na^+-channel을 활성화시켜 지속적인 Na^+ 이온의 세포내 유입을 가져오고 동시에 세포내 Ca^{2+} 이온의 농도를 높이게 되어 결과적으로 심근의 수축력을 증가시키게 된다. 이러한 작용은 다른 한편으로 강력한 심장에 대한 부작용으로 나타나기도 하는데, 그 예로 용량 증가에 의한 부정맥 발생을 들 수 있다. 부정맥은 Na^+-channel의 활성화에 의한 지속적인 Ca^{2+} 이온의 농도 증가가 그 원인이다.

계지, 황기, 부자

계지, 황기, 부자 모두 심장의 순환기능을 향상시키는 데 도움을 준다. 그런데 그 방법들이 서로 다르니 정리를 해보면 다음과 같다. 첫째, 계지는 몸이 차갑다고 인식하게 만들어 초기에는 열생산을 증가시킨다. 이때는 심박수와 심근수축력 모두 증가한다. 장기적으로는 말초혈관을 확장해서 심장의 부담을 덜어줘서 심장이 잘 뛰게 만들어준다. 둘째, 황기는 손상된 심장의 수축력도 회복시키고 이완도 잘 되게 만들어 1회 심박출량을 늘려준다. 그로 인해 손상된 심장의 빠른 심박수나 낮아진 동맥압 역시 회복시켜준다. 다른 심혈관 지표들 역시 건강하게 만들어준다. 셋째, 부자는 나트륨 채널을 활성화시키고 칼슘의 유입을 증가시켜 심근의 수축력을 증가시킨다. 다만 이 경우 심근에 부담을 주어 부정맥을 야기하기도 한다.

소음인 망양병을 어떻게 이해할 수 있을까?

세 번째 이야기

소음인 울광병 초증과 소양인 표한병

소양인 표한병과 가장 유사한 소음인 병증은 무엇일까? 소양인이 스트레스나 외감에 의해서 교감신경이 항진되고 표한증이 나타난 경우에 해당하는 소음인 병증은 울광병에 가장 가깝다고 할 수 있다. 특히 울광병 중에서도 울광병 초증이라고 할 수 있다.

太陽病 表證因在而 其人如狂者 鬱狂之初證也
陽明病 胃家實 不更衣者 鬱狂之中證也
陽明病 潮熱 狂言 微喘直視者 鬱狂之末證也

신수열 표열병론을 보면 '太陽傷風 發熱惡寒者 卽 少陰人 腎受熱 表熱病也'라고 하였으며, 汗出의 유무로써 鬱狂病과 亡陽病으로 나눴다. 그런데 鬱狂病 중에서도 初證, 中證, 末證의 구분을 보면 鬱狂病 初證만이 表證, 즉 惡寒 증상을 가지고 있다. 그렇기 때문에 소양인의 表寒病과 비교해 볼 수 있는 소음인의 병증은 울광병 초증이라고 할 수 있다.

울광병 초증에서 이제마가 새로 만든 처방이 세 가지가 있는데, 천궁계지탕, 궁귀향소산, 곽향정기산의 세 처방이 바로 그 처방들이다. 이들은 감기 초기에 쓰는 처방들이라고 할 수 있으며, 감기 초기에 쓰는 처방들은 혈액을 체표로 보내서 수많은 면역세포들이 외부의 적과 싸우기 용이한 환경을 만드는 처방들이라고 할 수 있다. 즉, 이들 처방들을 이용해서 소음인의 말초 혈류량을 늘릴 수 있다면, 말초저항을 줄여서 열발산을 촉진할 수 있게 된다.

황기, 계지, 부자와 망양병

망양병 처방들을 보면 대부분 '계지+황기'의 조합으로 처방되고 있으며, 보중익기탕에서만 예외적으로 계지 없이 황기 단독으로 처방되고 있다. 그러나 망양병 처방에서 황기 없이 계지 단독으로 처방된 경우는 없다. 오히려 울광병 초증에 보면 천궁계지탕은 황기 없이 계지만 처방되고 있다. 즉, 망양병에 계지를 처방할 때는 항상 황기와 함께 처방된다는 것을 알 수 있다. 그리고 황기 없이 계지만 처방될 때는 울광병 초증에 처방이 되며 천궁계지탕이 이에 해당한다.

- 계지+황기 → 망양병 처방
- 황기 단독 → 망양병 처방(보중익기탕)
- 계지 단독 → 울광병 초증 처방(천궁계지탕)

이는 계지와 황기의 약리적인 면을 봐도 일맥상통한다. 계지는 말초혈관을 확장해서 열발산을 돕기 때문에 계지 단독으로 사용하는 것은 말초저항이 높은 상태인 울광병 초증에 사용하는 것이 적절하다고 할 수 있다. 반면에 황기는 손상된 심장의 심박출량을 늘리면서 심박수는 줄이고 낮아진 동맥압을 올려주는 효과가 있다. 1회 심박출량이 늘어나고 심박수는 줄어들기 때문에 혈류량은 비교적 일정하다고 가정할 수 있다. 혈류량이 일정할 경우 압력과 저항은 비례하기 때문에 동맥압이 올라가면 말초저항 역시 올라가게 된다.

- cardiac output=heart rate×stroke volume
- $\Delta P = F \times R$
(여기서 P는 동맥압, F는 혈류량, 즉 cardiac output, R은 말초저항에 해당)

그러므로 황기는 계지와는 반대로 말초저항을 늘려서 열발산을 억제하는 효능을 가지고 있을 것으로 추정된다. 한의학 서적들에서도 계지는 손발이 차가울 때 종종 처방되나, 황기는 주로 勞役過多으로 인한 煩熱이 심할 때 처방된다. 이러한 적응증 역시 황기가 열발산을 억제하는 효능을 가지고 있음을 뒷받침해 줄 수 있는 것 같다.

그러므로 망양병에서 반드시 있어야 하는 약재는 황기라고 할 수 있으며 상태가 심할 때는 여기에 부자가 더해지고 있다. 계지는 망양병치료를 위해서 분명히 도움이 되는 약이지만 없으면 안 되는 약재라고 할 수는 없다. 계지는 황기를 보조하기 위해서 추가되는 약재라고 할 수 있다. 부자는 황기만으로 심근수축력 향상이 부족할 경우 심근수축력을 더 강하게 만들어주는 효능을 가지고 있다. 황기나 황기+계지 혹은 황기+계지+부자 등으로 순환기능을 향상시킬 수 있으며, 순환기능이 회복되어야 땀을 흘리지 않고도 체온을 조절할 수 있는 구간, 즉 온열중성대(thermoneurtal zone)가 넓어지면서 汗出이 회복될 수 있는 것이다. 이제마는 이러한 치료방법을 升陽益氣라고 표현한 것으로 생각된다.

소음인과 소양인의 表病證

요컨대 체질의학에서 말하는 表病證은 말초저항과 관련이 깊다고 볼 수 있다. 말초저항이 높아서 열발산이 잘 안되면 表寒證이 나타나고, 말초저항이 낮아서 열발산이 잘 되면 表熱證이 나타난다고 할 수 있다. 裏熱이 치성한 소양인에게는 열발산이 안 되서 표한증이 나타나는 경우가 열발산이 잘 되어 표열증이 나타나는 경우보다 더 안 좋은 상황이라고 할 수 있으며, 裏寒이 치성한 소음인에게는 거꾸로 열발산이 잘 되어 표열증이 나타나는 경우가 열발산이 안 돼서 표한증이 나타나는 경우보다 더 안 좋은 상황이라고 할 수 있다. 조금 더 간단하게 표현해보자면 소양인은 '열+높은 압력'이 부담스러운 상황이 되며, 소음인은 '한+낮은 압력'이 부담스러운 상황이 된다.

그래서 소양인 表病證에서는 표한증이 나타나는 경우가 표열증이 나타나는 경우보다 더 위중한 병증에 해당하며, 소음인 表病證에서는 표열증이 나타나는 경우가 표한증이 나타나는 경우보다 더 위중한 병증에 해당한다. 조금 더 구체적으로 살펴보면, 소양인 表病證 중에서는 표한증이 나타나는 身寒腹痛 亡陰證이 가장 위중한 危證이 되고, 소음인 表病證 중에서는 표열증이 나타나는 亡陽病末證이 가장 위중한 危證이 된다.

裏熱한 소양인은 말초저항이 높아서 열발산이 안 되는 상황이 부담스럽고,
裏寒한 소음인은 말초저항이 낮아서 열발산이 과도한 상황이 부담스럽다.

비만과 고혈압 그리고 태음인

첫 번째 이야기

전부하

지금까지 소양상화와 '높은 압력'에 해당되는 이야기들을 많이 해왔다. 다시 정리를 해보자면 소양상화에 해당하는 장부인 심포가 가지고 있는 '높은 압력'은 높은 심근수축력을 의미한다고 하였으며, 경락의 소양상화는 말초혈관이 좁아지고 말초저항이 커지면서 생기는 '높은 압력'을 의미한다고 하였다. 말초저항이 커지는 경우는 크게 두 가지 정도로 나눌 수 있는데, 첫째는 나이가 들면서 혈관이 딱딱해지는 것이고 둘째는 교감신경 중에서도 α수용체가 흥분할 경우 말초혈관이 수축하면서 좁아지게 된다.

소양경락이 활성화되거나 소양상화에 해당하는 심근수축력이 강해진다면 혈압을 올리는 계기가 될 수 있지만, 이것만으로 고혈압을 설명할 수는 없다. 전부하 증가로 인해서 생긴 고혈압이 있기 때문이다. 이제부터 전부하에 대한 이야기를 시작해보려고 한다. 후부하가 말초저항이 커져서 생기는 압력이라고 한다면, 전부하는 심장으로 혈액이 돌아올 때 생기는 압력이라고 할 수 있다. 이 압력은 심장으로 돌아오는 혈류량이 많아지면서 커지게 되고, 전부하가 커지게 되면 좌심실비대(left ventricular hypertrophy)와 같이 심장의 크기가 커지는 경우가 생기게 된다. 전부하가 커지게 되는 가장 대표적인 경우가 비만이라고 할 수 있으며, 심부전으로 인해서 박출률(ejection fraction)이 떨어져 심장에 혈액이 많이 남아 있는 경우에도 전부하가 커지게 된다.

평균체순환충만압

개의 혈압 조절을 위한 신경반사기전을 모두 차단하고 혈액 400 mL를 정맥으로 주입한 결과 혈압이 갑자기 상승하였다. 이때 심박출량은 두 배 정도 증가하고 혈압은 205 mmHg 상승하였으며, 혈압 상승에 따라 요량은 약 2배 증가하였다. 요량이 증가하면 심박출량과 혈압은 수 시간 내에 정상으로 회복된다.

이때 개의 혈압이 상승한 이유는 혈액량이 증가해서 평균체순환충만압이 증가했기 때문이며 이는 전부하 증가로 인한 혈압 상승에 해당한다. 체순환의 혈액 충만 정도를 평균체순환충만압(mean systemic filling pressure)이라고 하는데 이는 체순환의 흐름을 심장으로 향하도록 한다.

비만과 고혈압

비만으로 인한 고혈압은 대표적인 전부하 증가로 인한 고혈압이며, 과체중과 비만에 의한 원발성 고혈압의 특징은 다음과 같다.

1. 지방조직이 증가하여 추가로 혈류 증가가 필요하다. 따라서 심박출량이 증가되어 있다. 또한 체중이 증가하면 심장, 콩팥, 소화관, 골격근의 대사율이 증가한다. 대사요구량 증가에 더불어 장기와 조직이 성장하여 혈류가 증가한다. 고혈압이 수개월 또는 수년간 유지되면 총 말초저항도 증가한다.
2. 비만 환자에서 교감신경 활성이 증가되어 있는데, 특히 콩팥에서 그러하다. 그 원인이 모두 밝혀져 있지 않지만 최근 연구 결과 지방세포에서 분비되는 렙틴

(leptin)과 같은 호르몬이 시상하부를 직접 자극하여 뇌의 연수 부위에 위치하는 혈관운동중추를 흥분시키는 것으로 알려져 있다.

3. 비만 환자에서는 안지오텐신II와 알도스테론의 혈중 농도가 2–3배 증가되어 있다. 이는 교감신경 자극으로 인해 콩팥에서 레닌 분비가 증가되어 안지오텐신II 생성이 증가되고 부신에서 알도스테론 분비가 촉진된 결과이다.
4. 콩팥의 혈압-소듐이뇨기능이 감소되어 혈압이 높지 않거나 콩팥기능이 개선되지 않으면 적절한 양의 염분과 수분의 배설이 이루어지지 않는다. 달리 설명하면, 평균혈압이 150 mmHg인 본태성 고혈압 환자에서 혈압을 인위적으로 정상값인 100 mmHg까지 내리면 전혀 소변이 만들어지지 않고 혈압이 다시 150 mmHg에 이를 때까지 염분과 수분이 보전된다. 그러나 항고혈압약물 등으로 혈압을 지속적으로 낮추면 콩팥에 의한 염분과 수분의 배설기능이 개선된다. 그 이유는 이러한 치료가 콩팥의 혈압-소듐이뇨기능을 향상시키기 때문이다.

체액량 증가에 의한 고혈압에서 나타나는 순환계의 변화

다만 한 가지 꼭 짚고 넘어가야 할 것은 체액량 증가에 의한 고혈압이 시간이 지나면서 그 특징이 변한다는 점이다. 체액량 증가에 의한 고혈압에서는 초기 수주간에 걸쳐 점진적으로 순환계가 변하게 된다. 초기에 심박출량이 증가하고 이는 고혈압의 근본 원인이 된다. 그 후 자동 조절에 의해 심박출량은 거의 정상으로 회복되고 동시에 이차적으로 총 말초저항이 증가한다. 여기서 '자동조절'이란 조직에 필요 이상으로 많은 혈액이 공급되면 국소혈관이 수축하여 혈류량이 정상으로 감소되는 것을 말한다.

1. 고혈압 발생
2. 총 말초저항 증가

3. 정상 세포외액량, 혈액량 및 심박출량의 회복

따라서 체액량 증가에 의한 고혈압은 두 단계로 나눌 수 있다. 첫 번째 단계는 체액량 증가에 따른 심박출량 증가와 고혈압 발생이다. 두 번째 단계는 국소혈류량의 자동조절에 의해 혈압 및 총 말초저항은 증가되나 심박출량은 거의 정상으로 회복되는 것이다. 즉, 총 말초저항 증가는 고혈압이 발생한 후에 나타나며, 이는 고혈압의 원인이라기보다는 고혈압에 의한 2차적인 변화이다.

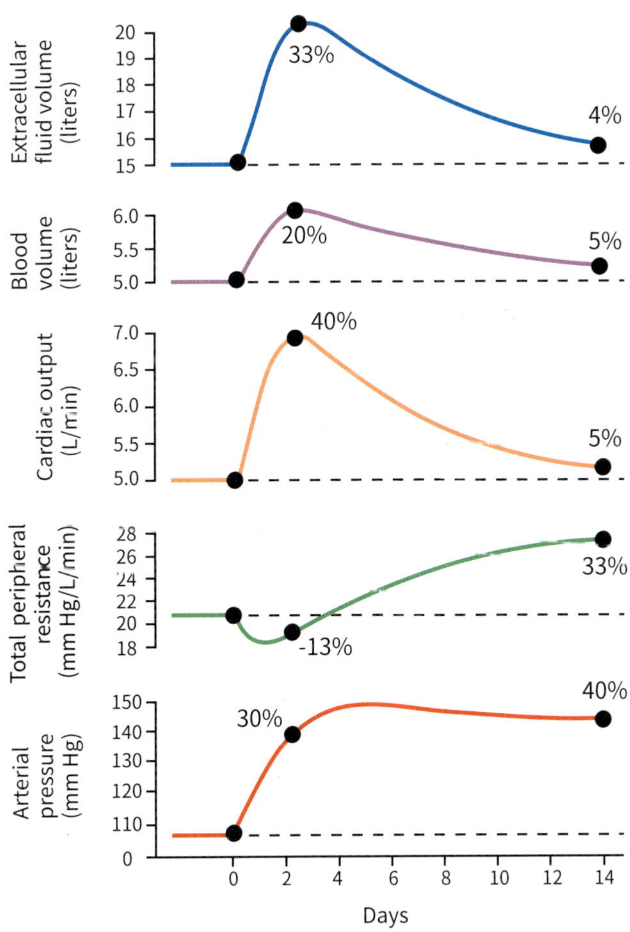

● 그림 47. 체액량 증가에 의한 고혈압에서 초기 수주간에 걸쳐 점진적으로 나타나는 순환계 변화

비만과 고혈압 그리고 태음인

두 번째 이야기

비만인데 왜 교감신경의 활성이 증가할까?

주지하다시피 부교감신경의 활성으로 동화작용이 활발해지면 살이 찌게 되고, 교감신경의 활성으로 이화작용이 활발해지면 살이 빠지게 된다. 숲에서 맹수를 만나면 교감신경이 흥분하고 이화작용이 활발해져서 에너지를 많이 쓰게 되고, 그 위협에서 완전히 벗어나 마음이 편안해지면 비로소 부교감신경이 흥분하고 식욕이 생길 것이다. 이때 여분의 에너지를 과도하게 저장하다 보면 비만이 생기게 된다. 그렇다고 한다면 비만이 된다는 것은 결국 부교감신경이 과도하게 활성화되면서 생긴 결과인데, 오히려 비만 환자들은 왜 교감신경의 활성이 증가되어 있으며 고혈압이 잘 생길까?

부교감신경의 활성으로 음식을 많이 먹고 동화작용이 활발해진 것은 비만의 원인이라고 할 수 있다. 반면에 비만이 되고 난 이후에 교감신경의 활성이 증가한 것은 비만으로 인해서 생긴 결과물에 더 가깝다고 할 수 있다. 지방세포에서 분비되는 렙틴이라는 호르몬은 비만을 억제하기 위해서, 즉 negative feedback으로 분비되는 호르몬이라고 할 수 있으며, 이 렙틴에 의해서 교감신경의 활성이 증가하게 된다. 다만 렙틴 분비로 인한 교감신경의 활성은 에너지 소비보다 노르에피네프린 농도의 증가가 위주이며, 말초저항을 증가시켜 고혈압을 일으키는 방식으로 작동하게 되기 때문에 비만을 개선하는 데는 한계가 있게 된다(노르에피네프린은 주로

α수용체를 흥분시키고 β수용체는 적게 흥분시키는 반면 에피네프린은 두 타입의 수용체를 거의 같게 흥분시킨다). 비만 환자에게서 렙틴의 저항성이 나타나는 것 역시 비만이 개선되는 것을 방해하게 된다.

• 부교감신경 활성 → 비만 → 교감신경 활성 → 고혈압

인슐린과 자율신경

물질대사에 관여하는 대표적인 호르몬인 인슐린의 분비 역시 마찬가지라고 할 수 있다. 음식물을 섭취하는 동안 발생하는 부교감신경의 활성화는 인슐린 분비를 자극해서 인슐린의 농도가 올라가게 되고, 반대로 공복이 오래되어 혈당이 낮아지면 교감신경이 흥분해서 인슐린 분비를 억제하고 글루카곤 분비를 자극해서 혈당이 올라가게 된다. 하지만 음식물 섭취 후 혈당이 올라가고 인슐린 농도가 증가하게 되면 이번에는 교감신경이 흥분하게 된다. 대사증후군에서 고혈압이 생기는 기전 역시도 이와 같다. 인슐린 저항성으로 인해서 혈중 인슐린 농도가 증가하게 되면 교감신경이 활성화되면서 고혈압이 생기는 것이다.

• 부교감신경 활성 → 과식 → 인슐린 저항성으로 인한 인슐린 증가 → 교감신경 활성 → 고혈압

노인 고혈압과 비만 고혈압

편의상 본태성 고혈압을 노인 고혈압과 비만 고혈압(비만 고혈압이라는 표현은 편의상 표현이며 정식 표현은 아니다) 둘로 나눠 본다면, 이 둘은 서로 특징이 다르다는 것을 알 수 있다. 우선 노인 고혈압은 노화에 의해 동맥경직도가 증가하면서 생기며 가장 뚜렷한 특징이 맥압이 증가된 수축기혈압이 발생한다는 점이다. 동맥경직도가 증가하게 되면 혈관 팽창성이 감소하게 되어 수축기압은 증가하고 이완기압은 감소하게 되어 수축기압과 이완기압의 차인 맥압이 증가하게 되는 것이다.

반면에 비만 고혈압은 심박출량이 증가하고 혈류가 증가하면서 생긴 고혈압이다. 비만은 전체 혈액량과 심박출량을 증가시키며 심부하를 가중시킨다. 전형적으로 비만 환자는 같은 정도의 혈압 상태에서 더 높은 심박출량과 더 낮은 말초저항을 나타낸다. 비만에서 나타나는 심박출량의 증가는 대부분 일회박출량의 증가에 기인하며 교감신경계의 활성화로 심박수도 약간의 증가를 보인다. 비만 환자는 정상인에 비하여 고혈압이 되기 쉬우며 체중의 증가는 혈압의 증가와 흔히 연관된다. 과체중 또는 비만 환자에서는 충만압(filling pressure)과 혈액량 증가에 따라 좌심실 확장이 자주 발생한다.

$$\Delta P = F \times R$$

혈압은 저항과도 비례하지만 혈류량하고도 비례하기 때문에 노인 고혈압이 저항의 상승으로 인해서 생긴 고혈압이라면, 비만 고혈압은 혈류량 증가로 인해서 생긴 고혈압이라고 할 수 있다. 다만 비만 고혈압 역시도 처음에는 혈류량 증가로 인해서 고혈압이 생겼다면 시간이 지남에 따라서 혈류량 증가는 점점 줄어들게 되고 오히려 말초저항이 늘어나면서 전부하는 줄어드는 대신 후부하가 늘어나는 결과를 가져온다.

비만과 고혈압 그리고 태음인

세 번째 이야기

비만과 태음인

많은 연구에서 비만 환자는 태음인에 많은 것으로 알려져 있다. 한 보고에 따르면 BMI가 25 이상인 35세에서 55세 사이의 중년 여성 총 31명 중에서 체질을 감별한 결과 태음인이 25명이었으며 태양인 1명, 소양인 3명, 소음인 2명 등으로 나타나 태음인이 81%로 압도적으로 많은 것으로 나타났다. 보고마다 정도는 다르지만 비만 환자 중에서 태음인이 차지하는 비율이 압도적임은 대동소이한 것 같다.

체질의학 관련 연구들을 보면, 태음인이 비만 환자가 많은 것은 呼散之氣에 비해서 吸聚之氣가 많은 태음인 생리의 체질적 특징에서 그 이유를 찾고 있다. 태음인은 에너지를 저장하려는 경향이 강하기 때문에 살이 잘 찐다는 의미일 것이다. 그렇다고 한다면 태음인 생리에서 말하는 吸聚之氣란 에너지를 저장하려는 경향을 말할 것이며, 呼散之氣란 에너지를 소비하려는 경향을 말할 것이다. 물질대사라는 관점에서 보자면 吸聚之氣란 동화작용을 의미하고 呼散之氣는 이화작용을 의미한다고 할 수 있다.

총 에너지 소비량=생산된 내부 열+수행한 외적인 일+저장된 에너지만약에 태음인이 살이 잘 찌는 체질이라고 한다면 태음인은 여분의 에너지를 저장하려는 경향이 강한 체질이라고 할 수 있을 것이다. 즉, '에너지를 저장하려는 경향성이 강한 체질' 정도로 표현할 수 있을 것 같다. 살이 잘 찌는 체질의 반대가 살이 잘 빠지는 체질이라고 해야겠지만, 인체는 일정 이상의 체중을 유지하려고 하기 때문에 살이 잘 빠진다는 표현은 이상하다. 대신에 태양인은 에너지 소비에 능한 체질 정도로 가정해볼 수 있지 않을까 싶다. 그래서 태양인은 '에너지 소비에 능한 체질'이라는 표현이 적당할 것 같다. 다만 필자는 태양인을 감별 및 투약을 해본 적이 없기 때문에 임상례를 통해서 확인한 사실은 아님을 밝혀둔다.

- 태음인: 에너지를 저장하려는 경향이 강한 체질
- 태양인: 에너지 소비에 능한 체질

폐와 간

동의수세보원 사단론에 보면 사상체질의학에서 바라보는 장부의 개념이 명확하게 나와 있다.

肺以呼 肝以吸 肝肺者 呼吸氣液之門戶也
脾以納 腎以出 腎脾者 出納水穀之府庫也

이는 肺와 肝은 氣液을 호흡하는 통로라는 뜻이고 脾와 腎은 수곡을 출납하는 곳간이라는 뜻이다. 氣液을 호흡하는데 있어 肺는 呼를 담당하고 肝은 吸을 담당한다. 水穀을 出納하는데 있어 脾는 納을 담당하고 腎은 出을 담당한다. 그래서 소양인과 소음인은 上下升降이 생리병리의 핵심이 되고, 태양인과 태음인은 內外緩速

이 생리병리의 핵심이 된다는 것이다. 이 부분이 소음인, 소양인의 생리병리와 태음인, 태양인의 생리병리를 나누는 기준이 되는 문장이라고 할 수 있을 것이다.

상당히 놀라운 사실은 간이 동화작용을 담당하고 그에 대응해서 폐가 이화작용을 담당한다는 사실을 어렴풋이 인식하고 있었다는 점이다. 물론 폐가 스스로 이화작용을 담당하는 것은 아니지만 인체의 가장 중요한 이화작용은 세포호흡이며 이는 산소가 매개된 반응이다. 이화작용이 잘 되기 위해서는 그에 상응하는 산소를 필요로 하게 된다. 예컨대 유산소 운동을 많이 해서 산소에 대한 수요가 많아진다면 폐기능 역시 그에 상응해서 더 커지게 될 것이다.

태음인, 비만 그리고 肝大肺小

태음인에 대한 이미지를 떠올릴 때 보편적으로 다음과 같은 이미지를 떠올릴 것 같다. 첫째, 태음인은 식사를 많이 하고 움직이는 것을 싫어해서 살찌기 쉬운 체질이다. 그래서 비만인 경우가 많고 비만으로 인해서 대사증후군이 되기 쉽다. 둘째, 배가 나와서 상대적으로 흉곽은 좁아 보인다. 실제로 비만 환자의 경우 지방간으로 인해서 간종대가 되기 쉬우며, 비만 성인에서는 횡경막이 다소 위쪽에 위치함으로써 기능성 잔기 폐활량(functional residual capacity, FRC) 및 호기성 폐저류량(expiratory reserve volume, ERV)도 감소한다고 하였다. 肝大肺小를 글자 그대로 장부의 크기를 지칭한다고 하면 비만한 사람의 경우 간이 크고 폐가 작다고 해도 전혀 틀린 말은 아닌 것 같다.

또한 다음의 두 가지 근거들은 태음인의 생리병리가 소음인과 소양인의 생리병리와 서로 다를 수 있음을 보여 준다. 첫째, 비만으로 인해서 생긴 고혈압이나 당뇨의 경우 비만이 해결이 되면 호전이 되는 경우가 많다. 그래서 마른 사람의 고혈압이나 당뇨치료와는 접근이 다소 다르다. 이러한 사실은 태음인의 생리병리가 소음인이나 소양인과 다르다는 이제마의 주장에 힘이 실리는 것 같다. 둘째, 태음인 지방인 태음조위탕의 경우 같은 비만 환자일지라도 태음인에게만 유독 부작용이 적고 소양인이나 소음인으로 감별된 환자들에게는 부작용이 많이 나타난다고 한다. 이렇게 태음인 약물이나 처방이 특정 태음인에게 부작용이 적고 잘 맞는다는 사실 또한 태음인의 독특한 생리병리와 처방이 존재함을 보여주는 근거가 되는 것 같다.

비만 고혈압 그리고 태음인

지금까지 전부하와 비만 고혈압 그리고 태음인에 대해서 간단하게 소개를 해보았다. 전부하 증가로 인한 비만 고혈압은 비만이 치료가 되어야 더 효과적으로 고혈압이 치료될 수 있기 때문에 비만을 어떻게 치료할 것이냐는 점이 중요하다. 그리고 실제 임상을 해보면 비만치료가 아니더라도 태음인으로 판단되면 불면증이나 두통, 소화불량, 비염과 같은 다른 질환들을 치료하는 데 있어서도 태음인 처방들이 상당한 효과를 발휘하는 것을 종종 목격한다. 그러므로 한의학적으로 비만으로 인한 고혈압을 치료하고자 할 경우 역시 태음인 처방들을 활용하는 것이 의미가 있을 것으로 생각된다. 다만 마황이 들어간 태음인 처방들은 비만치료에는 도움이 될지 모르지만, 고혈압치료에 활용하는 데 있어서는 신중할 필요가 있다고 생각된다.

비만과 고혈압 그리고 태음인

네 번째 이야기

'낮은 압력'과 비만 고혈압

비만이 되면 체중 증가에 의해 대사율이 증가하게 되고 그에 비례해서 혈류량이 증가하게 된다고 하였는데 이러한 상황을 조금 더 분석해보고자 한다. 비만 초기에 혈류량이 증가할 때는 말초저항이 감소하게 된다. 왜냐하면 혈압이 일정할 때 혈류량과 말초저항은 반비례하기 때문이다.

$$\Delta P = F \times R$$

(여기서 P는 동맥압, F는 혈류량, R은 말초저항에 해당)

말초저항이 감소한다는 것은 말초혈관들, 즉 세동맥들의 저항이 감소하는 것을 의미하며, 세동맥들이 팽창하게 되는 상황을 의미한다. 아울러 비만 초기에는 혈류량이 증가하게 되면서 간에서 저장하는 혈액량 역시 늘어나게 될 것이다. 한의학이야기 20편에서 "간이 많은 양의 혈액을 저장할 수 있는 것은 간이 낮은 압력을 가지고 있기 때문이며, 이 낮은 압력은 정맥이 가지고 있는 팽창성에 기인한다."라고 하였듯이 간에서 저장하는 혈액량이 늘어나는 것은 정맥이 팽창하면서 늘어나게 된다. 즉, 비만이 되어 혈류량이 증가하게 되면 증가된 혈액을 담아내기 위해서 세동맥이나 정맥들이 팽창하는 결과를 가져오게 된다고 할 수 있다.

말초저항이 증가하고 말초혈관이 딱딱해지면 소양경락이 활성화되는 것이라고 하였기 때문에, 거꾸로 말초저항이 감소하게 된다면 궐음경락이 활성화된다고 할 수 있다. 그리고 간에 더 많은 양의 혈액을 저장한다는 것은 정맥이 팽창하면서 더 낮은 압력을 만들어낸다는 것을 의미하며, 이는 간이 가지고 있는 궐음풍목의 기운이 더욱 활성화된다는 것을 의미한다. 왜냐하면 간은 궐음풍목에 해당하는 장부이며 궐음풍목은 낮은 압력을 의미한다고 하였기 때문이다.

• 비만 초기 → 혈류량 증가+말초저항 감소 → 정맥의 팽창성 증가+혈액 저장량 증가 → 궐음경락 활성화+간의 궐음풍목의 기운 활성화

즉, 비만 초기에는 궐음풍목에 해당하는 장부인 간도 활성화되고, 말초저항이 감소하면서 궐음경락 역시 활성화된 상태라고 할 수 있다. 사상의학에서 吸聚之氣가 태과하다는 표현은 이러한 상태를 의미한다고 볼 수 있다.

비만 고혈압의 말초저항 증가

하지만 비만은 시간이 지나면서 거꾸로 말초저항이 증가하게 되는데, 시간이 지나면서 말초저항이 증가하는 것은 negative feedback의 기전으로 분비되는 렙틴에 의해서 노르에피네프린이 분비되면서 이루어진다고 하였다. 이 상황을 풍선을 이용해서 설명해보면 다음과 같다. 풍선은 표면이 말랑말랑해서 잘 늘어나기 때문에 공기를 불면 점점 늘어나지만, 나중에는 풍선의 표면이 팽팽해진다. 이와 마찬가지로 인체가 비만이 되면서 조금씩 늘어나게 되면 표면에는 오히려 긴장감이 증가하게 된다. 경락으로 보자면 비만 초기에는 궐음경락이 활성화되었다가 나중에는 소양경락이 활성화된 상태로 바뀐다고 할 수 있다.

그리고 비만은 간이라는 장부와 많은 관련이 있다. 비만이 되는 과정에는 동화작용이 활성화되면서 여분의 에너지를 글루코겐이나 중성지방의 형태로 인체에 저장하게 되는데 이 과정을 간이 주로 담당하게 된다. 그리고 앞서 언급했듯이 비만이 되면 혈류량이 증가하게 되고 간에서 저장하는 혈액량 역시 증가하게 된다. 그러다가 시간이 지나면서 혈류량은 정상으로 돌아오고 말초저항은 증가하게 된다.

말초저항이 커지게 되면 결과적으로 열발산이 억제가 되는데, 이렇게 비만이 되면서 열발산이 억제가 되는 상황은 '吸聚'에 비해서 '呼散'이 잘 안 되는 상황이라고 할 수 있다. 즉, 비만이 되면서 고혈압이 되는 상태는 肝大肺小해서 吸聚之氣가 태과하게 되고 呼散之氣가 부족하게 된다는 표현하고 상당히 유사한 상황이라고 할 수 있을 것 같다.

체질의학과 기존 한의학 그리고 고혈압

체질의학은 기존 한의학과 전혀 다른 독특한 모습도 있지만, 기존 한의학의 부족한 부분을 상당히 보완 발전시킨 부분도 있다고 생각된다. 필자가 생각하기에 체질의학이 기존 한의학을 보완 발전시켰다고 생각하는 부분은 크게 두 가지이다. 첫째는 표증치료약을 내과질환치료에도 적극 활용했다는 점이다. 이는 소양인의 亡陰病을 설명하는 과정에서 가장 잘 소개되고 있는 것 같다. 망음병치료에 있어서는 과민성장증후군이라고 생각되는 만성 설사 환자들을 치료하는 데 있어 형방강독을 잘 활용하고 있는 것 같다. 둘째는 비만과 비만으로 인해서 생기는 질환들을 한의학적으로 이해하는 데 큰 도움을 줬다고 생각한다. 기존 한의학에서는 비만을 肥濕하다는 표현과 함께 濕痰으로 인해서 생긴 것으로 주로 설명해왔으며, 비만의 치료 역시 濕痰을 다스리는 燥濕化痰하는 약재들을 많이 처방하는 것으로 소개하고 있다. 하지만 燥濕化痰하는 온성약재들로는 비만과 비만관련 질환들을 치료하는 데는 한계가 있는 것 같다. 반면에 비만이 呼散之氣에 비해서 吸聚之氣가 太過

하여 생길 수 있다는 설명은 한층 진일보하고 설득력 있는 설명이라 생각된다. 왜냐하면 이 설명에는 동화작용이 활발해지면서 비만이 생긴다는 개념이 녹아들어 있기 때문이다. 실제로 임상 현장을 보면, 사상체질 처방을 위주로 진료하지 않는 한의원에서조차도 비만이나 비만 관련 질환들을 치료할 때는 태음인 처방들을 적극 활용하고 있는 것을 볼 수 있다.

그런데 표증치료약을 내과질환에 적극 활용한 내용은 후부하와 관련이 많으며, 흡취지기의 과다로 인해서 생기는 비만은 전부하 및 후속으로 나타나는 후부하와 관련이 있다고 할 수 있다. 후부하나 전부하와 관련된 내용들은 고혈압과도 관련성이 큰 내용들이라고 할 수 있기 때문에, 이러한 체질의학의 내용들은 고혈압을 이해하고 치료하는 데도 도움이 될 수 있을 것으로 생각된다.

참고내용

기존 한의학과 사상의학의 간의 개념에 대해

肝氣鬱結과 사상의학의 肝大

한의학을 공부하면서 가장 어려운 개념 중의 하나가 간에 대한 개념인 것 같다. 특히 기존 한의학에서 말하는 간과 사상의학에서 말하는 간은 전혀 다른 장부처럼 느껴지기도 한다. 그래서 대표적인 변증인 肝氣鬱結證과 사상의학의 肝大를 비교하면서 간에 대한 설명을 해보고자 한다.

한의학이야기 4편에서 간기울결에 대해서 다음과 같이 설명하고 있다. “肝은 따뜻해지려는 성질을 가지고 있고 그래서 팽창하려는 성질을 가지고 있다. 하지만 정신적인 스트레스로 인해서 외부의 압력이 높아지게 된다면, 간이 팽창을 하려고 해도 하지 못하게 되고 빵빵한 상태가 된다. 이것을 한의학에서는 肝氣鬱結이라고 부르고 있다. 팽창하려고 하는 힘이 외부압력에 의해서 팽창하지 못하게 된다면 이 힘은 열에너지로 바뀌게 되고, 이 열에너지가 심해진 경우를 肝火上炎이라고 부른다.” 그리고 이렇게 스트레스로 인해서 생긴 ‘열+높은 압력’을 제거하는 처방을 소요산이라고 하였다.

하지만 비만이 되는 기전은 조금 다르다. 팽창하려고 할 때 세동맥의 압력 역시 낮아지기 때문에 팽창하기 용이하게 되는 상황이라고 할 수 있다. 간에서 열생산이 많아지는 것은 두 상황 모두 똑같다. 하지만 스트레스인 경우 교감신경의 항진에 의해서 세동맥들이 좁아지는 상황이라면, 비만 초기의 경우 말초저항이 낮아지면서 세동맥들 역시 팽창하게 된다는 점이 다르다고 할 수 있다.

간이 팽창하는 것은 정맥이 팽창하는 것이기 때문에 세동맥의 팽창이나 수축과 상관이 없다고 생각할 수 있지만 그렇지 않다. 세동맥이 수축하게 되면 정맥으로 가는 혈류량 역시 줄어들기 때문에 정맥의 팽창 역시 줄어들게 된다. 실제로 교감신경이 항진이 되면 세동맥이 수축하면서 내장으로 가는 혈류량이 줄어들게 된다. 다만 이 경우 근육으로 가는 세동맥은 확장하게 된다.

간이 팽창하려고 해도 팽창하지 못하는 상황이 간기울결이라고 한다면, 간이 팽창하려고 해서 과도하게 팽창하게 되는 상황이 흡취지기가 과도해서 肝大해진 상황이라고 할 수 있다.

궐음풍목과 열대저기압

간은 궐음풍목에 해당하는 장기이며 궐음풍목은 저기압을 의미한다고 하였기 때문에 대표적인 저기압 중의 하나인 열대저기압과 비교해보면 조금 이해하기 쉽지 않을까 싶다. 열대저기압은 열대지역인 5°와 20° 사이 위도의 해양 위에서 발생하는 저기압이며, 강한 비바람을 동반하여 움직일 때 태풍이라고 불린다. 열대성저기압이 발달하기 위해서는 해면에서 다량의 수증기가 증발하여 대기가 충분한 습기를 가지는 것이 첫 번째 조건이다. 지금까지 연구에 의하면 태풍이 발달하기 위해서는 표면 수온이 26–27℃ 이상이어야 한다.

즉, 가열과 다량의 수증기가 증발하는 것이 열대성 저기압의 발달조건이라고 할 수 있다. 이는 간에서 열생산이 이루어지고 그에 상응해서 혈류량이 증가하는 모습과 닮은 꼴이라고 할 수 있다.

- 일조량 증가 → 수온 증가 → 다량의 수증기 증발 → 열대성 저기압 발달
- 간의 열생산 증가 → 혈류량 증가 → 간의 정맥 팽창 → 궐음풍목의 기운 활성화

간과 陰中之陽

한의학이야기 13편을 보면 간과 심장의 열생산 방식을 다음과 같이 서술하고 있다. “일정한 박동수를 유지하면서 쉴 새 없이 에너지를 공급해야 하는 심장은 ‘따뜻한 성질’, 즉 火의 성질을 가지고 있다고 할 수 있는 반면에, 인체가 필요할 때마다 더 많은 에너지를 공급하는 역할을 하는 간은 ‘따뜻해지려는 성질’ 즉, 木의 성질을 가지고 있다고 할 수 있다. 열생산기능에 있어 火의 성질은 지속적이면서 변동폭이 작은 반면 木의 성질은 변동폭이 상대적으로 크다.”

이것을 조금 간단하게 표현해보면 간은 ‘간헐적 열생산’을 하는 장기라고 할 수 있으며, 심장은 ‘지속적 열생산’을 하는 장기라고 표현할 수 있다. 열생산을 하는 장기라는 면에서 보면 간은 陽的인 장부라고 할 수 있지만, 한의학이야기 14편에서 이야기 했듯이 간은 횡격막 아래에

위치해 있으며 움직임도 거의 없다는 면에서는 본래 陰的인 장부라고 할 수 있다. 그래서『素問 金匱眞言論』에서는 간을 陰中之陽이라고 표현하고 있다.

즉, 간은 본디 陰臟이지만 '간헐적 열생산'을 통해서 혈류량이 증가하고 팽창하고자 한다. 그런데 비만이 되면서 과도하게 팽창한 상태가 흡취지기가 과다해서 肝大해진 상태라고 할 수 있다면, 팽창하고자 했는데 말초혈관이 수축하면서 팽창이 잘 되지 않는 상태가 간기울결이라는 상태라고 할 수 있다. 그래서 간기울결증은 너무 비만인 환자들에게는 잘 나타나지 않는 것 같다.

5 한의학과 인체에 관한 小考

한의학과 인체에 관한 小考

첫 번째 이야기

신체조성

몸무게가 70 kg인 성인 남성의 신체조성을 살펴보면 물이 41,400 g이었고, 지방이 12,600 g, 단백질이 12,600 g, 탄수화물 300 g, 나트륨 63 g, 칼륨 150 g, 칼슘 1,160 g, 마그네슘 21 g, 염소 85 g, 인 670 g, 황 112 g, 철 3 g, 요오드 0.014 g으로 이루어져 있다(표 44). 이것은 한 가지 예에 불과하지만, 대략적으로 물이 인체의 60%, 지방+단백질이 35%, 나머지가 5% 정도로 이루어져 있음을 알 수 있다. 그러므로 신체조성을 최대한 단순화시켜본다면 '지방+단백질+α'로 만들어진 물탱크에 물이 60% 정도 무게로 채워진 물탱크라고 해도 크게 다르지 않을 것 같다.

그런데 이 물탱크의 심부온도는 37℃ 정도로 계속해서 유지되어야 한다. 여기에 필요한 열은 뇌, 간, 심장과 같은 장기나 근육에서 주로 생산되며, 혈액을 통해서 온 몸에 열기가 전달이 된다. 이 혈액순환계는 비유하자면 '온수보일러+온수파이프'와 가장 가깝다고 할 수 있을 것이다.

정리해보자면 인체는 35%의 '단백질+지방'으로 만들어지고 60%의 물이 담긴 물탱크라고 할 수 있으며 그 물탱크를 따뜻하게 유지해주는 것은 심혈관계라는 온수보일러이고 이 온수보일러의 열에너지는 외부 음식물에서 원료를 공급받아 장기와 근육에서 생산된다.

● 표 44. 체중 70 kg인 성인 남자의 체구성 함량(g)

Constituent	Amount (g)
Water	41,400
Fat	12,600
Protein	12,600
Carbohydrate	300
Sodium	63
Potassium	150
Calcium	1,160
Magnesium	21
Chloride	85
Phosphorus	670
Sulfur	112
Iron	3
Iodind	0.014

물탱크와 온수보일러

인체를 물탱크와 온수보일러로 나눠서 생각해본다면 다음과 같이 그림을 그릴 수 있을 것이다(그림 48). 일단 인체를 커다란 물탱크라고 한다면, 물탱크의 재질은 '지방+단백질+α'로 이루어져 있으며 물은 60% 정도 무게로 차있다고 할 수 있다. 그리고 물탱크의 일부는 온수보일러로 이루어져 물탱크를 쉼 없이 데워주고 있다. 그리고 온수보일러의 중심온도는 항상 37°C가 되게 맞춰져 있다. 만약에 온수보일러가 작동을 멈추면 물탱크는 식게 되고 더 이상 기능을 하지 못하게 된다.

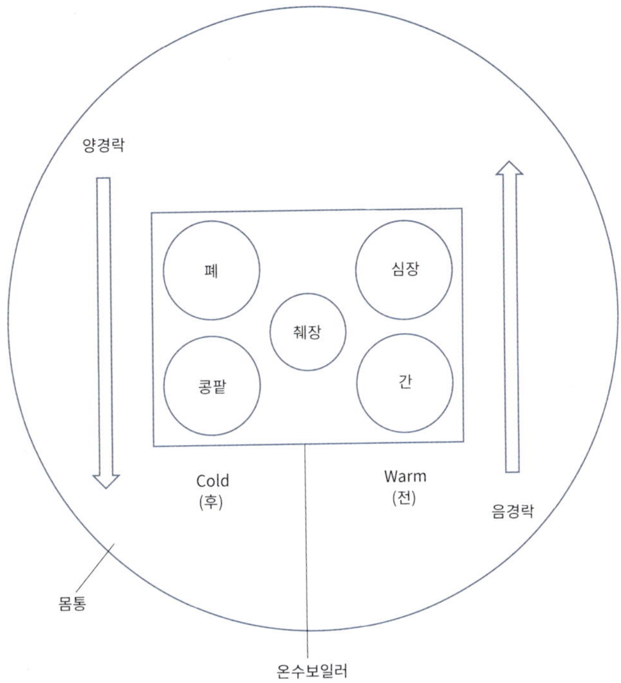

● 그림 48. 물탱크(몸통)와 온수보일러

앞으로 물탱크라고 이야기할 때는 온수보일러 부분을 빼고 나머지 부분을 가리키는 것으로 하고자 한다. 예컨대 몸무게가 70 kg인 성인 남성의 60%가 물이라고 가정할 경우 이 남성의 42 L가 물이 된다. 이 중에서 체중의 40%는 세포내액이 되어 28 L가 되고 체중의 20%는 세포외액이 되어 14 L가 된다. 세포외액 중에서도 간질액이 3/4 이상을 차지하고 나머지 1/4을 혈장이 차지하게 된다. 그러므로 세포내액 28.0 L, 간질액 11.0 L, 혈장 3.0 L 정도가 된다. 참고로 혈액은 체중의 7%에 해당하며 5 L가량 되는데, 혈장은 60%를 차지하고 적혈구 안의 세포내액이 40%를 차지한다.

70 kg 성인 남성의 체액 구획(42 L)=세포내액 28 L+간질액 11 L+혈장 3.0 L

두 가지 물의 순환

이렇게 나눌 경우, 체내 물의 순환을 두 가지로 나눠서 생각해볼 수 있다. 첫째, 온수보일러에서 나오는 혈액순환이다. 이는 온수파이프를 따라서 인체 구석구석으로 따뜻한 온수를 공급하게 된다. 둘째, 온수보일러를 제외한 물탱크 내부의 물 순환이다. 물탱크 내부의 물 순환은 세포내액보다는 간질액의 흐름이 위주가 될 것이다. 이는 온수보일러와 같이 일정한 흐름이 있는 것은 아니기 때문에, 여러 가지 물리적인 요인에 의해서 움직이게 될 것이다. 물탱크 내부의 물 순환에 대해서는 한의학이야기 16편과 26편 그리고 27편에서 두 가지 가설 등을 이용해서 소개하였으며, 한의학이야기 61편에서 다시 정리해서 다루고자 한다.

한의학과 인체에 관한 小考

두 번째 이야기

온수보일러의 구조

인체라는 물탱크에서 가장 중요한 부분은 五臟으로 이루어진 온수보일러의 구조, 즉 혈액순환계라고 할 수 있다. 온수보일러의 구조를 보면 횡격막 위에는 심장(+심포)과 폐가 위치해 있으며 횡격막 아래에는 콩팥과 간 그리고 췌장이 위치해 있다. 그리고 이들 장부가 가지는 기운은 횡격막 위에는 熱의 기운을 가진 심장, 火의 기운을 가진 심포, 燥의 기운을 가진 폐가 위치해 있어 '熱+火+燥'가 되며, 횡격막 아래에는 寒의 기운을 가진 콩팥, 風의 기운을 가진 간, 濕의 기운을 가진 췌장이 위치해 있어 '寒+風+濕'이 된다.

온수보일러의 윗부분은 높은 온도, 높은 압력과 건조한 환경이 조성되며, 아래 부분은 낮은 온도, 낮은 압력과 습한 환경이 조성된다(그림 49). 즉, 온수보일러의 윗부분은 고온건조하고 고기압인 환경이 조성되는데 여름 낮의 사막기후를 떠올려 보면 될 것 같다. 온수보일러의 아래 부분은 한랭다습하고 저기압인 환경이 조성되는데 겨우내 비가 내리는 캐나다 밴쿠버 같은 기후를 가진다.

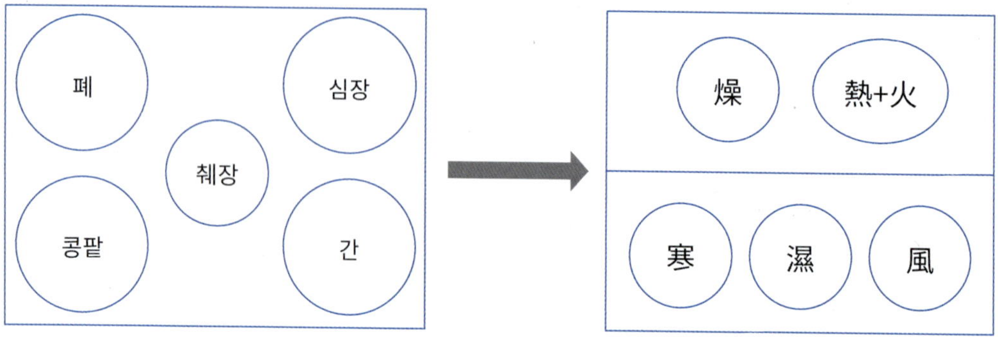

● 그림 49. 온수보일러 위아래의 기후

심장, 온수보일러의 모터

온수보일러의 윗부분에는 보일러의 모터에 해당하는 심장이 위치해 있다. 이 모터가 쉴 새 없이 돌아가야 온수보일러의 온도가 유지된다. 그리고 이 모터는 심포라고 하는 막에 싸여 있는데 따뜻한 혈액이 일정한 방향으로 흐를 수 있도록 높은 압력을 제공한다.

혈액을 움직이는 힘은 높은 압력차에 의해서 가능하다. 횡격막 위에서 높은 압력이 만들어진다면 횡격막 아래에서는 낮은 압력이 만들어져야 압력차가 생기면서 혈액이 힘차게 흐를 수 있게 된다. 이 낮은 압력을 만들어내는 장기가 간이라고 할 수 있다. 온수보일러의 아래 부분에는 윗부분에서 전달된 혈액을 공급받고 다시 위로 돌려보내 줘야 한다. 횡격막 아래에서 횡격막 위로 피가 다시 돌아가는 힘은 평균체순환충만압(mean systemic filling pressure)이라는 힘에 의해서 되돌아가게 되는데, 정맥에 피가 가득 차면 밀려서 올라가는 힘이라고 할 수 있다.

온수보일러의 조절기전

이제부터는 온수보일러의 조절기전에 대해서 살펴보고자 한다. 온수보일러의 조절기전이란 온수를 얼마만큼 내보낼 것인가를 결정하는 것으로 인체에서는 심장 펌프기능의 조절을 의미한다. 심장 펌프기능의 조절에 대한 설명을 살펴보면 '안정 상태에서 심장은 1분당 4–6 L의 혈액을 배출해낸다. 그러나 심한 운동을 하면 심장은 4–7배의 혈액을 배출해야 한다. 이러한 극심한 심박출량의 증가에 심장이 적응할 수 있는 기전은 1) 심장으로 들어오는 혈액량의 변화에 반응해 심장 자체가 수축력과 심박출량을 조절하는 내인성 조절기전(intrinsic regulation)과, 2) 자율신경계에 의한 심박동수와 수축력의 조절기전이 있기 때문이다'라고 되어 있다.

이번에는 내인성 조절기전에 대해서 살펴보면 '대부분의 상황에서 1분당 심장이 배출해내는 혈액의 양은 1분 동안 정맥으로부터 심장으로 들어오는 혈액의 양인 정맥 환류량(venous return)과 거의 같다. 즉, 말초조직은 자체의 국소 혈류를 조절하고 있으며, 모든 말초조직의 혈류 전체는 정맥을 통해 우심방으로 들어온다. 심장에 혈액이 들어차는 동안, 심장근이 늘어날수록 심근의 수축력과 대동맥으로 배출해내는 혈액량이 증가하게 되는 것을 Frank-Starling 기전이라고 한다'라고 설명하고 있다. 얼핏 보면 당연하게 느껴지는데, 심장으로 들어온 혈액만큼 심장에서 내보낸다는 뜻이다.

다음으로 자율신경에 의한 조절기전을 살펴보면 "교감신경이 강하게 자극되면 젊은 성인의 심박동수는 정상인 분당 70회에서 180–200회, 때로는 250회까지도 증가시킬 수 있다. 또한 교감신경 흥분은 수축력을 증가시켜 배출되는 혈액량과 박출압(ejection fraction pressure)을 증가시킨다. 따라서 교감신경 흥분은 Frank-Starling 기전과 함께 심박출량을 2–3배까지 증가시킬 수 있다."라고 하고 있으며, "우심방압이 일정할 경우, 심박출량은 교감신경 흥분이 증가하면 증가되고, 부교감신경 흥분이 증가하면 감소된다. 신경 흥분에 의한 심박출량의 변화는 심박동수의 변화와 심근수축력(contractility)의 변화에 의해 일어난다."라고 설명하고 있다. 즉, 교감신경이 흥분하면 더 많이 혈액을 내보내고 부교감신경이 흥분하면 덜 내보내며, 이는 Frank-Starling 기전과는 다른 기전이라는 것이다.

심박출량의 결정=Frank-Starling 기전+자율신경계의 조절기전

Frank-Starling 기전

심박출량을 조절하는 내인성 조절기전, 즉 Frank-Starling 기전에 대해서 조금 더 자세하게 살펴보고자 한다. '심장으로 들어오는 정맥환류는 말초의 각 조직을 흐르는 혈류의 합이다. 따라서 심박출량의 조절은 모든 국소혈류 조절의 합과 같다. 대부분의 조직에서 혈류는 주로 조직의 대사량에 비례하여 증가한다. 예를 들면 조직의 산소 소모량이 증가하면 거의 항상 국소 혈류량도 증가하게 된다 ... 운동하는 동안 증가하는 산소 소모량과 심박출량이 나란히 증가하게 된다 ... 모든 국소혈류는 정맥환류를 형성하고 심장은 자동적으로 이 혈액을 다시 전신으로 돌려보내는 것이다'라고 하고 있다.

즉, Frank-Starling 기전이란 정맥환류량만큼 심장에서 혈액을 내보내는 것을 의미하고, 정맥환류량은 국소혈류 조절의 합과 같으며 조직에서 혈류는 조직의 대사량에 비례하여 증가한다.

Frank Starling 기전:
심박출량≒정맥환류량≒국소혈류 조절의 합≒조직의 대사량의 합

평상시와 위급 시의 심박출량

이상의 내용을 간단하게 정리해보자면 평소에는 활동한 만큼 심박출량이 증가한다고 할 수 있다. 근육 운동을 하면 근육으로 가는 국소혈류량이 증가할 것이고, 술을 마시면 간으로 가는 국소혈류량이 증가할 것이다. 공부를 하면 뇌로 가는 혈류량이 증가할 것이고 식사를 하면 위장으로 가는 국소혈류량이 증가할 것이다. 그리고 이런 모든 국소혈류량의 합이 정맥환류량이 되고 심박출량이 된다.

하지만 심한 운동을 하거나 위급 시에는 조금 다르다. 이때에는 교감신경이 흥분하면서 더 많은 심박출량이 이루어진다. 더 정확하게는 말하자면 평상시에도 교감신경이 어느 정도 흥분파를 내고 있다가 위급한 상황에서는 교감신경이 평소보다 더 흥분하게 되면서 심박출량이 증가하게 되는 것이다. 교감신경이 흥분할 때는 내장이나 피부로 가는 혈류량이 줄어들게 되고 근육으로 가는 혈류량이 늘어나게 된다.

엄마가 아들한테 용돈을 주는 방식을 통해서 비유를 해보자면 다음과 같다. 평소에는 아들이 어느 정도 용돈을 가지고 있으면서 아들이 돈을 쓰면 엄마가 쓴 만큼 용돈을 채워준다. 그러다가 급한 일이 있거나 중요한 일이 생기면 미리 용돈을 많이 주어 위급한 상황을 대비하게끔 하는 것을 의미한다.

● 표 45. 심장 펌프의 두 가지 조절기전

내인성 조절기전	활동량에 비례해서 심박출량이 증가한다.
자율신경 조절기전	위급한 상황에 심박출량이 미리 증가한다.

한의학과 인체에 관한 小考

세 번째 이야기

온수보일러와 온수파이프

이번에는 온수보일러와 온수파이프에 대한 이야기를 해보려고 한다(그림 50). 온수보일러에서 온수가 나오면 온수파이프에 흐르면서 인체 구석구석을 따뜻하게 데우게 된다. 인체 가장 표면에 있는 온수파이프는 중요한 기능이 한 가지 더 있는데, 온수파이프가 좁아졌다 늘었다 하면서 열발산을 조절하는 기능이다. 이 표면에 위치한 온수파이프는 피부의 혈관이라고 할 수 있으며, 피부에 흐르는 혈류에 대해서는 다음과 같이 설명되고 있다.

"피부에 흐르는 혈액의 양은 체온조절과 밀접한 관련이 있다. 심부의 열은 혈액에 실려 체표로 이동된 후 주변 환경으로 소실된다. 따라서 피부와 피하에 흐르는 혈액량에 의해 체열의 소실이 결정된다."

앞으로 이야기하는 온수파이프에 대한 이야기는 이 열발산을 조절하는 온수파이프를 지칭하는 것으로 하고자 한다. 오장이 위치해 있는 온수보일러 부분은 온수를 내보내는 역할을 하기 때문에 열생산과 관련된 부분이라고 할 수 있으며 경락으로는 음경락과 관련이 있다. 말초혈관에 해당하는 온수파이프 부분은 열발산과 관련된 부분이라고 할 수 있으며 경락으로는 양경락과 관련이 있다.

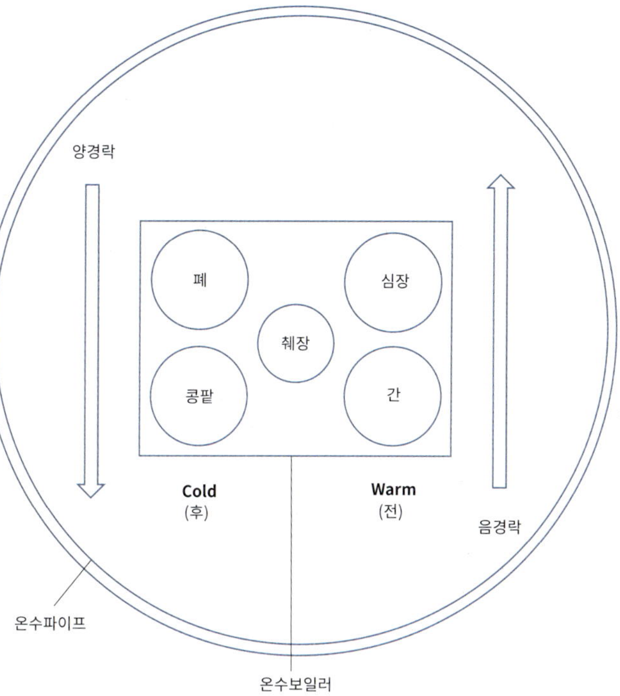

● 그림 50. 온수보일러와 온수파이프

온수보일러와 온수파이프의 역할

그렇다고 한다면 이 온수보일러와 온수파이프의 가장 중요한 역할은 무엇일까? 인체에서 가장 중요한 역할은 중심체온의 유지라고 할 수 있기 때문에 온수보일러와 온수파이프의 가장 중요한 역할 역시 중심체온의 유지, 즉 체온의 보존이라고 할 수 있을 것이다.

한의학이야기 18편에서 "생명체의 껍질은 내부에 비해서 딱딱하고 차갑고 건조하다. 그런데 딱딱하고 차갑고 건조한 껍질이 내부의 따뜻하고 습하고 말랑말랑한 상태를 보존해주는 역할을 하는 것이다. 앞서 육기를 설명하면서 차가운 것은 太陽에 해당하고 딱딱한 것은 少陽 그리고 건조한 것은 陽明에 해당한다고 하였으며, 따뜻한 것은 少陰에 해당하며 말랑말랑한 것은 厥陰 그리고 습한 것은 太陰에 해당한다고 설명하였다. 즉, 생명체를 껍질과 내부로만 나눈다면 껍질에는 三陽의 기운이 흐르고 내부에는 三陰의 기운이 흐르게 된다."라고 하였다.

즉, 생명체의 핵심은 열에너지의 보존이고 이를 위해서 내부에서는 열을 지속적으로 생산하고 동시에 껍질은 차가우면서 열발산을 억제하는 것이 생명체를 지속 가능하게 해준다고 할 수 있다. 온수보일러는 열생산을 담당하기 때문에 熱이라는 기운을 만들어 내며, 음경락에는 熱이라는 기운이 흐르게 된다. 온수파이프는 '열발산의 억제'를 담당하기 때문에 寒이라는 기운을 만들어 내며, 양경락에는 寒이라는 기운이 흐르게 된다.

- 온수보일러: 열생산 담당 → 음경락에 熱이 흐르면서 상행
- 온수파이프: 열발산의 억제 담당 → 양경락에 寒이 흐르면서 하행

음경락에 흐르는 熱과 양경락에 흐르는 寒

음경락에는 흐르는 기운은 熱이 본질이 되고, 양경락에는 흐르는 기운은 寒이 본질이 되기 때문에 고대인들은 음경락과 양경락의 오수혈 순서를 다르게 배치해 놓았다. 즉, 음경락의 순서는 木火土金水가 되고, 양경락의 순서는 金水木火土가 된다. 한의학이야기 33편에서 음경락과 양경락의 오수혈 순서의 차이에 대해서 다음과 같이 소개하였다.

"음경락에는 熱, 風, 濕 세 가지 기운이 상행하며, 양경락에는 寒, 火, 燥 세 가지 기운이 하행한다고 하였다. 하지만 이 중에서 가장 중요한 기운을 하나씩 뽑으라고 한다면 당연히 熱과 寒이라고 할 수 있을 것이다. 따뜻한 기운의 시작은 가열 즉, 木이 되고 차가운 기운의 시작은 냉각, 즉 金이 된다(그림 51). 계절로 치면 따뜻한 기운의 시작은 봄이 되고 차가운 기운의 시작은 가을이 된다. 가열은 기운을 상

승시키고 냉각은 기운을 하강시킨다. 오수혈 중의 井穴은 시작을 의미하는데, 음경락은 木穴이 井穴이 되고 양경락은 金穴이 井穴이 된다."

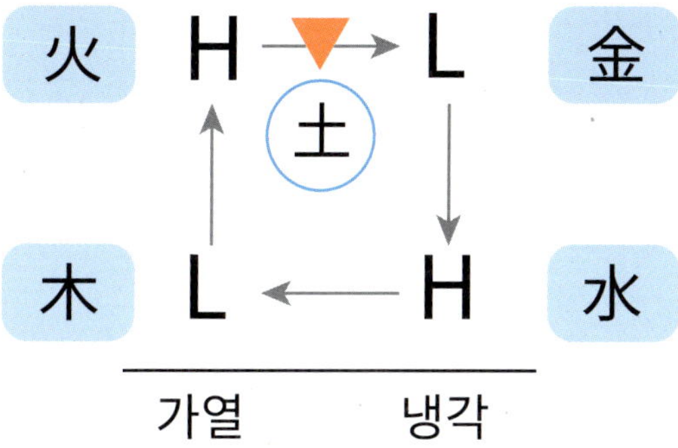

● 그림 51. 木과 金: 가열의 시작과 냉각의 시작

육기 중에서도 熱과 寒은 상승과 하강을 이끄는 근원적인 힘이 되기 때문에 가장 본질적인 기운이라고 할 수 있다. 음경락에 흐르는 기운은 본질이 熱이 되기 때문에 음경락은 火穴이 핵심이 되고, 따뜻한 기운은 가열에서 시작하기 때문에 음경락은 木穴에서 시작한다. 양경락에 흐르는 기운은 본질이 寒이 되기 때문에 水穴이 핵심이 되고, 차가운 기운은 냉각에서 시작하기 때문에 양경락은 金穴에서 시작한다.

한의학과 인체에 관한 小考

네 번째 이야기

열생산과 熱 그리고 열발산의 억제와 寒

음경락에 흐르는 기운이 熱이 본질이 된다면 이는 열생산에 의해서 생긴 결과라고 할 수 있으며, 양경락에 흐르는 기운이 寒이 본질이 된다면 이는 열발산의 억제에 의해서 생긴 결과라고 할 수 있을 것이다.

열생산에 대해서는 한의학이야기 10편에서 다음과 같이 소개하고 있다. "첫째, 심박출량은 일생에 걸쳐 신체의 전반적인 대사 수준에 거의 정확히 비례하여 조절되고 있다고 하였으며, 둘째, 대사를 통해서 몸 전체에 사용된 모든 필수적인 에너지는 궁극적으로 열로 바뀌게 된다고 하였다. 그러므로 심박출량은 대사 및 그로 인해서 생산되는 열에너지와 비례한다는 결론을 얻을 수 있다. 즉, 인간이 살아가려면 끊임없이 열에너지를 생산해낼 수 있어야 하고, 생산되는 열에너지의 양은 심박출량에 비례한다는 것이다." 즉, 음경락에 흐르는 熱이라는 기운은 '열생산=대사량=심박출량'의 결과라는 것이다.

열발산의 억제, 즉 말초저항 증가에 대해서는 한의학이야기 46편에서 다음과 같이 소개하고 있다. "표면이 차갑다는 것은 피부혈류량이 적어지면서 열발산을 억제하는 것을 의미한다. 말초 혈관이 좁아지고 저항이 커지면 피부혈류량이 줄어들고 열발산이 억제된다." 즉, 양경락에 흐르는 寒이라는 기운은 '열발산 억제=말초저항 증가=피부혈류량 감소'의 결과라고 할 수 있다. 말초저항이 과도하게 증가해서 생긴 고혈압은 이런 측면에서 보면 양경락의 寒氣가 과도해서 생겼다고도 할 수 있을 것이다.

- 온수보일러=심박출량=열생산 담당 → 음경락에 熱이 흐르면서 상행
- 온수파이프=말초저항=열발산의 억제 담당 → 양경락에 寒이 흐르면서 하행

교감신경과 음경락의 熱과 양경락의 寒

인체는 중심체온을 보존하기 위해서 지속적으로 열생산을 유지해 내야 하고, 동시에 열발산을 억제해 내야 한다. 그리고 한의학이야기 37편에서 체온조절에는 자율신경 중에서도 교감신경이 전적으로 관여하게 된다고 하였다.

그렇다고 한다면 교감신경은 열생산을 유지해내고 열발산을 억제하기 위해서 평소에 어떤 준비를 하고 있을까? 이번에는 교감신경이 열생산과 '열발산의 억제'를 위해서 평상시에 어떤 준비를 하고 있는지에 대해서 소개해보고자 한다.

우선 평소에 교감신경이 열생산에 관여하고 있는 상황은 다음과 같이 설명되고 있다.

"정상 상태에서 교감신경은 심장에 대해 느리긴 하지만 일정하게 흥분파를 내고 있기 때문에 이로 인해 심장기능은 교감신경 자극이 없는 상태에 비해 30%가량 증가된 상태로 유지되고 있다."

다음으로 교감신경이 열발산의 억제에 관여하고 있는 상황은 다음과 같이 설명되어지고 있다.

"정상 상태에서 혈관 운동중추의 혈관수축 부위는 1초당 1.5-2개 정도의 지속적인 흥분파를 전신의 혈관수축신경에 보낸다. 이 흥분파는 교감신경성 혈관수축 섬유를 통해 혈관을 지속적으로 수축시켜(sympathetic vasoconstrictor tone)

적절한 수축상태를 유지케 하는데 이를 혈관운동의 긴장도(vasomotor tone)라고 한다."

이렇게 정상 상태에서도 교감신경이 심장과 말초혈관에 흥분파를 내면서 열생산 그리고 열발산의 억제에 관여하고 있는 것이다. 그러므로 평상시에도 음경락에 熱氣가 흐르고 양경락에 寒氣가 흐르면서 경락현상이 지속되는 이유는 교감신경의 관여와도 관련이 있다고 할 수 있다(표 46). 정상 상태에서의 교감신경의 관여는 체온을 유지하기 위한 목적도 있고 동맥압을 유지하기 위한 목적도 있을 것이다. 그리고 체온이 일정하게 유지되기 위해서는 동맥압이 유지되면서 순환기능이 멈추면 안 되기 때문에 체온의 유지와 동맥압의 유지는 서로 밀접한 관련이 있다.

● **표 46.** 온수보일러와 온수파이프 그리고 교감신경의 관여

구조	의미	주된 역할	교감신경의 관여	경락에 흐르는 기운
온수보일러	심박출량	열생산 담당	심장의 흥분파	음경락에 흐르는 熱
온수파이프	말초저항	열발산 억제	혈관의 수축상태 유지	양경락에 흐르는 寒

교감신경의 흥분파와 오행의 성질

정상 상태에서 교감신경의 흥분파에 의한 심장기능은 교감신경의 자극이 없는 상태에 비해 30%가량 증가된 상태로 유지가 되고 있다고 하였고, 말초혈관은 적절한 수축상태를 유지하고 있다고 하였다. 그리고 심박출량이 증가하면 열생산이 많아지기 때문에 熱氣를 생산한다고 하였으며, 말초혈관이 수축하면 피부가 차가워지기 때문에 寒氣를 생산한다고 하였다. 이번에는 교감신경의 흥분파에 대해서 오행의 성질을 이용해서 조금 더 분석해보고자 한다.

한의학이야기 8편에서 오행의 성질을 木은 따뜻해지려는 성질, 火는 따뜻한 성질, 土는 바뀌려는 성질, 金은 차가워지려는 성질, 水는 차가운 성질을 의미한다고 설명하였기 때문에 오행의 성질을 이용해서 심박출량의 증감과 말초혈관의 혈류

량을 분석해보면 다음과 같이 표현할 수 있다.

심박출량의 증감을 오행의 성질을 이용해서 분석해보자면 木은 간헐적 심박출량의 증가, 火는 지속적 심박출량의 증가, 金은 간헐적 심박출량의 감소, 水는 지속적 심박출량의 감소라고 표현할 수 있다. 그러므로 교감신경이 심장에 보내는 지속적인 흥분파는 오행 중에서는 火의 성질을 가지고 있다고 할 수 있다.

이번에는 말초혈관의 혈류량을 오행의 성질로 나눠서 생각해보면 木은 간헐적 말초혈관의 확장, 火는 지속적 말초혈관의 확장, 金은 간헐적 말초혈관의 수축, 水는 지속적 말초혈관의 수축이라고 표현할 수 있다. 교감신경의 흥분파는 말초혈관을 지속적으로 수축시키기 때문에 말초혈관에 보내는 지속적인 흥분파는 오행 중에서는 水의 성질을 가지고 있다고 할 수 있다(표 47).

● **표 47.** 교감신경의 흥분파와 오행

교감신경의 흥분파	기능	생산하는 기운	오행의 성질
심장에 보내는 흥분파	지속적 심박출량의 증가	熱	火
말초혈관에 보내는 흥분파	지속적 말초혈관의 수축	寒	水

심박출량의 증가로 인해 열생산이 증가하면 음경락에 熱氣가 흐르게 되고, 평상시 교감신경이 심장에 보내는 흥분파는 오행으로는 火의 성질을 띠게 된다. 말초혈관의 수축에 의해 열발산이 억제가 되면 양경락에 寒氣가 흐르게 되고, 평상시 교감신경이 말초혈관에 보내는 흥분파는 오행으로는 水의 성질을 띠게 된다. 오수혈에서는 음경락의 火穴과 양경락의 水穴이 각각 음경락과 양경락의 핵심 혈자리가 되는데, 이들은 모두 오수혈의 滎穴이 된다. 핵심 혈자리라는 표현은 음경락과 양경락의 성격을 가장 잘 반영하고 있는 혈자리라는 의미이다.

한의학과 인체에 관한 小考

다섯 번째 이야기

육부는 왜 양경락과 연결이 될까?

오장은 온수보일러에 해당하고 보일러에서 내보내는 온수의 양과 세기 그리고 온도를 조절하는데 관여하게 된다. 즉, 오장은 혈액순환에 참여하면서 인체의 열생산에 관여하기 때문에 음경락의 이름과 오장이 연결되어 있다고 할 수 있다. 그러면 양경락의 이름과 육부는 왜 연결이 되어 있을까? 양경락은 열발산과 관련이 있다고 하였는데, 육부는 열발산하고 어떤 관계가 있을까? 우선 육부에 흐르는 혈류량은 오장에 비해서 많지 않기 때문에 직접적으로 열발산에 관여하는 역할은 크지 않다고 할 수 있다. 그럼에도 불구하고 고대인들은 육부와 양경락의 이름을 연결시켜 놓았다. 대체 왜 그랬을까?

인체는 위기 상황에서는 오장과 육부 중에서 우선순위가 생기게 되는데, 오장이 더 우선이라고 할 수 있다. 보다 더 단순하게 설명해보자면 위기 상황에서는 혈액순환이 위장기능보다 더 중요하다. 왜냐하면 혈액순환에 문제가 생기면 바로 생명현상을 위협할 수 있기 때문이다. 평상시에는 교감신경과 부교감신경의 밸런스가 중요할지 모르지만 위급할 때는 교감신경의 역할이 훨씬 중요하다. 교감신경이 흥분하게 되는 상황이 되면 한가하게 음식을 먹으면서 소화를 시키고 있을 수가 없기 때문에 육부의 움직임이 상당히 억제가 되는 것이다. 그러므로 육부의 움직임은 육부 단독으로 생각할 수 없으며, 열생산 그리고 열발산과 함께 생각해보아야 한다.

열발산 역시 마찬가지이다. 열발산의 촉진과 억제는 열발산 단독으로 결정된다고 할 수는 없으며, 궁극적으로 열생산의 상황에 따라서 다르게 나타난다고 할 수 있다. 그러므로 결국 열생산의 상황에 따라서 열발산의 정도가 결정이 되고 육부의 움직임 역시 영향을 받는다고 할 수 있다. 그리고 열생산의 양과 심박출량은 비례한다고 하였기 때문에 심박출량의 상황에 따라서 열발산과 육부의 움직임이 영향을 받는다고도 할 수 있을 것이다.

앞서 심박출량은 내인성 조절기전과 자율신경의 두 가지 조절기전에 의해서 조절된다고 하였으니 두 가지 조절기전에 따라 각각 나눠서 열발산과 육부의 움직임이 어떻게 영향을 받는지 살펴보고자 한다. 즉, 자율신경이 적극적으로 관여하는 상황과 그렇지 않는 상황으로 나눠서 살펴보고자 한다. 물론 이 두 가지가 엄밀하게 나뉘는 것은 아니지만, 여기서는 엄밀하게 나뉜다고 가정하고 설명을 이어나가고자 한다.

양경락과 육부의 동기화

우선 위기 상황에서 교감신경이 흥분하게 되면 심박출량이 증가하여 체내 열생산이 증가하게 되고, 동시에 열발산을 억제하기 위해 말초혈관이 수축하게 된다. 이와 함께 교감신경이 흥분하면 위장기능 역시 억제가 된다. 위기 상황이 해소가 되고 나면 비로소 교감신경이 억제가 되고 부교감신경이 흥분하게 된다. 이때는 열생산이 감소하면서 동시에 열발산이 증가하게 되고 위장 역시 활발하게 움직이기 시작한다(표 48).

다만 열생산이 감소한다는 것은 교감신경이 흥분했을 때에 비해서 감소한다는 것이지, 정상 상태 이하로 감소하는 것을 의미하는 것은 아니다. 즉, 교감신경이 억제되고 나서 일반적으로 심박수와 혈압이 정상으로 되돌아오는 것이지 정상 수치 이하로 떨어지는 경우는 드물다고 할 수 있다.

● 표 48. 자율신경, 열생산과 열발산 그리고 음양경락

교감신경 흥분/ 부교감신경 억제	열생산 촉진	음경락 항진(裏熱 증가)
	열발산 억제/위장기능 억제	양경락 항진(表寒 증가)
교감신경 억제/ 부교감신경 흥분	열생산 억제(회복)	음경락 억제(裏熱 감소)
	열발산 촉진/위장기능 촉진	양경락 억제(表寒 감소)

평상시 활동의 많고 적음에 따라서는 조금 다르게 접근할 수 있다. 이때는 자율신경의 관여가 적은 상황이며, 활동의 많고 적음, 즉 대사량에 따라서 심박출량이 결정되는 시기라고 할 수 있다. 활동이 많을 경우에는 열생산이 증가하고 그에 따라 열발산도 증가하면서 손발이 따뜻해질 것이다. 이때는 위장 움직임 역시 활발해지면서 식욕도 좋아지고 소화도 잘 되게 된다. 반대로 몸이 약해지면서 활동이 적어지게 되면 열생산이 적어지고 열발산도 적어져서 손발이 차가워질 것이다. 이때는 위장 움직임 역시 약해져서 식욕이 줄어들고 소화도 잘 안되게 된다(표 49).

자율신경의 관여가 적은 상황에서 심장의 펌프기능은 심박수나 혈압에 큰 변화가 있기 보다는, Frank Starling 기전이 위주로 작동하기 때문에 1회 박출량이 증가하거나 감소하는 형태로 심박출량이 증가하거나 감소하게 된다.

● 표 49. 신진대사, 열생산과 열발산 그리고 음양경락

활동이 많아짐/ 신진대사 증가	열생산 촉진	음경락 항진(裏熱 증가)
	열발산 촉진/위장기능 촉진	양경락 억제(表寒 감소)
활동이 적어짐/ 신진대사 감소	열생산 억제	음경락 억제(裏熱 감소)
	열발산 억제/위장기능 억제	양경락 항진(表寒 증가)

요컨대 육부가 양경락과 연결되는 이유는 열발산과 위장기능이 함께 움직이기 때문이다. 즉, 동시에 움직인다는 것을 뜻하는 'synchronized'라는 표현이 어울릴 것 같다. 열발산과 위장기능이 함께 움직이는 것은 자율신경이 적극 관여하는 경우

와 그렇지 않은 경우 모두 마찬가지이다. 교감신경이 흥분하거나 신진대사가 감소하면 열발산과 위장기능이 함께 억제가 되고, 교감신경이 억제가 되거나 신진대사가 활발해지면 열발산과 위장기능이 함께 촉진된다.

양경락이 억제가 될 때 위장기능이 촉진된다

위장의 움직임도 밑으로 향하고 양경락도 하강하기 때문에 위장의 움직임이 활발해야 양경락 역시 항진되지 않을까라고 생각할 수 있지만 그렇지 않다. 오히려 반대로 양경락이 항진이 될 때 위장기능은 억제가 되고, 양경락이 억제가 될 때 위장기능이 촉진된다.

인체의 표면이 차가워진다는 것은 말초혈관이 수축해서 피부혈류량이 감소해서 생기게 되며, 내부의 열을 보호하기 위해서 열발산을 억제해야 하는 상황이다. 위기상황일 수도 있고 추위에 노출되는 경우일 수도 있으며 신진대사가 떨어진 경우일 수도 있다. '중심체온의 보존' 이것만큼 인체에서 급한 일이 없으며 이를 위해 교감신경이 흥분하면서 말초혈관이 수축하게 된다. 특히 교감신경의 α수용체가 흥분하면서 말초혈관이 수축하고 체표가 차가워지게 된다. 말초혈관이 수축한다는 것은 양경락에 흐르는 寒氣가 증가하는 상태라고 할 수 있다. 위기가 해소되거나 날씨가 따뜻해지거나 신진대사가 활발해지면 '중심체온의 보존'이 조금 여유로워진다. 이때야 비로소 교감신경이 억제되고 다시 정상 상태로 회복된다. 이때부터는 열발산도 잘 이루어지고 위장으로의 혈류량도 늘게 되며 위장의 움직임 역시 활발해진다.

요컨대 양경락이 억제가 된다는 것은 말초혈관이 확장하면서 양경락의 寒氣가 줄어든 상태를 의미하며, 이렇게 교감신경이 억제가 되고 부교감신경이 활발해진 상태가 되어야 비로소 열발산도 잘 이루어지고 위장기능도 활발하게 된다.

교감신경억제+부교감신경흥분 → 말초혈관 확장+양경락의 寒氣 감소
→ 열발산 증가+위장기능 촉진

임상적으로도 위장기능이 약해진 환자를 침으로 치료할 때는 오수혈 중에서도 양곡, 해계(위정격의 補穴)와 같은 火穴이나 족삼리, 곡지(대장정격의 補穴)와 같은 土穴을 선택하는 경우가 많으며, 양경락을 차갑게 만드는 金穴이나 水穴을 선택해서 치료하는 경우는 거의 없다.

양약 중에서도 위장운동 촉진제의 경우 기전에 따라서 5HT 수용체 작용제(agonist), 도파민 수용체 길항제(antagonist), 모틸린 수용체 작용제 등이 있는데, 도파민 수용체 길항제의 경우 카테콜라민 중의 하나인 도파민의 수용체를 억제함으로써 위장기능을 촉진시키는 역할을 한다. 이 역시도 교감신경의 억제를 통해서 위장기능을 촉진시키는 기전을 활용한 것이다.

하지만 교감신경의 자극이 위장기능과 항상 길항관계에 있는 것은 아니다. 교감신경 자극은 소화관 분비샘에 대해 양면적인 효과가 있다. 단지 교감신경 자극만으로는 일반적으로 분비를 약간 증가시킨다. 만약 이미 부교감신경 자극이나 호르몬 자극에 의해 분비샘들이 현저한 분비를 일으키고 있다면, 이때 동시에 일어나는 교감신경 자극은 대개 분비를 감소시키는데 이는 혈관 수축으로 인한 혈액 공급 감소 때문이다.

한의학과 인체에 관한 小考

여섯 번째 이야기

양경락의 위치

고대인들이 그려 놓은 음경락과 양경락의 위치를 보면 인체의 전후(음경락=前, 양경락=後)가 되기도 하고 표리(음경락=裏, 양경락=表)가 되기도 하게 애매하게 그려 놓은 것을 볼 수 있다. 그렇다고 한다면 양경락, 즉 인체의 온수파이프는 인체의 후면에 위치하면서도 표면에 위치하는 것일까? 이 부분에 대해서는 한의학이야기 18편에서 다음과 같이 소개하였다. "인체의 표면은 내부에 비해서 상대적으로 차가워지기 때문에 결과적으로 하강기류가 생길 수 있을 것이다. 인체의 전면에는 기본적으로 상승기류가 이루어지지만 가장 바깥에 있는 표면은 차가워지면서 하강기류가 생기기 때문에 인체의 전면에는 음경락과 함께 양경락이 흐르게 된다고 할 수 있다. 이 상황들을 정리해보면 다음과 같이 정리해볼 수 있을 것이다(그림 52)."

- 첫째, 인체 전면에 위치한 간과 심장은 열생산에 관여하고 인체 후면에 위치한 폐와 콩팥은 냉각기능과 관여한다. 그래서 음경락은 인체의 전면으로 지나가고 양경락은 인체의 후면으로 지나간다.
- 둘째, 인체의 심부에서는 열생산이 이루어지고 인체의 표면에서는 열발산을 억제하면서 차가워진다. 차가워진 표면으로 인해 양경락은 인체를 감싸면서 흐르게 되고, 그래서 인체의 전면으로는 음경락과 양경락이 함께 흐르게 된다.

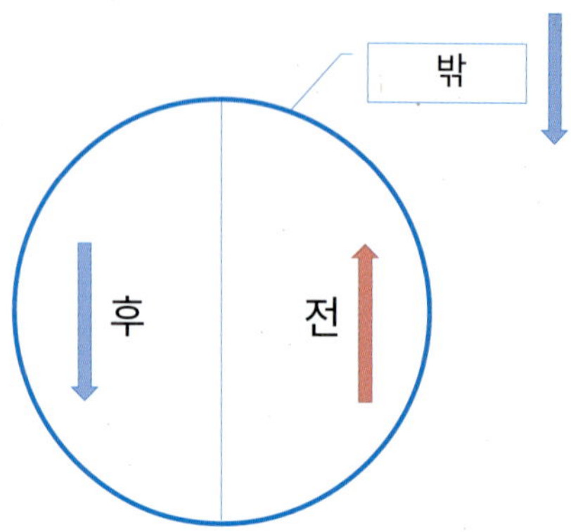

● 그림 52. 경락의 구조(표면과 내부/전면과 후면)

양경락의 흐름을 결정하는 것은 육부가 아니다

양경락의 이름을 보면 육부와 대응이 되고 있지만, 이는 synchronized, 즉 동시에 움직이기 때문이지 육부가 양경락의 흐름을 만들어낸다는 뜻은 아니다. 어떠한 흐름이던지 일정한 흐름을 만들어내려면 높은 압력차가 필요한데, 육부에서 만들어지는 압력은 크지 않기 때문에 육부에서 경락의 흐름을 만들어내는 것은 역부족이다. 그러므로 높은 압력차를 만들어내서 경락의 유주방향을 결정하는 것은 오장이라고 할 수 있다. 이에 대한 내용으로는 한의학이야기 16편, 26편 그리고 27편 등에서 필자가 만든 두 가지 가설과 함께 소개하였으며, 이를 다시 소개해보면 다음과 같다.

첫째, 심장과 콩팥에 생기는 높은 압력과 간과 폐에 생기는 낮은 압력에 의해서 체액은 다음 그림과 같이 이동하거나 이동하는 힘이 생길 것이다(그림 53). 여기에서 상승하고 하강하는 힘은 횡격막 위와 아래의 밀도차에 의해서 생긴다. 횡격막 아래에 있는 체액이 따뜻해지면서 가벼워지면 밀도가 낮은 횡격막 위로 향하는 힘이 생기며, 횡격막 위에 있는 체액이 차가워지면서 무거워지면 밀도가 높은 횡격막 아래로 향하는 힘이 생길 것이다.

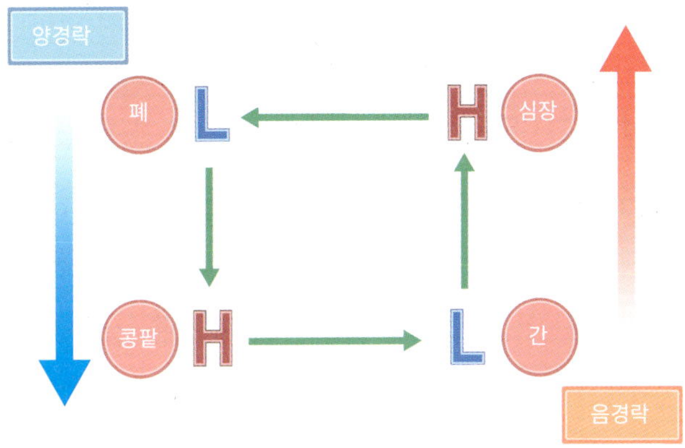

● **그림 53.** 열순환과 경락 그리고 장부

둘째, 유체는 압력차에 의해서 이동하기 때문에 다음과 같은 흐름 역시 예상해 볼 수 있다(그림 54). 횡격막 위에서는 압력이 높은 인체 전면(심장)에서 손끝으로 체액이 이동했다가, 압력이 낮은 인체 후면(폐)으로 체액이 돌아온다. 횡격막 아래에서는 압력이 높은 인체 후면(콩팥)에서 발끝으로 체액이 이동했다가, 압력이 낮은 인체 전면(간)으로 체액이 돌아온다.

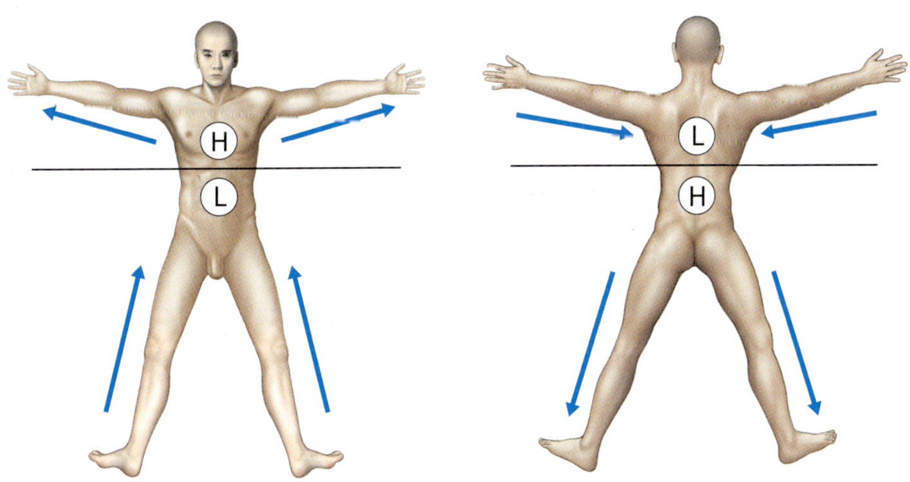

● **그림 54.** 팔나리에서 경락의 유주방향

콩팥과 족삼양경

위의 두 가지 가설과 그림을 종합해보면 양경락의 흐름을 만들어내는 압력은 폐와 콩팥이라고 할 수 있다. 폐에 생기는 낮은 압력은 수삼양경락의 하강기류를 만들어내며, 콩팥에 생기는 높은 압력은 족삼양경락의 하강기류를 만들어낸다.

여기에 한 가지 사실을 덧붙이자면 대부분의 체표를 감싸고 있는 것은 양경락 중에서도 족삼양경락이라는 점이다. 족삼양경락은 상지만 빼고 머리끝부터 발끝까지 인체를 감싸듯이 흐르고 있다. 즉, 인체의 가장 바깥을 둘러싸고 있으면서 열 발산을 조절하는 역할을 하는 양경락은 수삼양경락보다는 족삼양경락이 위주가 된다고 할 수 있으며, 족삼양경락의 유주는 콩팥에서 만들어지는 높은 압력과 관계가 있다고 하였다.

콩팥과 말초저항 그리고 혈압

콩팥과 말초저항 그리고 혈압에 관한 몇 가지 사실들을 나열해보면 다음과 같다.

첫째, 혈압은 심박출량과 총 말초저항에 의해 결정되며 총 말초저항이 증가하면 혈압은 상승한다. 말초저항이 증가하여 혈압이 높아지면 콩팥은 즉시 혈압-이뇨와 혈압-소듐이뇨를 일으킨다.

둘째, 총 말초저항이 오랫동안 정상보다 증가되어 있거나 감소되어 있는 여러 조건에서도 염분과 수분이 콩팥에서 정상적으로 배설되면 심박출량과 혈압은 적절하게 조절된다.

셋째, 혈압이 내려가면 레닌-안지오텐신 계가 작동하게 되고 혈압이 상승하게 되는데 2가지 효과를 통해 혈압을 증가시킨다. 첫 번째는 세동맥이 수축하면 말초저항이 증가하여 혈압이 상승하는 것이고, 두 번째 기전은 콩팥에서 염분과 수분의 배설을 감소시키는 것이다.

- 말초저항 증가 → 혈압 상승 → 콩팥에서 혈압-소듐이뇨 증가 → 혈압 하강
- 혈압 하강 → 레닌-안지오텐신 계가 작동 → 말초저항 증가+염분과 수분 배설 감소 → 혈압 상승

이와 같은 사실들은 말초저항이 콩팥의 혈압 조절기능, 즉 체액 조절과 서로 영향을 주고받으면서 밀접한 관련이 있다는 점을 알려주고 있다. 이는 인체의 가장 바깥을 둘러싸고 있으면서 열발산을 조절하는 족삼양경락의 유주방향이 콩팥에 생기는 높은 압력에 의해서 결정된다는 점과 일맥상통한다고 볼 수 있다.

한의학과 인체에 관한 小考

일곱 번째 이야기

말초저항과 콩팥 그리고 고혈압

지난 편에서 "말초저항이 콩팥의 혈압 조절기능, 즉 체액 조절과 서로 영향을 주고 받으면서 밀접한 관련이 있다."고 하였는데 구체적으로 어떤 관계가 있는지 조금 더 살펴보고자 한다. 앞서 말초저항이 증가하면 혈압이 상승하면서 콩팥에서 혈압-소듐이뇨가 증가한다고 하였다.

말초저항 증가 → 혈압 상승 → 콩팥에서 혈압-소듐이뇨 증가 → 혈압 하강

그리고 한의학이야기 52편에서 본태성 고혈압 환자에서 "콩팥의 혈압-소듐이뇨기능이 감소되어 혈압이 높지 않거나 콩팥기능이 개선되지 않으면 적절한 양의 염분과 수분의 배설이 이루어지지 않는다."고 하였으며, 지난 편에서 "총 말초저항이 오랫동안 정상보다 증가되어 있거나 감소되어 있는 여러 조건에서도 염분과 수분이 콩팥에서 정상적으로 배설되면 심박출량과 혈압은 적절하게 조절된다."라고도 하였다.

즉, 콩팥기능이 정상이면 말초저항이 증가하고 혈압이 상승하더라도 혈압-소듐이뇨가 증가하면서 혈압이 정상이 되지만, 콩팥기능이 망가지면 말초저항이 증가

하고 혈압이 상승하더라도 혈압-소듐이뇨가 감소되어 고혈압이 된다는 의미이다.

신장기능 저하와 고혈압

신기능 저하, 즉 사구체여과율의 감소가 고혈압 발생에 주요 원인이 된다는 것은 여러 방법으로 증명되고 있다. 염분 민감성 고혈압 쥐의 신장을 정상 쥐에게 이식할 경우 염분 민감도가 전이되며, 고혈압에 의한 말기신장병 환자가 정상 혈압을 가진 공여자로부터 신장이식을 받을 경우 고혈압이 회복된다. 교감신경계, 레닌-안지오텐신계, 저포타슘(칼륨) 식사, 사이클로스포린 등의 약물사용에 의해 지속적으로 신혈관수축이 일어나면 세관-간질 부위 염증과 혈관평활근 세포 증식 등 미세신손상이 유발되어 세관에서는 소듐(나트륨) 재흡수가 증가되고, 사구체에서는 소듐 여과가 감소되어 소듐 저류가 유발된다. 이로 인하여 혈압-이뇨 곡선은 우측으로 이동하고 혈압이 상승함으로써 세관 허혈과 소듐 운용이 정상화된다(그림 55).

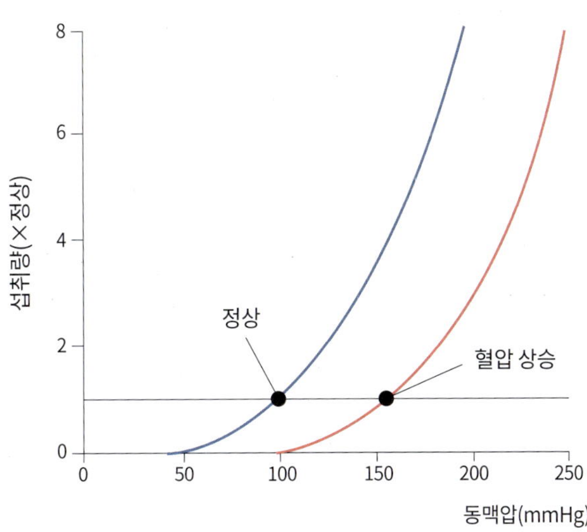

● **그림 55.** 혈압-나트륨뇨배설 곡선이 오른쪽 방향으로 옮겨서 혈압이 상승하는 경우

요컨대 고혈압은 신기능 저하가 동반되어 나타난다는 것이다. 그리고 신기능이 저하가 되는 데는 지속적인 신혈관수축, 소듐 재흡수 증가 그리고 소듐 저류와 같은 기전을 통해서 혈압이 상승하게 된다.

양경락이 지속적으로 항진되면 콩팥은 망가진다

앞서 '신혈관수축이 지속되면 콩팥은 망가진다'라고 하였다. 총 말초저항이 증가하면 신혈관의 저항이 동시에 증가하기 때문에, 신혈관수축이 지속된다는 것은 총 말초저항 역시 증가해있음을 의미한다. 말초저항이 증가하는 것은 열발산을 억제하는 양경락이 항진된다는 것을 의미한다고 하였으므로, 이를 한의학적 표현으로 바꿔보면 '양경락이 지속적으로 활성화하면 콩팥은 망가진다'라고 바꿔서 표현해볼 수 있다.

지속적인 신혈관수축에 의해 신기능 저하가 생기면서 고혈압이 생기게 되는 것이다. 어떤 면에서 보자면 지속적으로 신혈관수축이 일어나게 되면 콩팥으로 가는 혈류량이 줄어들면서 콩팥이 손상되기 때문에, 고혈압이란 인체가 혈압을 높여서 콩팥으로 가는 혈류량을 늘려 이 상황을 극복하고자 하는 노력의 결과가 아닐까라고도 생각해볼 수 있을 것 같다.

말초혈관이 지속적으로 수축하게 되면 신혈관이 수축하게 되고 콩팥이 망가지면서 고혈압이 생기게 되는데, 이것 역시 한의학적 표현으로 바꿔보면 '양경락이 지속적으로 항진되면 신혈관을 수축시키고 콩팥을 망가뜨리며 고혈압을 일으키게 된다'라고 표현해 볼 수 있다. 콩팥의 높은 압력에 의해서 족삼양경락의 유주방향이 결정된다고 하였지만, 거꾸로 양경락의 지나친 항진은 콩팥의 기능을 망가뜨리게 된다는 것이다. 콩팥이 망가지면 다시 말초저항이 증가하면서 고혈압이 되기 때문에, 양경락이 지속적으로 항진되면 콩팥이 망가지고 콩팥이 망가지면 다시 양경락의 항진이 지속되는 악순환이 된다고 할 수 있다.

말초혈관의 지속적인 수축 → 콩팥의 기능 저하 → 혈압 조절 능력 상실
→ 말초저항 증가 지속 → 고혈압

말초혈관의 지속적인 수축을 '양경락의 지속적인 항진'이라는 한의학적 표현으로 바꾸면 다음과 같이 표현할 수 있다.

양경락의 지속적인 항진 → 콩팥의 기능 저하 → 혈압 조절 능력 상실
→ 양경락의 항진 지속 → 고혈압

신장기능과 지황

腎陰虛를 개선한다고 할 때 가장 먼저 떠오르는 약재가 지황이라고 할 수 있다. 지황의 주요 성분은 catalpol이기 때문에 catalpol의 효능을 살펴보면 지황의 효능을 어느 정도 유추해 볼 수 있을 것이다. 특히 catalpol의 효능 중에서도 콩팥에 미치는 영향을 살펴보고자 한다.

우선 고혈압을 유발한 쥐에게 catalpol을 투여하게 되면 catalpol을 투여하지 않는 쥐에 비해서 용량 의존적으로 혈압이 떨어지게 된다. 수축기혈압과 이완기혈압 모두 떨어진다. 그리고 피검사상에서도 catalpol을 투여한 쥐에서 catalpol을 투여하지 않는 쥐에 비해 혈청 크레아티닌, BUN, angiotensin II, 바소프레신, endothelin-1과 같은 수치가 많이 개선되면서 동시에 소변으로 나가는 알부민 수치는 줄어들고 있다. 이는 catalpol에 의해 콩팥기능이 회복되었음을 의미한다. 더구나 catalpol을 투여하면 고혈압으로 인해 작아졌던 콩팥의 크기가 용량 의존적

으로 회복되고 있다(그림 56). 이러한 결과는 catalpol이 고혈압 쥐의 사구체여과 장벽과 세뇨관기능을 보호하는 효과가 크다는 것을 의미한다. 그리고 이러한 신장기능의 보호효과는 강력한 혈관수축제인 angiotensin II와 endothelin-1의 억제를 통해서 이루어진다. 즉, 신장으로 가는 혈류량을 회복시켜서 신장기능을 회복한다는 의미이다.

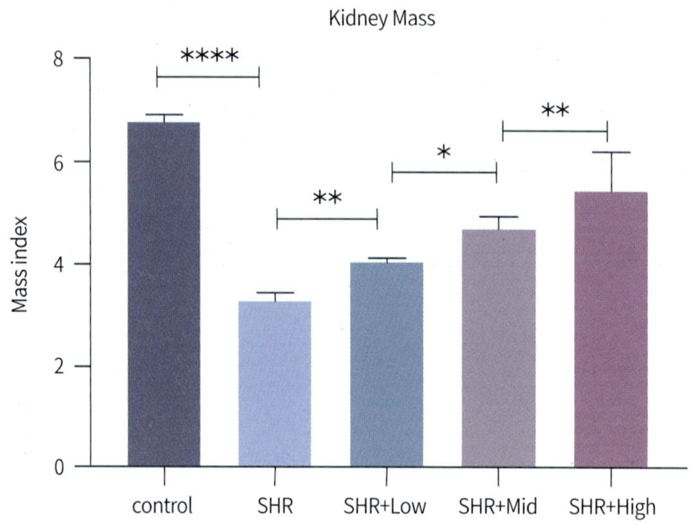

● 그림 56. 고혈압 쥐의 오른쪽 신장 질량 지수에 대한 다양한 용량의 catalpol의 효과

임상적인 관점으로 지황에 대해서 두 가지 이야기를 하고 싶다. 첫째는 지황이 補陰을 한다고 해서 단순히 체액량을 늘리는 것이 아니라는 점이다. 지황의 조혈작용은 뚜렷하지 않으며 오히려 이뇨작용이 있다. 즉, 체액량을 증가시키는 약재가 아니라는 점이다. 오히려 보기약인 감초는 가성알도스테로니즘이라고 해서 항이뇨 효과가 있어 부작용으로 부종을 동반하기도 한다. 즉, 지황의 효능은 체액을 보충하는 것이 아니며, 콩팥으로 가는 혈류량의 회복을 통한 신장기능을 회복시키는 효능을 가지고 있다는 것이다.

둘째는 소양인 食滯痞滿에 처방하는 독활지황탕에 대해서이다. 독활지황탕은 지황이 4돈이나 들어가 있는 처방으로 일반적인 생각으로는 보음하는 지황을 소화불량에 사용한다는 것이 언뜻 이해가 가지 않는다. 하지만 말초저항을 억제하는 지황의 효능과 한의학이야기 60편에서 위장기능과 열발산은 synchronized된다는 점을 함께 생각해보면 소화불량에 효과가 있는 상황을 유추해 볼 수 있다. 즉, 지황이 말초저항을 억제한다는 것은 교감신경의 활성화 역시 억제할 수 있다는 의미가 되고, 이렇게 되면 교감신경의 활성으로 인해 억제되었던 위장 움직임 역시 다시 회복시킬 수 있게 된다는 뜻이다. 위장이 冷한 체질이라면 지황으로 개선시키기 힘들겠지만, 교감신경의 잦은 활성화로 인해 위장기능의 억제가 자주 되는 체질이라면 지황의 처방이 도움이 될 수 있을 것이다.

한의학과 인체에 관한 小考

여덟 번째 이야기

水升火降

의학의 발달은 대체로 전쟁이 많았던 시기를 거치면서 이루어진다. 서양의학은 1, 2차 세계대전을 거치면서 급속히 발달하였듯이, 한의학 역시 마찬가지로 전쟁을 거치면서 발달하였다. 한의학의 기초이론을 정립한 황제내경은 춘추전국시대를 거치면서 편찬된 것으로 알려져 있으며, 허준의 동의보감 역시 임진왜란이 끝난 시점에 저술되었다. 결국 의학이란 사체의 해부를 통해서 많은 영감을 얻을 수밖에 없는 것 같다. 이 글에서는 水升火降이라는 용어도 이런 관점으로 바라보고 이야기를 시작하고자 한다.

우선 체순환(systemic circulation)의 다른 부분은 전부다 생략하고 심장과 콩팥 그리고 동맥과 정맥만 그려보고자 한다(그림 57). 그러면 심장의 火는 동맥을 타고 내려가서 콩팥을 따뜻하게 해줄 것이고 콩팥의 水는 정맥을 타고 올라가서 심장을 식혀줄 것이다. 필자는 심장의 火는 콩팥으로 내려가고 콩팥의 水는 심장으로 올라가는 해부학적인 모습을 보고 고대인들은 水升火降으로 표현했다고 생각한다.

똑같은 혈액임에도 불구하고 심장에서 나오는 혈액은 火라고 표현하고 콩팥에서 올라가는 혈액을 水라고 표현하는 것이 일리가 있을까? 대답은 예스이다. 동맥혈과 정맥혈은 몇 가지 점에서 차이가 있는데 첫째, 동맥혈은 산소를 가득 머금은 선홍색을 띠고 있고 정맥혈은 산소가 빠져나간 검붉은색을 띠고 있다. 둘째, 동맥은 탄력성이 크고 동맥혈이 지나가는 속도도 빠르기 때문에 동맥의 운동성과 마찰력 때문에 동맥혈 주변에서 열생산이 많이 이루어질 것이다. 반면에 정맥은 유순도가 커서 잘 늘어나고 정맥혈이 지나가는 속도도 느리기 때문에 정맥의 운동성과 마찰력이 크지 않아서 정맥혈 주변에서는 열생산이 적을 것이다. 셋째, 혈액은 대부분 물로 이루어져 있어 비열이 크고 냉각기능 역시 탁월하다. 정맥혈은 심장으로 돌아가서 심장의 열기를 식혀줄 것이며, 동맥혈은 심장에서 발생하는 열기를 담아서 다른 장기로 전달해 줄 것이다. 이상과 같은 이유들 때문에 동맥혈을 火라고 표현하고 정맥혈을 水라고 표현하는 것이 일리가 있다고 생각한다.

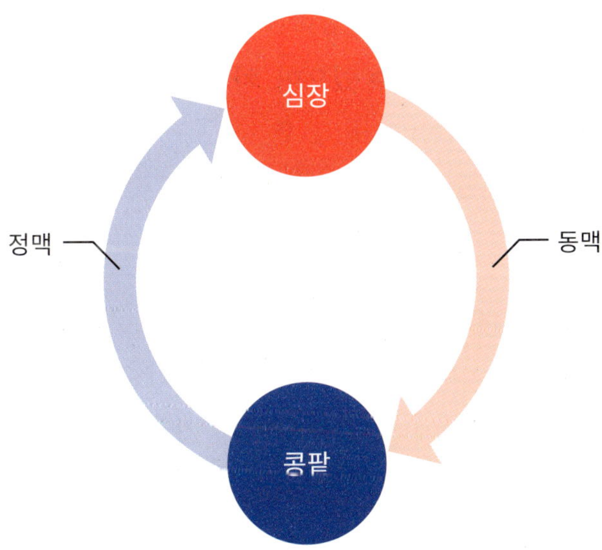

● 그림 57. 체순환의 단순모형과 수승화강

수승화강과 경락의 승강

水升하고 火降하는데 대체 왜 경락은 음경락에서 熱, 風, 濕이 상행하고 양경락에서 寒, 火, 燥가 하행할까? 水升火降이라는 표현대로라면 寒이 상승하고 熱이 내려와야 하는 것이 아닐까? 이것은 물탱크와 온수보일러를 헛갈려서 생긴 오해라고 할 수 있다. 반복해서 언급하지만 경락현상이란 장부의 활동으로 인해서 생긴 결과이다. 그리고 水升火降이란 심장과 콩팥이라는 장부의 활동이며 온수보일러에 해당하는 개념이지 경락현상을 의미하는 것이 아니다.

인체의 온수보일러, 즉 혈액순환계에서는 水升火降이 일어난다고 할 수 있지만, 그 결과로 인한 물탱크에서 일어나는 물의 순환은 대류현상을 일으키기 때문에 따뜻한 물이 상승하고 차가운 물은 하강하게 된다. 따뜻한 물이 상승하는 경로가 음경락이 상행하는 노선이라고 할 수 있으며, 차가운 물이 하강하는 경로가 양경락이 하강하는 노선이라고 할 수 있다.

인체에 생기는 네 가지 기후

마지막 정리를 위해서 인체에 생기는 네 가지 기후에 대해서 이야기를 해보고자 한다. 온수보일러 위아래에 두 가지 종류의 기후가 생기게 되고, 물탱크의 전후에 두 가지 종류의 기후가 생기게 되면서 인체에는 총 네 가지 종류의 기후가 생기게 된다.

온수보일러의 횡격막 윗부분은 고온건조하고 고기압인 여름의 사막기후라고 이야기하였으며, 횡격막 아래 부분은 한랭습윤하고 저기압인 겨우내 비가 오는 캐나다 밴쿠버 기후라고 하였다. 이를 냉대습윤 기후라고 이야기한다.

양경락과 음경락의 주 노선들이 흐르는 곳은 온수보일러 부분이 아니라 물탱크 부분에 해당한다. 인체 전면에는 음경락이 흐르고 熱, 風, 濕 세 가지 기운이 상승하고, 이는 적도 부분의 고온다습한 열대우림 기후에 해당한다고 하였다. 인체 후면에는 양경락이 흐르고 寒, 火, 燥 세 가지 기운이 하강하고, 이는 한랭건조한 극지방의 기후에 해당한다고 하였다. 차고 건조한 툰드라 기후를 생각해봐도 좋을 것 같다.

● 표 50. 인체에 생기는 네 가지 기후

	위치	기후
온수보일러	횡격막 윗부분	고온건조 고기압
	횡격막 아래 부분	한랭습윤 저기압
물탱크	인체 전면	고온다습 저기압
	인체 후면	한랭건조 고기압

네 가지 기후가 나타나는 상황들

그러면 이런 인체의 네 가지 기후는 언제 생기게 될까? 이 역시도 심박출량의 조절기전과 상관이 있기 때문에 한의학이야기 59편에서처럼 자율신경이 적극 관여하는 상황과 그렇지 않는 상황으로 나눠서 살펴보고자 한다. 다시 한 번 강조하지만, 이 두 가지가 엄밀하게 나뉘는 것은 아니지만, 여기서는 엄밀하게 나뉜다고 가정하고 설명을 이어나가고자 한다.

평상시에는 신진대사가 왕성하면 열생산이 많아지고 혈액순환도 활발해지면서 인체는 고온, 다습, 저기압인 환경이 조성될 것이고, 반대로 신진대사가 적어지면 열생산이 적어지고 혈액순환도 줄어들면서 인체는 한랭, 건조, 고기압이 될 것이다. 가장 대표적인 예가 아기와 노인이다. 아기 때는 고온, 다습, 저기압이라면 노인이 되면서 한랭, 건조, 고기압의 환경이 된다.

자율신경이 관여하면 조금 양상이 달라진다. 우선 위기 상황이 되어 교감신경이 흥분하면 인체는 上盛下虛가 되기 때문에 횡격막 위의 장기들의 움직임이 활발해지면서 인체에는 고온, 건조, 고기압의 환경이 조성된다. 원래는 열생산이 많아지면 열발산 역시 많아져야 하는데 교감신경이 흥분하면서 말초혈관이 수축하면 열발산이 억제되고 높은 압력이 형성된다. 교감신경이 흥분할 경우 호흡도 빨라지면서 수분증발이 많아지기 때문에 인체는 상대적으로 건조해진다. 그러다가 위기 상황이 지나가고 교감신경이 억제가 되고 부교감신경이 흥분하게 되면 정반대 현상이 펼쳐지게 된다. 긴박했던 상황이 해소가 되면서 열생산도 줄어들고 말초혈관 역시 이완이 되면서 열발산이 증가하게 되어 인체는 평소 상태로 회복된다.

인체에서 한랭, 습윤, 저기압인 상황은 빈번하게 나타나기 힘들다. 교감신경이 억제가 되고 부교감신경이 항진이 되면 열생산이 감소하고 열발산이 증가하게 되는 것은 분명하다. 하지만 인체는 체온을 보존해야 하기 때문에 정상체온 이하로 내려가는 상황을 방치하고 있을 수가 없다. 즉, '열생산 감소+열발산 증가'가 동시에 진행되는 상태를 오래 방치하고 있을 수는 없기 때문에 이 상황은 지속되기 힘들다고 할 수 있다. 부교감신경이 활성화되면 위장기능은 활발해질 수 있겠지만, 그렇다고 해서 열생산까지 정상체온 이하로 억제되는 것은 아니라고 할 수 있다. 심박출량이 줄어듦에도 불구하고 말초혈관이 확장하게 되는 경우가 간혹 있기는 한데 이는 비정상적인 상황이며, 알코올로 인한 저체온증이나 미주신경실신과 같은 경우가 이에 해당한다고 할 수 있다.

부교감신경의 활성이 지속되면서 에너지 저장을 많이 해서 비만이 되는 경우도 부교감신경의 활성만 보면 한랭, 습윤, 저기압인 환경이 조성된다고 할 수 있다. 하지만 비만으로 인해 초기에는 혈류량이 증가하고 후기에는 말초저항이 커지는 등 복잡한 과정들을 거치기 때문에 한랭, 습윤, 저기압이라는 표현보다는 吸聚之氣가 呼散之氣에 비해서 과도하다는 표현이 훨씬 적절하다고 생각된다. 즉, 체중의 증가와 감소는 寒熱보다는 吸聚와 呼散이라는 기전으로 설명되어지는 것이 훨씬 유용한 것 같다.

3 고혈압의 한의치료

1 배경 설명 및 개요
2 고혈압의 침치료
3 오수혈의 혈성
4 고혈압의 양약치료와 한의치료

1 배경 설명 및 개요

배경 설명 및 개요

고혈압

혈압은 혈관 내부의 압력을 의미하며, 심박출량과 말초혈관의 저항에 따라 영향을 받는다. 고혈압은 혈압이 높다는 뜻이며, 수압이 높으면 혈액순환을 원활히 할 수 있지만, 장기간 높은 혈압 상태를 유지하면 혈관에 부담을 주어 혈관과 장기의 손상을 유발한다.

역학적인 측면에서 고혈압을 규정할 명확한 경계는 없다고 할 수 있다. 1백만 명 이상을 대상으로 하는 메타 분석 결괴, 115/75 mmHg 이상의 혈압부터 수축기 혈압이 20 mmHg, 확장기혈압 10 mmHg 증가할 때마다 심혈관 질환이 2배씩 증가했다. 이를 바탕으로 심혈관 질환이 가장 적게 발생되는 혈압을 '정상 혈압'이라 칭하며 수축기혈압 120 mmHg과 이완기혈압 80 mmHg 비민으로 정의한다.

고혈압은 수축기혈압이 140 mmHg 이상이거나, 확장기혈압이 90 mmHg 이상일 경우로 정의한다. 또한, 고혈압은 수축기혈압이 140–159 mmHg이거나, 확장기혈압이 90–99 mmHg인 경우를 제1기 고혈압으로, 수축기혈압이 160 mmHg 이상이거나 확장기혈압이 100 mmHg 이상일 때 제2기 고혈압으로 세분하여 정의한다.

● 표 51. 2013 대한고혈압학회 기준, 진료실 측정 혈압 분류

혈압 분류		수축기혈압(mmHg)		확장기혈압(mmHg)
정상		<120	&	<80
고혈압 전단계	1기	120–129	or	80–84
	2기	130–139	or	85–89
고혈압	1기	140–159	or	90–99
	2기	≥160	or	≥100
수축기 단독 고혈압		≥140	&	<90

고혈압의 역학

고혈압은 심장질환, 뇌혈관질환, 신장기능 상실, 동맥경화 등 다양한 합병증을 유발할 수 있는 만성질환으로서 비만, 운동 부족, 음주, 흡연, 다량의 염분섭취, 노화, 유전적 요인 등의 상호작용에 의하여 발생한다. 고혈압의 전 세계 뇌혈관질환 사망에 대한 인구집단 기여위험분율(population attributable fraction, PAF)은 51%, 허혈심장병 사망에 대한 인구집단 기여위험분율은 45%로 추산된다. 이는 인구집단 전체가 정상혈압을 유지한다면 뇌혈관질환과 허혈심장병 사망을 각각 51%, 45% 예방할 수 있다는 의미로서 고혈압 관리의 중요성을 시사한다. 우리나라에서 고혈압의 뇌혈관질환 발생에 대한 인구집단 기여위험분율은 35%, 허혈심장병 발생에 대한 인구집단 기여위험분율은 21%였다.

고혈압의 병태생리

고혈압을 유발하는 요인으로는 비만, 음주, 흡연, 유전적 요인 등 다양한 인자들이 고혈압 발생에 관여하지만, 고혈압의 병태생리를 이해하는 데 있어서는 혈압

의 신경성 조절과 혈압의 체액성 조절을 이해하는 것이 무엇보다 중요할 것이다.

혈압 조절은 여러 기능계가 관여하지만, 혈압 변화가 있을 때 작동하는 기능계는 시간 경과에 따라 다르다. 수초 이내에 가장 신속하게 반응하는 기전은 자율신경계를 통한 신경반사이다. 신경반사에 의해 심장의 펌프기능을 변화시키고 여러 곳으로 가는 혈류를 재분배하여 순간순간 혈압을 일정하게 한다. 수분 후에는 비신경성 기전이 작동한다. 즉, 레닌-안지오텐신계, 혈관의 스트레스 이완, 조직과 모세혈관 사이 체액 이동 등이다. 혈압이 상승하면 레닌-안지오텐신계 활성이 감소된다. 동시에 혈관벽이 늘어나고, 모세혈관으로부터 간질액 쪽으로 체액 이동이 일어나 유효 혈액량이 감소되어 혈압이 낮아진다. 이와 같은 기능은 혈압 변동이 있은지 30분-수시간에 활성화되어 수일간 유지된다. 이후 수주-수개월에 걸친 장기적 조절은 신장에 의한 체액량 조절을 통해 이루어진다.

혈압이 올라가면 교감신경계 활성은 반사적으로 감소해야 하지만, 고혈압 환자에서는 교감신경 활성이 오히려 높다. 일차고혈압 환자에서 압력수용기 반사 부전을 볼 수 있으나, 신경 기전 이상이 반드시 만성고혈압의 원인인지는 분명하지 않다. 스트레스 상황은 교감신경계의 급성 반응을 유발하지만 그 효과는 일시적이다. 실험적으로 압력수용기 반사를 차단하면 일시적으로 혈압이 상승하지만, 교감신경 활성이 지속해서 증가하거나 고혈압이 발생하지는 않는다.

혈압의 장기적 조절은 신장-체액조절에 따르기 때문에, 만성 고혈압이 되려면 압력수용기 반사회로에서 중추신경계 장애와 더불어 체액량 증가가 동반해야 한다. 중추신경계는 신장을 통해 체액 용적과 레닌 분비를 조절함으로써 혈압에 영향을 미친다.

결국 고혈압이란 한의학이야기 60편에서 설명한 것처럼 콩팥기능이 중요하다. 즉, 콩팥기능이 정상이면 말초저항이 증가하고 혈압이 상승하더라도 혈압-소듐이뇨가 증가하면서 혈압이 정상이 되지만, 콩팥기능이 망가지면 말초저항이 증가하고 혈압이 상승하더라도 혈압-소듐이뇨가 감소되어 고혈압이 된다는 의미이다.

고혈압의 한의치료

고혈압의 한의치료는 고혈압의 침치료를 위주로 소개하고자 한다. 고혈압의 침치료를 위주로 소개하는 이유는 크게 세 가지 이유 때문이다. 첫째, 고혈압의 침치료 연구는 변증과 상관없이 진행된 경우가 많기 때문이다. 고혈압의 한약치료 연구의 경우 반대로 변증과 연관되어 임상연구가 진행된 경우가 많으나 고혈압이라는 질환은 뚜렷한 증상들이 나타나지 않는 경우가 많기 때문에 변증에 구애받지 않고도 임상시험을 진행할 수 있는 침치료 연구결과들을 소개하는 것이 보다 더 널리 쓰일 수 있다고 생각되었다. 둘째, 침치료는 우리나라에서 보험이 되지만, 고혈압 치료에 사용되는 한약처방들은 보험이 되지 않는 것이 많다. 임상현장에서 접근하기에도 침치료가 더 용이하다고 생각된다. 마지막으로 고혈압의 침치료 연구와 관련해서 오수혈의 혈성에 대한 필자의 가설을 함께 소개하기 위해서이다.

특히 오수혈의 혈성에 대한 필자의 가설을 소개하는 이유는 다음과 같다. 고혈압의 침치료 효과를 소개한 임상연구들은 제법 많은 편이며, 몇몇 연구들에서는 침치료가 강압효과를 가져오는 생화학적인 작용기전을 함께 소개하고 있다. 하지만 침치료의 강압효과에 대한 한의학적인 설명은 불충분한 것 같다. 고혈압의 한의임상진료지침에서도 단지 順氣하는 혈성을 가진 혈자리들이라는 언급만 있다. 이런 설명만으로 침치료의 강압효과를 한의학적으로 설명했다고 하기에는 불충분하다고 생각되었으며, 고혈압 치료에 선택된 혈자리들의 강압효과를 한의학적으로는 어떻게 설명할 수 있는지에 대해서 오수혈의 혈성을 이용해서 설명해 보았다. 그리고 오수혈의 혈성은 지금까지 소개한 오행이론과 음경락과 양경락의 차이를 이용하여 가설을 만들어서 소개하였다.

2 고혈압의 침치료

① 고혈압의 침치료
② 비만의 침치료

고혈압의 침치료

첫 번째 이야기

고혈압의 침치료

이제부터 고혈압의 침치료에 대한 소개를 시작하고자 한다. 고혈압이라는 질환은 혈관에 미치는 압력이 높아서 생기는 질환이며 고혈압을 치료하려면 이 '높은 압력'을 개선할 수 있어야 한다. 침치료가 이 '높은 압력'을 개선해낼 수 있을까? 개선해낸다면 어떤 기전으로 인해서 개선해내는 것일까? 이제부터는 혈압을 낮추는 효과를 밝혀놓은 침치료 임상논문들을 소개하고, 몇몇 혈자리들에서 밝혀진 현대적인 기전들을 소개한 연후에 필자의 생각들을 소개해 볼 생각이다.

이 글에서는 고혈압에 효과가 있는 한약보다는 침치료를 위주로 소개하고자 한다. 왜냐하면 한약은 변증유형별로 처방을 하는 경우가 많기 때문에 고혈압으로 인한 증상들이 나타나야 접근하기가 수월하다. 임상연구 역시도 한약은 변증을 통해서 강압효과를 검증한 연구들이 많다. 반면에 침치료는 변증을 하지 않고도 강압효과를 검증한 연구들이 다수 존재한다. 그런데 고혈압이라는 질환은 증상이 나타나지 않는 경우가 많으므로 뚜렷하게 변증이 되지 않더라도 치료할 수 있는 방법이 있다면 보다 더 접근하기 쉽다고 생각하였다. 그런 의미에서 한약보다는 침치료가 보다 더 효율적인 접근이라고 생각되어서 여기에서는 고혈압치료에 있어 침치료를 위주로 소개해보고자 한다.

고혈압 한의표준임상진료지침

고혈압의 침치료에 대해서 본격적으로 살펴보기 이전에 먼저 2021년도에 간행된 고혈압 한의표준임상진료지침(이하 진료지침)부터 소개하고자 한다. 고혈압의 진료지침은 근거수준과 권고등급을 바탕으로 총 18가지 권고안이 선정되었다. 진료지침을 보면 크게 18가지 권고안이 선정되어 있지만 편의에 의해서 한약, 침구치료, 운동치료의 세 가지로 나눠서 정리해보면 더 이해하기 쉬울 것 같다.

한약

R1	성인 고혈압 환자에게 혈압 강하를 목적으로, 천마구등음 단독투여를 고려할 수 있다.	[C/Low]
R1-1	성인 고혈압 환자에게 혈압 강하를 목적으로, 천마구등음 과립제 단독투여를 고려할 수 있다.	[C/Low]
R2	성인 습담변증 고혈압 환자에게 혈압 강하를 목적으로, 반하백출천마탕 단독투여를 고려할 수 있다.	[C/Very low]
R3	성인 고혈압 환자에게 혈압 강하를 목적으로 이수제 단독투여를 고려할 수 있다.	[C/Low]
R4	성인 고혈압 환자에게 혈압 강하 목적으로, 항고혈압제 단독투여보다 항고혈압제와 천마구등음 병행투여를 고려해야 한다.	[B/Low]
R4-1	성인 고혈압 환자에게 혈압 강하 목적으로, 항고혈압제 단독투여보다 항고혈압제와 천마구등음 과립제 병행투여를 고려해야 한다.	[B/Low]
R5	성인 습담변증 고혈압 환자에게 혈압 강하 목적으로, 항고혈압제 단독투여보다 항고혈압제와 반하백출천마탕의 병행투여를 고려해야 한다.	[B/Moderate]
R6	성인 어혈변증 고혈압 환자에게 혈압 강하를 목적으로, 항고혈압제 단독투여보다 항고혈압제와 혈부축어탕 병행투여를 고려해야 한다.	[B/Moderate]
R7	성인 간신음허변증 고혈압 환자에게 혈압 강하 목적으로, 항고혈압제 단독투여보다 항고혈압제와 기국지황환 병행투여를 고려해야 한다.	[B/Moderate]
R8	성인 기허변증 고혈압 환자에게 혈압 강하를 목적으로, 항고혈압제 단독투여보다 항고혈압제와 보중익기탕 병행투여를 고려해야 한다.	[B/Moderate]
R9	성인 고혈압 환자에게 혈압 강하 목적으로, 항고혈압제 단독투여보다 이수제와 병행투여를 고려해야 한다.	[B/Low]
R10	성인 고혈압 환자에게 혈압 강하 목적으로, 항고혈압제 단독투여보다 항고혈압제와 오령산 및 오령산가미방 병행투여를 고려해야 한다.	[B/Moderate]

침, 뜸, 약침

R11	성인 고혈압 환자에게 혈압 강하를 목적으로, 항고혈압제 단독투여보다 항고혈압제와 침 병행치료를 고려해야 한다.	[B/Moderate]
R12	성인 고혈압 환자에게 혈압 강하를 목적으로, 항고혈압제 단독투여보다 항고혈압제와 약침치료의 병행을 고려할 수 있다.	[C/Moderate]
R13	성인 고혈압 환자에게 혈압 강하 목적으로, 항고혈압제 단독투여보다 항고혈압제와 뜸치료의 병행을 고려할 수 있다.	[C/Low]

기공, 호흡법, 태극권

R14	성인 고혈압 환자에게 혈압 강하를 목적으로, 기공 운동치료를 고려할 수 있다.	[C/Low]
R15	성인 고혈압 환자에게 혈압 강하를 목적으로, 항고혈압제 투여를 포함한 기존 고혈압 단독치료보다 항고혈압제치료와 기공 운동치료의 병행을 고려해야 한다.	[B/Moderate]
R16	성인 고혈압 환자에게 혈압 강하를 목적으로, 기기 유도 호흡법치료를 고려할 수 있다.	[C/Moderate]
R17	성인 고혈압 환자에게 혈압 강하를 목적으로, 유산소 운동이나 일상생활 교육과 유지보다 태극권 운동치료를 고려해야 한다.	[B/Moderate]
R18	성인 고혈압 환자에게 혈압 강하를 목적으로, 항고혈압제 투여를 포함한 기존 고혈압 단독치료보다 항고혈압제치료와 태극권 운동치료의 병행을 고려해야 한다.	[B/Moderate]

근거수준과 권고등급

근거수준은 효과의 추정치가 실제효과와 얼마나 근접할까에 대한 분류로 높음(High), 중등도(Moderate), 낮음(Low), 매우 낮음(Very Low) 네 가지로 분류한다. 권고등급은 실제 환자에게 중재를 시행했을 때 원하는 결과가 원하지 않는 결과보다 많이 발생할 것으로 혹은 적게 발생할 것으로 확신하는 정도를 의미한다. 권고등급은 근거수준과 함께 이득과 위해의 저울질, 가치와 선호도, 자원비용 등을 고려하여 5등급으로 결정하였다. 권고수준의 순서대로 A 사용할 것을 권고한다, B 사용할 것을 고려해야 한다, C 사용할 것을 고려할 수 있다, D 사용을 권고하지 않는다, GPP 서지학적 근거를 기반으로 전문가 그룹의 공식적 합의에 근거하여 권고한다 등으로 나뉜다.

임상진료지침에서 침치료의 권고사항

진료지침에서는 항고혈압제와 침치료를 병행할 것을 권고하고 있으며, 고혈압의 침치료로 소개한 혈자리는 합곡, 태충, 내관, 족삼리, 백회 총 5자리이다.

【R11】

권고안	권고등급/근거수준
성인 고혈압 환자에게 혈압 강하를 목적으로, 항고혈압제 단독투여보다 항고혈압제와 침 병행치료를 고려해야 한다.	B/Moderate
임상적 고려사항 침치료를 병행할 경우 항고혈압제의 단독투여보다 높은 혈압강하 효과를 얻을 수 있음을 보여주는 근거가 많으며, 사용되는 경혈은 합곡(LI4), 태충(LR3), 내관(PC6), 족삼리(ST36), 백회(GV20)를 비롯한 순기(順氣) 및 행기(行氣) 목적의 경혈이 많이 사용되고 있다.	

고혈압의 침치료

두 번째 이야기

논문 소개

이번에 소개할 고혈압 관련 논문은 전침치료로 고혈압 환자의 강압효과를 검증한 논문이다. 「Long-Lasting Reduction of Blood Pressure by Electroacupuncture in Patients with Hypertension: Randomized Controlled Trial」이라는 제목의 논문으로 MEDICAL ACUPUNCTURE라는 저널에 소개된 논문이다. 이 임상연구는 RCT 연구이며 대조군 또한 혈자리를 다르게 해서 전침치료를 하였다. 이렇게 혈자리를 다르게 해서 선택한 대조군은 침치료 임상연구에서 어떤 대조군보다 편향(bias)을 줄일 수 있는 대조군이라고 생각되어 가장 먼저 소개하고자 한다.

논문 요약

[대상]

고혈압 환자 98명을 모집했으며, 그 중에서 수축기혈압이 140–180 mmHg 또는 이완기혈압이 90–99 mmHg에 속하는 mild to moderate 고혈압에 해당하는 65명만 선정되어 임상시험을 완료하였다.

[방법]

고혈압 환자 65명을 무작위 배정하여 33명은 내관-간사에 전침을 걸고 족삼리-상거허에 전침을 걸어서 양측으로 총 8자리를 놓았으며, 나머지 32명은 광명-현종에 전침을 걸고 편력-온류에 전침을 걸었다. 30분간 1-2 mA과 2-5 Hz로 걸었다. 환자는 일주일에 한 번씩 총 8주 동안 전침치료를 받았다. 8주 후에는 자원자에 한해서 follow-up과 cross-over study를 계속하였다.

내관+족삼리 전침치료군 총 33명 중에서는 cross-over 8명이 지원하였으며 follow-up에는 14명이 지원하였다. 광명/편력 전침대조군 총 32명 중에서는 cross-over 9명, follow-up 총 6명이 지원하였다. Cross-over는 2주간의 wash-out period를 가진 후에 상반되는 전침치료를 하였다.

고혈압의 측정은 24시간 혈압계를 이용하여 측정하였다.

[결과]

1. 내관+족삼리 전침치료군은 2주부터 혈압이 떨어지기 시작하여 4주부터 통계학적으로 유의하게 떨어지고 이 경향성이 8주까지 나타났다. 처음에 비해서 8주 후에 평균 수축기혈압은 6 mmHg, 평균 이완기혈압은 4 mmHg 떨어졌다(그림 58). 이에 반하여 광명+편력 전침대조군은 8주까지 수축기 및 이완기혈압 모두에서 유의한 변화를 보여주지 않았다.
2. 두 군의 치료효과를 기간별로 비교한 경우에도 8주째에 내관+족삼리 전침치료군의 혈압이 광명+편력 전침대조군에 비해서 유의하게 떨어졌다.
3. Cross-over 지원자는 내관+족삼리 → 광명+편력 8명, 광명+편력 → 내관+족삼리 9명, 총 17명이었는데, 이때도 역시 내관+족삼리 전침치료군에서는 혈압이 유의하게 떨어지고(수축기혈압은 7 mmHg, 이완기혈압은 4 mmHg 떨어졌다.), 광명+편력 전침대조군에서는 혈압이 떨어지지 않았다.
4. 8주간의 침치료 이후 2달간의 경과관찰에서 내관+족삼리 전침치료군은 한 달 후에도 혈압강하 효과가 유지됨을 보여준다.

5. 내관+족삼리 전침치료에 강압효과가 컸던 13명의 고혈압 환자들(high responders)에서 노르에피네프린이 398±32 ng/L에서 234±22 ng/L로 줄어들었으며, 레닌 수치는 1.8±0.6 ng/L에서 0.6±0.2 ng/L로 줄어들었다(그림 59, 60).
6. 내관+족삼리 전침치료에 강압효과가 컸던 7명의 고혈압 환자들에서 6개월간 한 달에 한 번 침치료를 하면서 경과관찰을 하였는데, 이들 7명은 8주 치료 후에는 평균 수축기혈압이 처음에 비해서 13 mmHg 떨어졌다면 그로부터 6개월 후에는 처음에 비해서 16 mmHg 떨어졌다. 즉, 한 달에 한 번 침치료를 했음에도 불구하고 혈압이 더 떨어진 것이다.

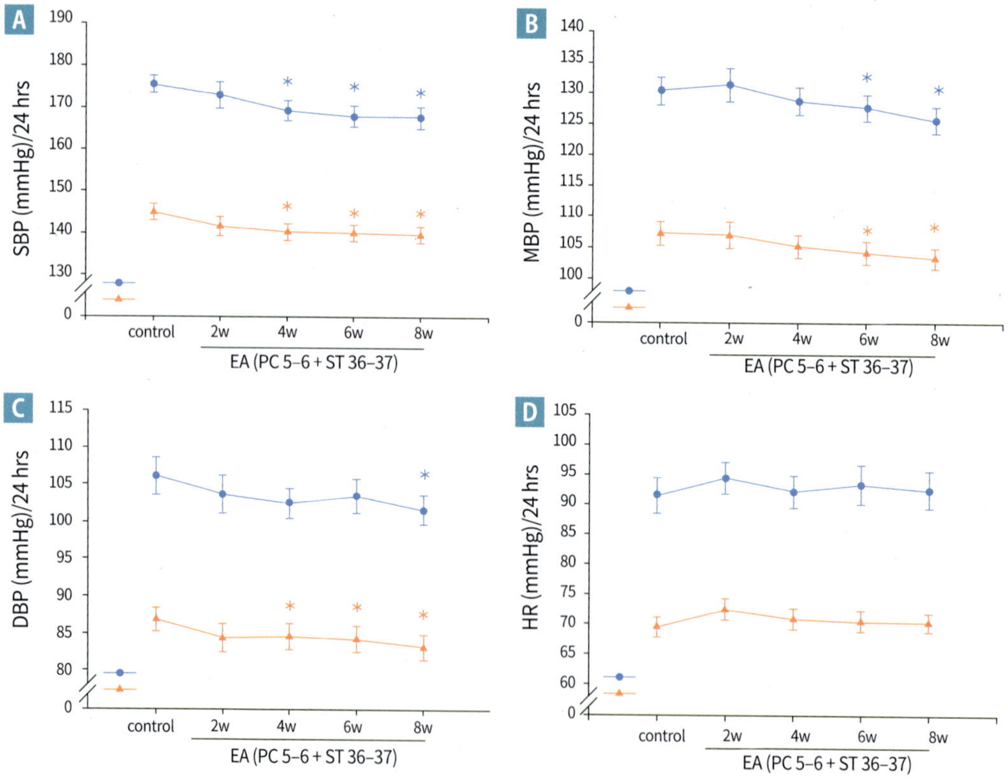

파란선: 최고 수치, 빨간선: 평균 수치
*p<0.05

● **그림 58.** 내관+족삼리 전침치료군 33명의 24시간 혈압 및 심박수 변화
A: 수축기혈압, B: 평균 혈압, C: 이완기혈압, D: 심박수

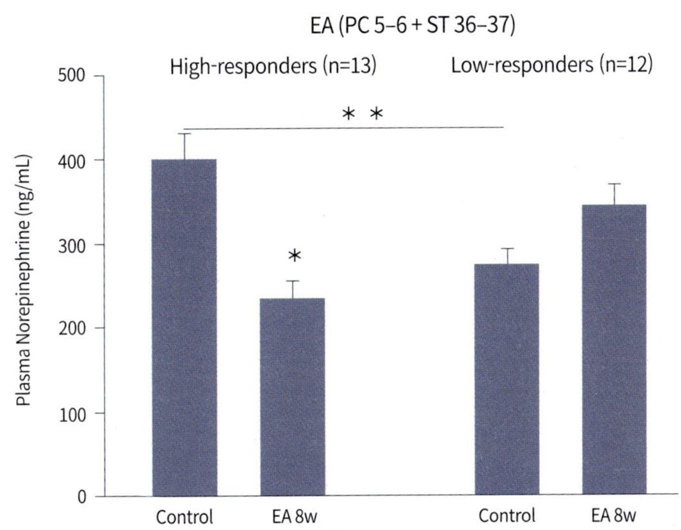

● 그림 59. 전침치료에 의한 혈장 노르에피네프린의 변화

내관+족삼리 전침치료에 의한 강압효과가 컸던 13명은 baseline에서도 노르에피네프린 농도가 높았으며(**$p<0.05$), 전침치료 후에도 유의하게 농도가 떨어졌다(*$p<0.05$).

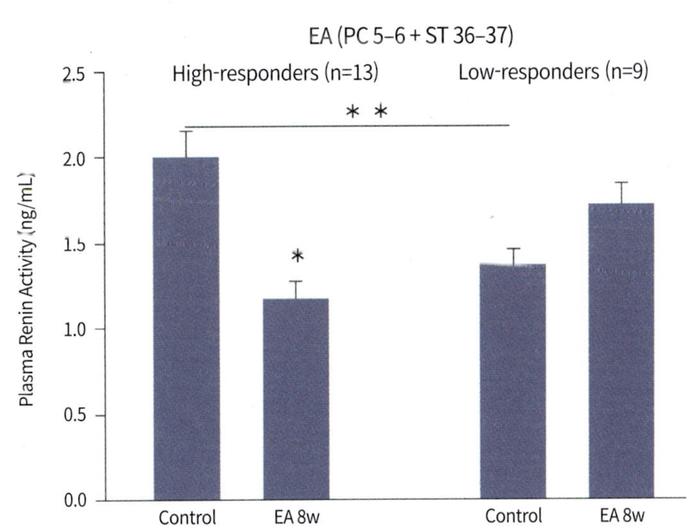

● 그림 60. 전침치료에 의한 혈장 레닌의 변화

내관+족삼리 전침치료에 의한 강압효과가 컸던 13명은 전침치료 후에 유의하게 레닌 농도가 떨어졌다(*$p<0.05$).

● 표 52. 논문의 간단 정리

환자	140–180 mmHg 또는 이완기혈압이 90–99 mmHg에 속하는 고혈압 환자 65명
치료	'내관-간사'+'족삼리-상거허'에 양측으로 30분간 전침치료 주 1회 8주간 치료
결과	2주부터 혈압이 떨어지기 시작하여 4주부터 유의하게 떨어지고 이 경향성이 8주까지 나타났다(8주 후에 수축기 6 mmHg, 이완기 4 mmHg 떨어짐).

해설

이번 임상시험 결과를 보면 내관+족삼리 전침치료군에서 8주간 치료 후 처음에 비해서 수축기혈압, 이완기혈압 모두 유의하게 혈압이 떨어지고 있다. 그리고 광명+편력 전침대조군과 비교해서도 유의하게 혈압이 떨어지고 있다.

이 논문을 보면 전침치료를 통해서 혈압이 떨어진다는 점은 분명한 것 같다. 다만, 내관+족삼리 전침치료를 통해서 떨어지는 군과 그렇지 않은 군이 분명히 존재한다는 점이 주목할 만하다. 그리고 전침치료에 강압효과가 컸던 고혈압 환자들(high responders)에서 그 효과가 어디서 비롯되었는지 그 기전도 함께 제시하고 있다. 강압효과가 컸던 고혈압 환자들은 혈중 노르에피네프린과 레닌 수치가 전침치료 후 유의하게 떨어지고 있다. 이는 반복적인 전침치료가 교감신경의 유출과 레닌–안지오텐신–알도스테론 시스템에 영향을 미치는 것을 암시하고 있다.

고혈압의 침치료

세 번째 이야기

논문 소개

이번에 소개할 고혈압 관련 논문은 「Effects of Acupuncture on Lowering Blood Pressure in Postmenopausal Women with Prehypertension or Stage 1 Hypertension: A Propensity Score-Matched Analysis」이라는 제목의 논문으로 Journal of Clinical Medicine이라는 저널에 소개된 논문이다.

이번 논문은 폐경기 여성의 전고혈압과 1기고혈압의 침치료에 대한 임상 논문으로 국내 연구진에 의해서 진행된 임상연구이다. 특이한 점은 RCT 논문이 아니라는 점이다. 대조군은 2년간 아무 치료도 하지 않고 전후에 혈압을 관찰만 한 군이다. 이번 논문을 소개하는 이유는 첫째, 2년이라는 상당히 긴 시간 동안 침치료 전후 결과를 관찰하였다는 점에서 임상적으로 활용가치가 높나고 생각되기 때문이며, 둘째, 비교적 샘플이 많아서 RCT가 아니지만 연구결과가 상당히 의미가 있다고 생각되기 때문이다. 이번 연구처럼 주기적인 침치료를 통해서 혈압이 장기간 떨어질 수 있다면 실제 임상에서도 전고혈압이나 1기고혈압 환자에게 자신 있게 침치료를 권해볼 수 있을 것이다.

논문 요약

[환자]

임상시험의 참가자는 침치료군 61명, 대조군 61명 총 122명이었다. 122명의 65세 미만인 폐경기 여성으로서 전고혈압과 1기고혈압(수축기혈압 120–159 mmHg 또는 이완기혈압 80–99 mmHg)으로 진단받은 환자들을 대상으로 하였다.

[연구방법]

이번 임상연구는 RCT로 진행된 임상연구가 아니라 서로 다르게 진행된 임상연구 결과를 대조군으로 해서 그 결과를 비교한 논문이다. 처음 시작은 침치료군 109명과 대조군 101명이 임상시험 대상자들이었다. 그리고 나이, BMI, 음주, 흡연, 운동, baseline 혈압을 서로 매칭해서 각각 침치료군 61명과 대조군 61명을 비교한 것이다. 성향점수 매칭 방법(propensity score–matched design)을 이용하여 최대한 비슷한 조건을 만들어서 두 가지 연구결과를 비교하였다.

[치료]

침치료군은 4주 동안 총 10번의 침치료를 받았으며, 이 한 세트의 치료를 6개월마다 한 번씩 2년 동안 총 4번 반복하여 치료하였다. 대조군은 아무 치료도 받지 않고 관찰만 하였다. 침치료는 풍지, 족삼리, 곡지, 삼음교 양측으로 총 8자리를 30분간 시술하였다.

[결과]

이 연구결과는 두 가지로 나눠서 살펴볼 수 있다.

1. 침치료군의 전후 비교이다. 침치료군은 2년 후에 수축기혈압은 10.34 mmHg 만큼($p<0.001$), 이완기혈압은 9.92 mmHg 만큼 떨어졌다($p<0.001$).
2. 대조군하고 비교이다. 침치료군이 대조군에 비해서도 수축기혈압은 6.44 mmHg

만큼(p=0.008), 이완기혈압은 7.53 mmHg 만큼(p<0.001) 상당히 유의하게 떨어졌다.

● 표 53. Comparison of blood pressure changes between and within groups.

Vital signs	Acupuncture Group (n=61)	Control Group (n=61)	Mean Difference[a]	p^b
SBP				
Baseline	130.2	128.4		
After 2 years	119.9	125.4	-6.44	0.008
Difference	-10.34	-2.92		
p^c	<0.001	0.151		
DBP				
Baseline	84.6	83.9		
After 2 years	74.6	81.5	-7.53	<0.001
Difference	-9.92	-2.16		
p^c	<0.001	0.068		

p^c는 군내비교이며 p^b는 군간 비교이다. 평균차a는 통계적으로 보정된 값이다.

● 표 54. 논문의 간단 정리

환자	폐경기 여성으로서 전고혈압과 1기고혈압(수축기혈압 120-159 mmHg 또는 이완기혈압 80-99 mmHg)으로 진단받은 환자 122명
치료	풍시, 족삼리, 곡지, 삼음교 양측으로 총 8자리를 30분간 시술 4주간 10회 2년간 총 4사례 시술
결과	침치료군은 2년 후에 수축기혈압 10.34 mmHg (p<0.001), 이완기혈압은 9.92 mmHg 떨어짐(p<0.001)

[매칭 전 결과]

성향점수 매칭하기 전 침치료군 109명과 대조군 101명의 결과 역시 비슷하게 나타났다. 이 역시도 두 가지로 나눠서 살펴볼 수 있다.

1. 침치료군의 전후 비교이다. 침치료군은 2년 만에 수축기혈압은 11.92 mmHg 만큼(p<0.001), 이완기혈압은 10.89 mmHg 만큼 떨어졌다(p=0.007).

2. 대조군하고 비교이다. 침치료군이 대조군에 비해서도 수축기혈압은 7.55 mmHg 만큼($p<0.001$), 이완기혈압은 6.89 mmHg 만큼 떨어졌다($p<0.001$).

● 표 55. Comparison of blood pressure changes between and within groups(매칭 전)

Vital signs	Acupuncture Group (n=109)	Control Group (n=61)	Mean Difference[a]	p^b
SBP				
Baseline	133.2	128.9		
After 2 years	121.3	126.91	-7.55	<0.001
Difference	-11.92	-1.94		
p^c	<0.001	0.206		
DBP				
Baseline	87.5	82.9		
After 2 years	76.6	80.6	-6.89	<0.001
Difference	-10.89	-2.36		
p^c	<0.001	0.007		

p^c는 군내비교이며 p^b는 군간비교이다. 평균차a는 통계적으로 보정된 값이다.

3. 비만 환자에게 특히 효과가 있다. 그리고 세부적으로 보면 BMI 25 kg/m^2 이상에서 25미만보다 정상 혈압이 되는 비율이 현저하게 높았다. BMI 25 kg/m^2 이상에서는 침치료군 중의 65.2%가 정상 혈압이 되었다면, 대조군 중에서는 16.1%가 정상 혈압이 되어 무려 4배가량 높았다. 이는 이 치료방법이 BMI 25 kg/m^2 이상인 과체중과 비만 환자에게 특히 효과가 있음을 보여주는 결과라고 할 수 있다.

● 표 56. BMI에 따른 침치료의 효과 비교

Subgroup	Acupuncture Group	Control Group	Relative Risk Ratio
BMI			
≥25	65.2%	16.1%	4.04 (1.72, 9.52)
<25	60.5%	53.5%	1.13 (0.74, 1.73)

해설

이번 임상시험은 2014년도부터 2016년도에 시행된 두 가지 임상연구를 합쳐놓은 임상시험으로, 성향점수 매칭 방법(propensity score-matched design)을 이용하여 최대한 비슷한 조건을 만들어서 두 가지 임상연구 결과를 비교한 것이다. RCT가 아니기 때문에 그 근거수준은 분명히 떨어진다. 그렇기 때문에 침치료에 의한 고혈압 치료효과에 placebo 효과가 조금은 개입이 될 수 있다. 그럼에도 불구하고 이 임상연구결과가 중요한 점은 첫째, 침치료 후 현저하게 혈압이 떨어진다는 점이며, 둘째, 그 효과가 100명이 넘는 많은 대상과 2년이라는 충분히 긴 시간을 통해 확인된 결과라는 점이다.

수축기혈압과 이완기혈압 모두 10 mmHg 가까이 떨어질 수 있다면 경증 고혈압 환자들은 고혈압약을 복용하지 않거나, 설령 복용하더라도 고혈압약을 복용하는 시기를 최대한 미룰 수가 있을 것이다. 또한 고혈압약을 복용하더라도 혈압 조절이 잘 안되거나 혹은 고혈압약으로 인한 부작용이 나타난다면 대안으로도 침치료를 활용해볼 수 있다.

고혈압은 장기간 혈관에 손상을 일으켜 뇌혈관질환이나 신장질환과 같은 합병증을 일으키는 것이 무섭기 때문에 침치료가 뚜렷한 강압효과가 있다면 고혈압 환자에게 줄 수 있는 이득은 분명하다고 할 수 있을 것이다. 특히 여성들은 폐경기 이후에 혈관이 좁아지면서 고혈압으로 진행되는 경우가 많은데, 이번 연구에서 사용된 혈자리들을 이용해서 치료한다면 고혈압으로 진행되는 것을 충분히 늦출 수 있을 것이다.

고혈압의 침치료

네 번째 이야기

논문 소개

이번에 소개할 고혈압 관련 논문은 「Acupuncture lowers blood pressure in mild hypertension patients: A randomized, controlled, assessor-blinded pilot trial」이라는 제목의 논문으로 Complementary therapies in Medicine이라는 저널에 소개된 논문이다. 이번 논문을 소개하는 이유는 이번 임상연구가 바로 앞 임상연구의 예비연구와 같은 성격을 띠고 있기 때문이다.

논문 요약

[대상]

임상연구의 참가자는 20-65세 사이의 경증 고혈압 환자들이었으며 수축기혈압이 120-159 mmHg 또는 이완기혈압이 80-99 mmHg인 환자들이였다.

[방법]

고혈압 환자 30명을 무작위 배정하여 침치료군 15명과 대조군 15명으로 배정하였다. 침치료군은 족삼리, 내관, 태충, 공손, 곡지 총 5자리를 양측으로 20분간 치료하였다. 8주간 주 2회 총 16번 침치료를 받았으며 침치료 후 4주간 추적관찰을 하였다. 대조군은 아무런 처치 없이 혈압만 측정하였다.

[결과]

1. 침치료군에서는 8주 후에 수축기혈압이 6.5 mmHg 만큼(p=0.042), 이완기혈압이 4.9 mmHg 만큼 떨어졌다(p=0.006).

2. 침치료군과 대조군하고 비교에서는 8주 후에 수축기혈압은 6.0 mmHg 만큼 차이가 났으며(p=0.123), 이완기혈압은 5.7 mmHg 만큼 차이가 났다(p<0.025). 하지만 추적관찰 결과에서는 침치료군과 대조군의 차이가 더 벌어졌다. 추적관찰 이후에 수축기혈압은 8.6 mmHg 만큼 차이가 났으며(p=0.031), 이완기혈압은 7.8 mmHg 만큼 차이가 났다(p=0.004).

● 표 57. Changes in BP from baseline to week 4, week 8 and follow-up

		침치료군		대조군		침치료군 vs. 대조군	
		BP	P	BP	P	⊿BP	P
Baseline	SBP	137.1±10.0		138.5±10.9			
	DBP	86.4±6.5		85.19±8.1			
4주 후	SBP	-7.1±11.1	0.027	-0.1±9.7	0.963	-7.8	0.027
	DBP	-7.5±6.6	0.001	0.6±8.7	0.796	-7.5	0.007
8주 후	SBP	-6.5±11.4	0.042	-1.3±11.5	0.208	-6.0	0.123
	DBP	-4.9±5.2	0.006	1.2±8.0	0.934	-5.7	0.025
12주 후 (추적관찰)	SBP	-5.0±11.7	0.135	2.3±10.8	0.525	-8.6	0.031
	DBP	-4.6±4.6	0.002	3.3±8.0	0.139	-7.8	0.004

⊿BP는 최소 제곱법에 의해 보정된 값이다.

● 표 58. 논문의 간단 정리

환자	20–65세 사이의 경증 고혈압 환자들로 수축기혈압 120–159 mmHg, 이완기혈압 80–99 mmHg인 환자
치료	족삼리, 내관, 태충, 공손, 곡지 총 5자리를 양측으로 치료, 8주간 주 2회 총 16번 침치료
결과	침치료군에서는 8주 후에 수축기혈압이 6.5 mmHg (p=0.042), 이완기혈압이 4.9 mmHg (p=0.006) 떨어졌다.

해설

이번 임상결과를 보면 우선 침치료군의 전후 비교에서는 혈압이 4주 후에 가장 많이 떨어지고 8주 후에는 다시 약간 오르고 있다. 그로부터 4주간 추적관찰을 하였으며 이때도 강압효과가 어느 정도 지속되는 것으로 보인다. 대조군하고 비교에서는 8주 후에 강압효과 차이가 나고 있으며 4주간 추적관찰 후에는 강압효과 차이가 더 벌어지고 있는 것을 볼 수 있다.

샘플 사이즈가 작지만 이번 임상연구를 소개한 이유는 첫째, 바로 앞 임상연구의 예비연구 같은 성격을 띠고 있는 연구이기 때문이며, 둘째, 침치료가 반복적으로 강압효과를 보이고 있으며 사용된 혈자리 역시 어느 정도 비슷한 유형을 보이고 있기 때문이다.

비만의 침치료

논문 소개

이번에 소개할 논문은 『Influence of acupuncture on leptin, ghrelin, insulin and cholecystokinin in obese women: a randomised, sham-controlled preliminary trial』이라는 제목의 논문으로 Acupuncture in Medicine이라는 저널에 소개된 논문이다. 이번 논문은 고혈압 관련 논문이 아니라 비만 관련 논문이다. 비만 관련 논문을 소개하는 이유는 첫째, 비만과 혈압이 밀접한 관계가 있기 때문이며, 둘째, 고혈압 침치료가 특히 비만 고혈압에서 훨씬 효과가 좋았다는 연구 결과가 있었기 때문이다. 그래서 그 관련성을 찾아보기 위해서 이번 논문을 소개하게 되었다.

논문 요약

[대상]

입상연구의 참가자는 BMI가 30 kg/m^{2}을 초과하는 여성 40명을 대상으로 하였다.

[방법]

40명을 침치료군 20명과 가짜 침치료군 20명의 양측으로 나눠서 합곡, 신문, 족삼리, 내정, 삼음교 총 5자리를 양측으로 치료하였다. 한번에 20분씩 유침하였으며, 주당 20분씩 5주간 총 10차례 치료를 시행하였다. 치료 전과 후에 혈청 인슐린, 렙틴, 혈장 그렐린, CCK 수준을 측정하였다.

[결과]

1. 침치료군에서는 2.9 kg(4%)의 체중 감소를 보였고 평균 BMI는 1.43 kg/m^2 감소하였다. 반면에 가짜 침술 그룹에서는 그러한 변화를 보이지 않았다.
2. 침술 후 평균 혈청 인슐린과 렙틴 수치는 각각 6.87 μIU/mL (43%) 및 3.32 ng/mL (25%) 감소한 반면 가짜 치료 후에는 이러한 변화가 없었다.
3. 침치료군과 가짜 침치료군의 비교에서는 침치료군이 가짜 침치료군에 비해서 체중과 체질량 지수가 유의하게 낮아졌으며, 평균 혈청 인슐린과 렙틴 수치 역시 가짜 침치료군에 비해서 각각 8.27 μIU/mL (48%) 및 6.17 ng/mL (39%) 낮아졌다. 혈장 그렐린과 CCK 수치는 침치교군이 가짜 침치료군에 비해서 높게 나왔다.

● **표 59.** 침치료 전후 변화

	Sham		Acupuncture	
	Pre	Post	Pre	Post
Weight (kg)	84.0±9.83	84.1±9.75	82.6±12.42	79.7±12.11†‡
BMI (kg/m^2)	33.92±4.92	34.46±4.79	33.33±4.50	31.90±4.27†‡
Insulin (μIU/mL)	13.62±8.15	17.25±9.22	15.85±5.20	8.98±6.08*§
Leptin (ng/mL)	13.28±6.41	16.02±8.30	13.17±6.69	9.85±3.88*§
Ghrelin (pg/mL)	31.22±14.72	34.08±10.59	44.77±19.75	51.96±22.32
CCK (ng/mL)	0.66±0.28	0.62±0.37	0.95±0.65	0.99±0.56

$^*p<0.05$(vs. pre); $^†p<0.001$(vs. pre); $^‡p<0.001$(vs. sham); $^§p<0.05$(vs. sham)

해설

이번 연구는 침치료가 비만치료에 도움이 되는지 여부와 비만치료와 관련해서 어떤 영향을 미치는지를 보여주는 논문이다. 연구결과를 보면 침치료는 가짜 침치료에 비해서 뚜렷하게 체중 감량 효과를 보이고 있으며, 인슐린과 렙틴의 수치 역시 가짜 침치료에 비해서 현저하게 감소하고 있다.

비만 환자에게서 인슐린이나 렙틴의 수치가 높아지는 이유는 인슐린이나 렙틴의 저항성을 보이기 때문이다. 인슐린이나 렙틴이 분비가 되더라도 제대로 된 기능을 발휘하지 못하기 때문에 인슐린과 렙틴의 농도가 높게 나타난다. 하지만 침치료 후 체중이 감소하고 인슐린과 렙틴의 농도가 감소한 것을 보면 이는 인슐린 저항성과 렙틴 저항성이 호전되었음을 보여주는 지표라고 할 수 있다.

그리고 렙틴은 비만 고혈압에서 교감신경을 흥분시키고 말초저항을 증가시켜서 고혈압을 일으키는 원인으로 지목되고 있다. 침치료를 통해서 렙틴의 수치가 줄어들었다는 것은 이번 침치료를 통해서 고혈압 역시 호전될 수 있는 가능성을 보여주는 것이라고 할 수 있다.

고혈압 연구 중에서 침치료가 특히 비만 고혈압에서 혈압 강하효과가 월등했다는 결과가 있었으며, 다른 연구에서는 노르에피네프린과 레닌 수치가 감소했다는 연구결과가 있었는데 이들 연구하고 이번 연구하고 연관성이 있다고 생각되어 이번 연구결과를 소개하게 되었다.

고혈압의 침치료

다섯 번째 이야기

임상연구들의 정리

지금까지 고혈압의 침치료와 비만 침치료에 관한 임상연구 몇 편들을 소개해 보았다. 그런데 이들 내용들을 보면 침치료를 통해서 나타난 결과가 비슷한 맥락이 있다는 점을 발견할 수 있다. 필자가 생각하기에 비슷한 맥락이라고 생각되는 부분은 다음과 같다.

첫째, 내관+족삼리 전침치료에 관한 연구결과를 보면 전침치료 후 강압효과가 컸던 고혈압 환자들(high responders)에서 노르에피네프린과 레닌 농도가 감소하는 것을 볼 수 있다.

둘째, 폐경기 고혈압 여성의 침치료에 관한 연구결과를 보면 BMI가 25 kg/m^2 이상인 과체중이나 비만 환자에게 있어 강압효과가 월등함을 보여주고 있다. BMI 25 kg/m^2 이상인 경우 혈압이 정상으로 회복되는 경우가 대조군에 비해 무려 4배가량 된다. 셋째, 비만 침치료에서는 혈중 렙틴과 인슐린의 농도를 개선시키고 있다.

침치료는 비만 고혈압에 효과가 있는 것이 아닐까?

한의학이야기 52편에서 "비만 환자에서는 안지오텐신II와 알도스테론의 혈중 농도가 2-3배 증가되어 있다. 이는 교감신경 자극으로 인해 콩팥에서 레닌 분비가 증가되어 안지오텐신II 생성이 증가되고 부신에서 알도스테론 분비가 촉진된 결과이다."라고 하고 있다. 한의학이야기 53편에서는 지방세포에서 분비되는 "렙틴이라는 호르몬은 비만을 억제하기 위해서, 즉 negative feedback으로 분비되는 호르몬이라고 할 수 있으며, 이 렙틴에 의해서 교감신경의 활성이 증가하게 된다. 다만 렙틴 분비로 인한 교감신경의 활성은 에너지 소비보다 노르에피네프린 농도의 증가가 위주이다." 그리고 "인슐린 저항성으로 인해서 혈중 인슐린 농도가 증가하게 되면 교감신경이 활성화되면서 고혈압이 생기는 것이다."라고 하고 있다.

앞선 임상연구결과들과 비만으로 인해서 고혈압이 생기는 기전들을 종합해보면 자연스럽게 침치료가 비만으로 인한 고혈압에 보다 효과가 있지 않을까하는 추정에 이르게 된다.

특히 내관+족삼리 전침치료 논문에서는 전침치료 결과를 두고 고찰에서 "이는 반복적인 전침치료가 교감신경의 유출과 레닌-안지오텐신-알도스테론 시스템에 영향을 미치는 것을 암시하고 있다."라고 하고 있다. 논문의 저자들은 내관+족삼리 전침치료가 ACEI/ARB와 같은 효과를 내는 것이라고 생각하고 있는 것이다.

족삼리혈

앞선 결과들을 통해서 우리는 다음과 같은 가정을 해볼 수 있다. 첫째, 침치료는 혈자리에 상관없이 비만 고혈압에 어느 정도 효과가 있지 않을까라는 가정이다. 그렇다고 하기에는 '내관+족삼리' 전침치료 논문을 보면 '광명+편력' 전침 치료는 강압효과를 보이지 않고 있다. 그렇다고 한다면 둘째, 특정 혈자리들이 비만 고혈압에 효과가 있을 것이라는 가정이다. 진료지침뿐만 아니라 4편의 임상연구 결과들을 보면 모두 공통적으로 사용된 혈자리는 족삼리혈이 된다. 그리고 족삼리혈은 고혈압 침치료 관련 논문들에서 가장 빈번하게 선택되는 혈자리라고 할 수 있다. 실제 임상에서도 사암침 대장정격의 경우 비만 환자들에게 더 많이 사용되고 있는 것을 볼 수 있다. 그러므로 자연스럽게 고혈압의 침치료에 있어서 족삼리혈을 주목하게 되는 것 같다.

3 오수혈의 혈성

① 오수혈의 혈성에 관한 小考

오수혈의 혈성에 관한 小考

첫 번째 이야기

족삼리혈과 고혈압

족삼리혈이 강압효과가 있으며 특히 비만으로 인한 고혈압에 강압효과가 뛰어나다면 이는 한의학적으로는 어떻게 이해할 수 있을까? 한의학이야기 33편에서 "양경락의 스위치는 水穴이 핵심인데 냉각에 해당하는 金穴은 차가운 기운을 돕게 되고 土穴은 차가운 기운을 억제한다."라고 하였다. 말초저항이 증가해서 고혈압이 되었다면 이는 양경락에 흐르는 寒氣가 증가한 상태라고 할 수 있을 것이다. 그리고 양경락에 흐르는 寒氣를 오행 중에서는 水의 성질이 증가한 상태라고 한다면, 족삼리혈은 土경락의 土穴에 해당하므로 土克水를 통해서 인체 표면에 흐르는 寒氣를 제거할 수 있다고 생각해 볼 수 있을 것이다.

그렇다고 한다면 土穴을 자극한다는 것이 인체에서는 어떻게 작용하기에 말초저항을 감소시킬 수 있을까? 그리고 왜 비만으로 인한 고혈압에 더욱 효과가 있을까? 이에 대한 해답을 찾아나가기 위해서 우선 오수혈의 혈성에 대해서 소개를 해보고자 한다.

두 가지 쟁점

오수혈의 혈성을 이해하기 위해서는 두 가지 쟁점을 정리하고 넘어갈 필요가 있다. 첫째, 오수혈은 오행으로 구성되어 있기 때문에 木穴, 火穴, 土穴, 金穴, 水穴을 각각 자극했을 때 실제 인체에서는 어떻게 나타날까에 대해서 생각해 볼 필요가 있다는 점이다. 둘째, 오수혈은 양경락에서는 金水木火土의 순서이며 음경락에서는 木火土金水의 순서가 된다. 그러므로 양경락과 음경락은 왜 순서가 다르며, 순서가 다른 것이 어떤 의미가 있을까라는 점에 대해서도 생각해 볼 필요가 있다는 것이다. 이 두 가지 쟁점에 대해서 어느 정도 정리가 된 뒤 오수혈의 혈성을 제대로 이해할 수 있을 것이라고 생각된다.

이렇게 쟁점들을 거쳐서 오수혈의 혈성에 대한 필자의 가설을 소개하고자 한다. 다만, 이렇게 도출된 가설이 몇몇 연구결과들과는 일치하는 면이 있지만, 충분한 연구들에 의해서 검증된 것이 아니라는 점을 분명히 밝혀두고자 한다.

많은 칼럼들을 통해서 오행의 성질과 음양경락의 차이점 그리고 음양경락의 오수혈 순서의 차이점 등에 대해서는 소개를 해왔기 때문에 지금까지 소개해왔던 내용들을 연결해 나가면서 오수혈의 혈성을 소개하고자 한다.

오행의 성질을 통해서 본 오수혈의 혈성

한의학 이야기 8편에서 오행의 성질에 대해서 다음과 같이 소개하였다. "계절은 오행의 성질이 가장 뚜렷하게 드러나기 때문에 계절을 통해서 거꾸로 木火土金水의 성질을 유추해 볼 수 있다. 木은 따뜻해지려는 성질이고, 火는 따뜻한 성질이다. 金은 차가워지려는 성질이고, 水는 차가운 성질이다. 그리고 土는 바뀌려는 성질이다. '바뀌려는 성질'이란 전혀 다른 것으로 바뀌는 것이 아니라 양상(phase)의 변화를 말한다(그림 61)."

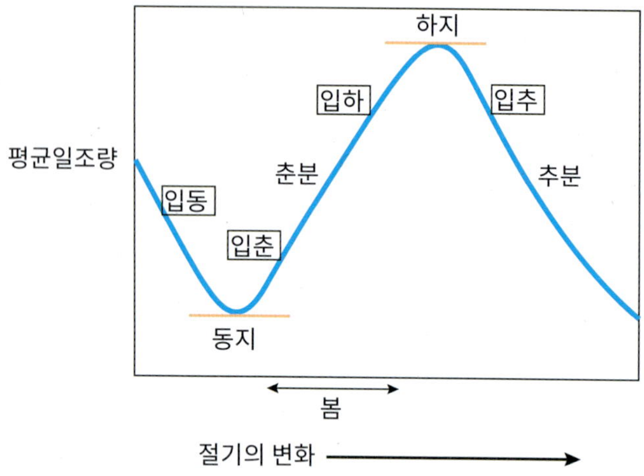

● **그림 61.** 절기의 변화와 평균일조량

따뜻해지려는 성질과 따뜻한 성질의 차이를 조금 더 자세히 살펴보면, 따뜻해지려는 성질은 따뜻한 성질에 비해서 변화율이 심하다는 것이다. 마찬가지로 차가워지려는 성질과 차가운 성질의 차이점은 차가워지려는 성질이 차가운 성질에 비해서 변화율이 심하다는 것이다.

오행의 성질에 비추어 보면 木穴과 火穴을 자극하면 인체의 열생산을 증가시킬 것으로 예상할 수 있다. 그렇다고 한다면 木穴과 火穴을 자극했을 때 실제 인체에서는 어떻게 다르게 작용할까? 자극으로 인해서 증가하는 열에너지의 총량이 비슷하다면, 따뜻해지려고 하는 성질은 변화율이 크기 때문에 일시적인 변화는 클 수 있겠지만 지속되는 시간은 짧을 수밖에 없다. 반면에 따뜻한 성질은 변화율이 작기 때문에 변화의 크기는 작겠지만 지속되는 효과는 더 길게 될 것이다.

마찬가지로 金穴과 水穴을 자극하면 열생산을 감소시킬 것으로 예상할 수 있다. 자극으로 인해서 감소하는 열에너지의 총량이 같다면, 차가워지려는 성질은 변화율이 크기 때문에 일시적인 변화는 클 수 있겠지만 지속되는 효과는 짧을 수밖에 없다. 반면에 차가운 성질은 변화율이 작기 때문에 변화의 크기는 작겠지만 지속되는 효과는 더 길게 될 것이다.

이들을 정리해보면 다음과 같다. 木穴을 자극하면 급하게 따뜻해지려고 하고 대신에 지속시간이 짧으며, 火穴을 자극하면 천천히 따뜻해지면서 지속시간이 길다. 金穴을 자극하면 급하게 차가워지려고 하고 대신에 지속시간이 짧으며, 水穴을 자극하면 천천히 차가워지면서 지속시간이 길다.

土는 바뀌려는 성질이라고 하였으며 한의학이야기 29편에서 "土에 속한 대상들의 공통적인 역할은 '물을 이용한 에너지의 저장과 전달'이라고 표현할 수 있다. 즉, 에너지가 남는 곳에서 저장한 에너지를 물속에 담아서 에너지가 부족한 곳으로 전달하는 역할을 맡는다는 것이다."라고 하였다. 즉, 土穴을 자극하면 에너지가 남는 곳에서 저장한 에너지를 물속에 담아서 에너지가 부족한 곳으로 전달하는 역할을 보다 더 활발하게 하도록 만들 것이라고 예상해볼 수 있다(표 60).

● **표 60.** 오행을 통해서 유추한 오수혈의 혈성

오수혈	오수혈의 혈성
木穴	급하게 따뜻해지려고 한다/ 지속시간은 짧다
火穴	천천히 따뜻해지려고 한다/ 지속시간은 길다
土穴	에너지가 부족한 곳으로의 에너지 전달을 활발하게 한다
金穴	급하게 차가워지려고 한다/ 지속시간은 짧다
水穴	천천히 차가워지려고 한다/ 지속시간은 길다

오수혈의 혈성에 관한 小考

두 번째 이야기

음경락과 양경락의 차이

두 번째 쟁점인 양경락과 음경락의 차이에 대해서는 이미 여러 편에서 다뤘으나 다시 이야기를 해보자면 다음과 같다. 한의학이야기 18편에서 “생명체의 껍질은 내부에 비해서 딱딱하고 차갑고 건조하다. 그런데 딱딱하고 차갑고 건조한 껍질이 내부의 따뜻하고 습하고 말랑말랑한 상태를 보존해주는 역할을 하는 것이다. 앞서 육기를 설명하면서 차가운 것은 太陽에 해당하고 딱딱한 것은 少陽 그리고 건조한 것은 陽明에 해당한다고 하였으며, 따뜻한 것은 少陰에 해당하며 말랑말랑한 것은 厥陰 그리고 습한 것은 太陰에 해당한다고 설명하였다. 즉, 생명체를 껍질과 내부로만 나눈다면 껍질에는 三陽의 기운이 흐르고 내부에는 三陰의 기운이 흐르게 된다.”라고 하였다.

즉, 생명체의 핵심은 열에너지의 보존이고 이를 위해서 내부에서는 열을 지속적으로 생산하고 동시에 껍질은 차가우면서 열발산을 억제하는 것이 생명체를 지속 가능하게 해준다고 할 수 있다. 음경락은 열생산으로 인한 결과이기 때문에 熱이 그 본질이 되고, 양경락은 ‘열발산의 억제’로 인한 결과이기 때문에 寒이 그 본질이 된다.

음경락과 양경락 오수혈 순서의 차이

한의학이야기 33편에서 음경락과 양경락의 오수혈 순서의 차이에 대해서 다음과 같이 설명하였다. "오수혈은 경락의 기운을 조절하는 스위치(switch)라고 생각해 볼 수 있는데, 오수혈의 자극을 통해서 경락의 활성을 돕기도 하고 억제하기도 하는 것이다. 음경락은 이 스위치가 가열에서 시작해서 냉각으로 넘어가고 양경락은 냉각에서 시작해서 가열로 넘어간다. 음경락의 스위치는 火穴이 핵심인데 가열에 해당하는 木穴은 따뜻한 기운을 돕게 되고 水穴는 따뜻한 기운을 억제한다. 반대로 양경락의 스위치는 水穴이 핵심인데 냉각에 해당하는 金穴은 차가운 기운을 돕게 되고 土穴은 차가운 기운을 억제한다. 즉, 井穴은 경락을 시작하는 혈이고 滎穴은 경락의 핵심에 해당하며 合穴은 경락을 억제하는 혈이라고 할 수 있다."

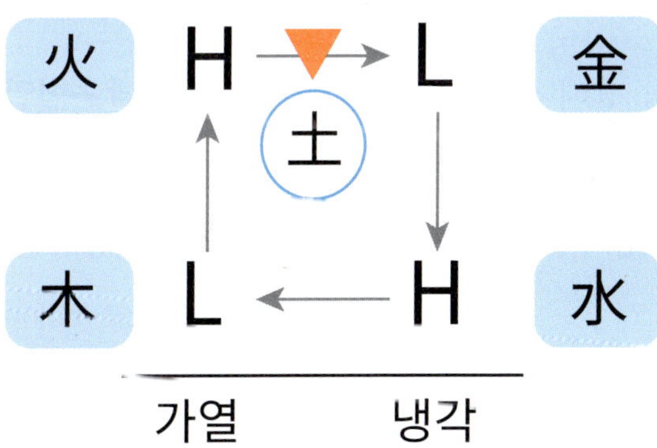

● 그림 62. 木과 金: 가열의 시작과 냉각의 시작

즉, 음경락에 흐르는 기운은 본질이 熱이 되기 때문에 火穴이 핵심이고, 따뜻한 기운은 가열에서 시작하기 때문에 음경락은 木穴에서 시작한다. 그래서 음경락의 순서는 木火土金水가 된다. 양경락에 흐르는 기운은 본질이 寒이 되기 때문에 水穴이 핵심이고, 차가운 기운은 냉각에서 시작하기 때문에 양경락은 金에서 시작한다. 그래서 양경락의 순서는 金水木火土가 된다.

음경락에 흐르는 熱과 양경락에 흐르는 寒

이 내용들에 대해서는 한의학이야기 59편에서 상세하게 언급하였기 때문에 그 내용들을 간단하게 정리를 해보자면 다음과 같다.

음경락에 흐르는 기운이 熱이 본질이 된다면 이는 열생산에 의해서 생긴 결과라고 할 수 있으며, 양경락에 흐르는 기운이 寒이 본질이 된다면 이는 열발산의 억제에 의해서 생긴 결과라고 할 수 있을 것이다.

심박출량은 대사 및 그로 인해서 생산되는 열에너지와 비례하기 때문에 생산되는 열에너지의 양은 심박출량에 비례하게 된다. 그러므로 음경락에 흐르는 熱이라는 기운은 '열생산=대사량=심박출량'의 결과라고 할 수 있다. 말초 혈관이 좁아지고 저항이 커지면 피부혈류량이 줄어들고 열발산이 억제된다. 그러므로 양경락에 흐르는 寒이라는 기운은 '열발산 억제=말초저항 증가=피부혈류량 감소'의 결과라고 할 수 있다.

마지막으로 정상 상태에서도 교감신경이 심장과 말초혈관에 흥분파를 보내면서 열생산과 '열발산의 억제'에 관여하고 있으며, 이로 인해서 음경락에는 熱이 안정적으로 흐르고 양경락에는 寒이 안정적으로 흐르는 상황을 도와주고 있다고 할 수 있다.

오수혈의 혈성에 관한 小考

세 번째 이야기

오수혈의 혈성에 관한 가설

앞서 언급한 오행의 성질과 뒤에 설명한 음경락과 양경락의 차이점들을 결합해서 설명해보면 다음과 같은 결론을 얻을 수 있다. 다만 이제부터의 내용들은 모두 필자의 가설들이며, 자연에서 생긴 현상들이 인체에도 닮은꼴로 적용될 것이라는 天人合一說이라는 이론의 토대 위에서 만든 가설들이다.

음경락에 흐르는 熱이라는 기운이 심박출로 인한 열생산에 의해 만들어진다면, 음경락의 木穴은 심박출량을 급하고 짧게 증가시키는 역할을 하고, 음경락의 火穴은 심박출량을 천천히 길게 증가시키는 역할을 할 것이다. 음경락의 金穴은 심박출량을 급하고 짧게 감소시키는 역할을 하고, 음경락의 水穴은 심박출량을 천천히 길게 감소시키는 역할을 할 것이다.

양경락에 흐르는 寒이라는 기운이 말초저항으로 인한 열발산의 억제에 의해 만들어진다면, 양경락의 金穴은 말초혈관을 급하고 짧게 수축시키는 역할을 하고, 양경락의 水穴은 말초혈관을 천천히 길게 수축시키는 역할을 할 것이다. 양경락의 木穴은 말초혈관을 급하고 짧게 확장시키는 역할을 하고, 양경락의 火穴은 말초혈관을 천천히 길게 확장시키는 역할을 할 것이다.

土穴에 대한 가설

土穴은 따로 설명을 해야 할 것 같다. 앞서 土穴을 자극하면 "에너지가 남는 곳에서 저장한 에너지를 물속에 담아서 에너지가 부족한 곳으로 전달하는 역할을 보다 더 활발하게 하도록 만들 것."이라고 하였다. 이것을 인체에서 찾아보면 심장에서 혈액을 내보내서 조직으로 산소와 영양분을 옮기는 것과 똑같은 상황이라고 할 수 있다. 왜냐하면 혈액순환이야말로 물속에(혈액 속에) 산소와 영양분을 담아서 에너지가 부족한 곳으로 전달하는 과정 그 자체이기 때문이다.

이렇게 조직으로 옮겨진 산소와 영양분에 의해서 에너지 대사가 늘어나게 되면 심박출량에는 어떤 변화가 생길까? 한의학이야기 57편의 내용을 참고해보면 "대부분의 조직에서의 혈류는 주로 조직의 대사량에 비례하여 증가한다. 그리고 심장으로 돌아오는 정맥환류는 말초의 각 조직을 흐르는 혈류의 합이다. 따라서 심박출량의 조절은 모든 국소혈류 조절의 합과 같다. 유입되는 혈액량의 변화에 심장 자체가 적응하는 내적인 능력을 Frank-Starling 기전이라고 한다. 기본적으로 심장에 혈액이 들어차는 동안, 심장근이 늘어날수록 심근의 수축력과 대동맥으로 배출해내는 혈액량이 증가된다는 것이다."라고 하였다.

조직에서의 에너지 대사 증가 → 혈류 증가 → 정맥환류 증가 → 심박출량 증가

즉, 음경락의 土穴을 자극하면 조직으로의 에너지 전달을 증가시킬 것으로 예상되며, 그로 인해 조직의 에너지 대사를 증가시켜 심박출량을 증가시킬 수 있을 것으로 예상된다. 이렇게 정맥환류량 증가로 인해서 심박출량이 증가하는 것은 한의학이야기 57편에서도 설명했듯이 교감신경이 흥분하면서 심박출량이 증가하는 것과는 다른 기전이다.

음경락의 木穴, 火穴, 土穴 그리고 심박출량

木은 따뜻해지려는 성질이라고 하였고 火는 따뜻한 성질이라고 하였으며 土는 "따뜻한 곳에서 물속에 에너지를 저장해서 차가운 곳으로 전달하는 역할을 한다." 고 하였다. 봄과 여름에는 태양의 일조량의 변화에 의해서 지구의 온도가 상승한다면, 長夏가 지구의 온도변화에 미치는 영향은 조금 다르다. 장마에는 수증기 속에 저장해놨던 열에너지를 잠열이라는 형태로 내놓게 되는 것이다. 더울 때는 물속에 열에너지를 흡수하여 지구의 지나친 온도상승을 막게 되고, 장마에는 잠열을 내놓게 되면서 지구가 냉각되는 시간을 조금 늦춰줄 것이다.

- 봄과 여름: 일조량 증가에 의한 지구의 온도 상승
- 長夏: 물의 성질에 의한 지구의 온도 하강 억제

이런 관점에서 심박출량의 변화를 바라본다면 음경락의 木穴과 火穴과 土穴이 심박출량 증가에 미치는 영향이 다를 것으로 예상해볼 수 있다. 심장 펌프기능의 조설에는 앞서 두 가지 기전이 관여한다고 하였는데, 첫째는 심장으로 들어오는 혈류량의 변화에 심장 자체가 수축력과 심박출량을 조절하는 내인성 조절기전(intrinsic regulation)이며, 둘째는 자율신경계에 의한 심박동수와 수축력의 조절기전이라고 하였다.

여기서 음경락의 土穴의 자극은 대사량 증가에 의한 심박출량의 증가, 즉 정맥환류량 증가를 통해서 심박출량을 증가시키는 것과 가까울 것으로 생각된다고 하였으며, 음경락의 木穴과 火穴의 자극은 심장의 선제적 흥분으로 인한 심박출량의 증가, 즉 교감신경 자극으로 인해서 심박출량을 증가시키는 것과 가까울 것으로 생각된다.

양경락의 土穴과 족삼리혈

족삼리혈은 양경락의 土穴이다. 음경락의 土穴의 자극이 조직에서의 대사를 증가시켜서 심박출량을 증가시킨다면 같은 논리로 양경락의 土穴은 말초 조직에서의 대사를 증가시켜서 말초혈관을 확장하는 역할을 할 것으로 기대해 볼 수 있다. 말초, 즉 체표의 근육이나 피부에서의 에너지 대사가 활발해진다면 열생산이 많아져 말초혈관이 수축된 상태를 개선하는 데도 도움이 될 것이다. 이는 활발하게 움직이면 말초 조직의 열생산이 많아지고 혈류량이 증가해서 손발이 따뜻해진다는 것과 비슷한 상황으로 이해될 수 있다.

양경락의 土穴을 자침해서 말초 조직에서의 대사량, 즉 열생산을 증가시킬 수 있다면 말초 혈류량을 증가시킬 수 있을 것이다. 그리고 혈류량이 증가하면서 말초혈관이 확장하게 된다면 그 과정에서 교감신경(sympathetic vasoconstrictor tone)은 억제될 수 있으며, 이는 고혈압치료에 도움이 될 수 있을 것이다(※실제로 조직의 대사율이 증가하거나 산소 및 영양분이 부족하면 조직에서 혈관 확장물질의 생성이 증가한다. 혈관 확장물질이 전모세혈관괄약근, 후세동맥, 세동맥 쪽으로 확산하면 혈관이 확장하는데, 아데노신, 이산화탄소, 젖산, 아데노신-인산화합물, 히스타민, 포타슘 이온, 수소 이온 등이 혈관 확장에 관여할 것으로 생각되고 있다. 많은 생리학자들은 아데노신을 국소혈류량을 조절하는 데 가장 중요한 혈관 확장물질로 제안하고 있다. 그런데 시냅스의 갈라진 틈에 내인성 아데노신이 축적되면 교감신경 자극 동안 교감신경 말단에서 노르에피네프린 방출을 억제하는 것으로 알려져 있다).

특히 앞선 고혈압과 비만 관련된 임상연구들을 보면, 족삼리혈이 포함된 침치료가 비만 환자의 체중감소에 효과가 있거나 혹은 고혈압 중에서도 비만 고혈압에서 강압효과가 두드러진 것으로 나타났다. 이는 족삼리혈의 침치료가 말초저항을 줄여줄 뿐만 아니라 에너지소비 역시 증가시켜줄 수 있음을 시사하고 있다고 할 수 있다. 실제 임상에서도 사암침의 대장정격은 비만한 환자에게 많이 활용되고 있다.

이런 맥락에서 보면 족삼리혈이 말초저항을 개선하더라도 특히 비만으로 인해서 말초저항이 증가하는 경우에 보다 더 효과가 있을 것으로 생각된다.

족삼리혈은 말초 조직에서의 에너지대사를 증가시켜 말초혈관을 확장함으로써 sympathetic tone을 떨어뜨리지 않을까?

오수혈의 혈성에 관한 小考

네 번째 이야기

자율신경과 오수혈

만약에 앞선 가설들이 실제로 인체에서도 적용된다면 오수혈의 자극이 자율신경계에 영향을 미칠 것으로 예상된다. 음경락의 木穴이나 火穴을 자극해서 심박출량이 증가하려면 교감신경이 흥분해야 할 것이고, 반대로 음경락의 金穴이나 水穴을 자극해서 심박출량이 감소하려면 교감신경이 억제되어야 할 것이다. 마찬가지로 양경락의 金穴이나 水穴을 자극해서 말초혈관이 수축하려면 교감신경이 흥분해야 할 것이고, 양경락의 木穴이나 火穴을 자극해서 말초혈관이 확장하려면 교감신경이 억제되어야 할 것이다. 앞서 "양경락의 土穴은 말초 조직에서의 에너지대사를 증가시켜서 말초혈관을 확장하는 역할을 할 것으로 기대해볼 수 있다."고 하였는데, 양경락의 土穴을 자극해서 결과적으로 말초혈관이 확장하게 된다면 이 과정에서도 교감신경이 억제될 것이다. 물론 자율신경에 미치는 강도나 지속시간은 혈자리마다 다를 수밖에 없을 것이다.

이런 관점에서 자율신경과 오수혈의 연관성을 보면 오행보다는 井滎兪經合과 관련이 있을 것으로 예상해볼 수 있다. 즉, 井穴이나 滎穴은 교감신경을 항진시키는 쪽으로 작동한다면 經穴이나 合穴은 교감신경을 억제하는 쪽으로 작용할 가능성이 크다(표 61). 고혈압치료에 빈번하게 사용되는 족삼리, 곡지, 내관 등과 같은 혈자리들은 모두 오수혈의 經穴이나 合穴에 해당하거나 가까운 자리들이다. 반면에 井穴이나 滎穴을 고혈압치료에 응용하는 경우는 거의 없는 것 같다. 그리고 손끝과 발끝에 위치해 있는 井穴들은 응급상황에 쓰이는 경우가 많으며, 인체에서의 응급상황은 교감신경의 변화와 관련된 경우가 많다.

● 표 61. 오수혈의 혈성을 통해서 예상해 본 교감신경의 관여

오수혈	井	滎	兪	經	合
음경락	木	火	土	金	水
양경락	金	水	木	火	土
교감신경		← 촉진		억제 →	

음경락의 火穴과 양경락의 水穴 그리고 교감신경

음경락의 火穴과 양경락의 水穴은 모두 오수혈 중 滎穴에 해당하는데, 음경락은 熱이라는 기운이 흐르기 때문에 火穴이 핵심이 된다고 하였고 양경락은 寒이라는 기운이 흐르기 때문에 水穴이 핵심이 된다고 하였다. 즉, 滎穴이 음경락과 양경락의 핵심이 되는 혈자리라고 할 수 있다.

그리고 오수혈의 가설에서 "음경락에 흐르는 熱이라는 기운이 심박출로 인한 열생산이라면, 음경락의 木穴은 심박출량을 급하고 짧게 증가시키는 역할을 하고 음경락의 火穴은 심박출량을 천천히 길게 증가시키는 역할을 할 것이다."라고 하였으며, "양경락에 흐르는 寒이라는 기운이 말초저항으로 인한 열발산의 억제라고 한다면, 양경락의 金穴은 말초혈관을 급하고 짧게 수축시키는 역할을 하고, 양경락의 水穴은 말초혈관을 천천히 길게 수축시키는 역할을 할 것이다."라고 하였다. 즉, 음경락의 火穴은 심박출량을 지속적으로 증가시키는 역할을 한다면 양경락의 水穴은 말초혈관을 지속적으로 수축시키는 역할을 할 것으로 기대해 볼 수 있다.

한의학이야기 59편에서는 교감신경이 심장과 말초혈관에 흥분파를 내고 있음을 소개하였는데, 심장에 대해서는 "정상 상태에서 교감신경은 심장에 대해 느리

긴 하지만 일정하게 흥분파를 내고 있기 때문에 이로 인해 심장기능은 교감신경 자극이 없는 상태에 비해 30%가량 증가된 상태로 유지되고 있다."라고 하였고, 말초혈관에 대해서는 "정상 상태에서 혈관 운동중추의 혈관수축 부위는 1초당 1.5-2개 정도의 지속적인 흥분파를 전신의 혈관수축신경에 보낸다. 이 흥분파는 교감신경성 혈관수축섬유를 통해 혈관을 지속적으로 수축시켜(sympathetic vasoconstrictor tone) 적절한 수축상태를 유지케 하는데 이를 혈관운동의 긴장도(vasomotor tone)이라고 한다."라고 하였다.

요컨대 오수혈 중의 滎穴의 혈성은 교감신경의 지속적인 흥분파와 성격이 비슷하다는 것이다. 이미 인체에서는 오수혈의 滎穴을 자극하는 것과 비슷한 현상이 정상 상태에서 일어나고 있다고 할 수 있다고 할 수 있다. 이들 내용을 다음과 같이 정리해볼 수 있다.

- 음경락의 火穴과 양경락의 水穴은 오수혈 중의 滎穴에 해당하며, 熱이라는 기운이 흐르는 음경락과 寒이라는 기운이 흐르는 양경락의 핵심이 되는 혈자리들이다. 그리고 滎穴의 혈성은 교감신경의 지속적인 흥분파와 성격이 비슷하다.
- 음경락의 火穴은 심박출량을 지속적으로 증가시키는 역할을 한다÷교감신경은 심장에 대해 느리긴 하지만 일정한 흥분파를 내고 있다.
- 양경락의 水穴은 말초혈관을 지속적으로 수축시키는 역할을 한다÷교감신경은 혈관을 지속적으로 수축시켜 적절한 수축상태를 유지케 한다.

생명은 생명현상을 유지하기 위해 항상 긴장하고 있다 (feat. 교감신경)

생명은 너무나 당연하게도 생명현상을 유지하기 위해 항상 긴장하고 있을 것임에 틀림없다. 그리고 생명현상을 유지해내기 위해서는 체온의 유지가 반드시 필요하며 이를 위해서 지속적인 열생산과 함께 지속적인 열발산의 억제를 해내고 있어야 한다.

경락현상은 이러한 생명현상을 유지하기 위한 노력의 결과물이라고 할 수 있다. 생명체 내부에서는 열생산의 결과로 음경락에는 熱이라는 기운이 흐르게 되고, 생명체의 껍질에서는 열발산 억제의 결과로 양경락에는 寒이라는 기운이 흐르게 된다. 熱이라는 기운은 가벼워서 상승하기 때문에 음경락은 상행하게 되고, 寒이라는 기운은 차가워지고 하강하기 때문에 양경락은 하행하게 된다.

생명현상이 생명을 유지하기 위해서 항상 긴장하고 있는 것은 교감신경의 역할이라고 할 수 있다. 위기 상황에서나 혹은 위기 상황을 대비해서 체온을 조절하고 동맥압을 유지해내는 것은 모두 교감신경의 역할이다. 위기 상황에서는 교감신경이 흥분하지만, 정상 상태에서도 교감신경은 일정한 흥분파를 내보내고 있다.

오수혈이란 경락에 흐르는 기운을 조절하기 위한 스위치라고 할 수 있다. 음경락에 위치한 오수혈들은 열생산을 조절하는 스위치라고 할 수 있으며, 양경락에 위치한 스위치들은 열발산의 억제를 조절하는 스위치라고 할 수 있다. 이 중에서도 滎穴은 熱이 흐르는 음경락과 寒이 흐르는 양경락을 가장 대표하는 혈자리라고 할 수 있으며, 지속적인 열생산과 지속적인 열발산의 억제를 도모하는 혈자리라고 할 수 있다. 그렇기 때문에 오수혈 중의 滎穴의 혈성은 교감신경의 지속적인 흥분파와 성격이 비슷하게 되는 것이다.

이렇게 정상 상태에서 교감신경이 흥분하고 경락현상이 나타나는 것은 생명체가 생명현상을 유지하기 위해서 항상 긴장하고 있기 때문에 나타난 결과와 관련이 있다고 할 수 있다.

오수혈의 혈성에 관한 小考

다섯 번째 이야기

족삼리혈과 내관혈

자율신경과 관련해서 연구가 가장 많이 된 혈자리를 꼽으라면 족삼리혈과 내관혈이라고 할 수 있다. 모두 교감신경을 억제하고 미주신경을 항진시키기 때문에 고혈압치료에도 응용이 되고 위장질환치료에도 응용이 된다. 다만 조금 다른 점은 내관혈은 심혈관계의 흥분성 자극을 억제한다(reduce cardiovascular excitatory response)는 연구결과가 많다는 점이며, 족삼리혈은 교감신경을 억제할 뿐만 아니라 미주신경을 항진시킨다는 연구결과가 많은 편이다.

특히 내관혈이 심장의 흥분성 자극을 억제하는 기전으로는 문측 복외측연수(rostal ventrolateral medulla, RVLM), 궁상핵(arcuate nucleus), 수도관주위회색질(periaqueductal gray, PAG)과 같은 중추신경에서 발생하여 교감신경을 흥분하는 기전을 억제하는 것으로 알려져 있다. 중추신경의 작용기전을 보면 내관혈은 교감신경을 억제하는 쪽으로 작용한다면, 족삼리혈은 교감신경을 억제해서 부교감신경을 활성화하는 쪽으로 더 작용한다고 볼 수 있다. 내관혈과 족삼리혈 모두 井穴이나 滎穴이 아니며, 내관혈은 經穴은 아니지만 심포경의 經穴인 간사혈과 가깝고 족삼리혈은 合穴에 해당한다.

이러한 내관혈과 족삼리혈의 혈성을 어떻게 이해할 수 있을까? 내관혈은 간사혈과 가깝기도 하고 내관혈과 간사혈은 함께 자극하기도 하기 때문에 오행 중에서는 金의 성질과 가장 가깝다고 할 수 있다. 심박출량이 갑자기 증가하는 것을 木이라고 했으며 내관혈은 심혈관계의 흥분성 자극을 억제한다고 하였으므로, 이는 金克木에 해당한다고 할 수 있다. 즉, 오행의 상생상극이라는 관점에서 보자면 내관혈은 심박출량이 갑자기 증가하는 것을 억제하고(金克木), 족삼리혈은 말초혈관이 지속적으로 수축된 상태를 억제한다고(土克水) 생각해 볼 수 있다.

용천혈과 소부혈

이번에는 음경락에서 井穴이나 滎穴이 어떤 효과를 나타내는지에 대한 논문을 소개하고자 한다.「출혈성 쇼크 흰쥐 모델에서 경혈지압이 혈압과 심박수 변화에 미치는 영향」이라는 제목의 논문으로 KOREAN JOURNAL OF ACUPUNCTURE 라는 저널에 실린 논문이다.

쥐를 이용해서 정상 혈압에서 경혈점인 소부혈, 용천혈과 비경혈점인 꼬리혈의 지압자극에 따른 동맥혈압과 심박수의 변화를 확인해본 논문으로 자극 전 30초와 자극 수행 30초간의 평균 변화율을 통해 비교 관찰하였다. 정상 혈압에서 자극수행 동안 수축기혈압 변화율은 꼬리혈, 소부혈, 용천혈이 각각 4.52±1.07%, 11.85±3.33%, 25.66±4.86%로 모두 유의한 변화를 보였고, 경혈점이 비경혈점보다 뚜렷한 변화를 보였으며($p<0.001$), 특히 용천혈이 소부혈보다 유의한 변화($p<0.001$)를 보여 경혈점간의 변화도 관찰되었다. 또한 확장기혈압에서도 수축기혈압과 비슷한 결과를 보였다(그림 63). 한편 정상 상태에서 지압자극에 따른 심박수 변화는 꼬리혈이 301.2±9.6회에서 306.9.0회로 1.72±0.56%의 증가를 보였으며, 소부혈은 분당 301.3±7.0회에서 312.9.0회로 3.7±2.0%의 증가를 보였고, 용천혈은 306.0±7.6회에서 317.2±9.8회로 3.6±1.9%의 심박수를 증가시켰다($p<0.001$). 하지만 심박수의 증가가 경혈점과 비경혈점 사이에서 유의한 차이는 관찰되지 않았다.

이 논문은 동물실험이라는 한계가 있지만, 井穴에 해당하는 용천혈과 滎穴에 해당하는 소부혈의 지압이 심박수와 혈압을 증가시키는 결과를 보여주고 있으며, 음경락의 木穴은 심박출량을 급하고 짧게 증가시키고 음경락의 火穴은 심박출량을 천천히 길게 증가시킨다는 필자의 가설과 일치하고 있다. 다만 아쉬운 점은 용천혈은 족소음신경이고 소부혈은 수소음심경이라서 경락이 다르다는 점이다.

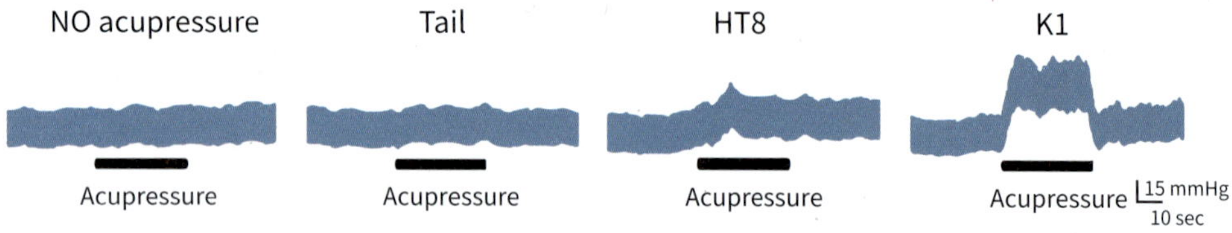

● 그림 63. 정상 혈압에서 꼬리혈, 소부혈, 용천혈 지압 후 혈압의 변화

자율신경계에 대한 침치료의 역할

침치료는 자율신경계에 장단기적으로 두 가지 영향을 미치는데, 자주 반대로 작용한다. 침이 자입되는 순간, 자입된 분절에서 강한 교감신경반사가 유발된다. 이는 임상적으로 활용할 수 있는데, 예를 들어 건초열(hay fever)이 발병할 때 코와 가까운 경혈에 자침하면 코점막의 혈관을 수축시키고 부종을 줄이며 점액 분비를 억제하여 코의 기도(nasal airway)가 활짝 열린다. 반응은 자극의 강도와 관련있는 것으로 보이며, 치료 후 일정 시간 동안 지속될 수 있다.

침 자극을 최소 10분 동안 지속하면 교감신경성 유출(outflow)이 억제될 수 있는데, 이는 유침 시간을 훨씬 넘어서도 지속될 수 있다. 이 효과는 척수반사와 척수상위 중추(supraspinal centres) 모두를 포함하는 것으로 보인다. 방광의 척수반사가 억제된다는 명확한 근거가 존재하며, 임상 실험 근거 또한 이러한 효과를 뒷받침한다.

침이 자입되는 순간 자입된 분절에서 강한 교감신경반사가 유발되며, 침 자극을 최소 10분 동안 지속하면 교감신경성 유출(outflow)이 억제될 수 있다.

오수혈의 혈성과 침치료의 효과

침이 자입되는 순간 자입된 분절에서 강한 교감신경반사가 유발되며 침 자극을 최소 10분 동안 지속하면 교감신경성 유출(outflow)이 억제될 수 있다면, 침의 자입 시간이 혈위 특이성과 상관없이 교감신경에 영향을 줄 수 있게 된다. 즉, 혈자리에 침자극을 하는 순간 혈위 특이적(acupoint specific) 효과가 나타날 뿐만 아니라, 침자극이라는 행위 때문에 혈자리와 상관없이 나타나는 효과가 생기게 되는 것이다. 그리고 이러한 효과는 혈위 특이적 효과를 상쇄하거나 증폭시키는 결과로 이어질 수 있다.

필자의 가설대로 오수혈의 혈성이 혈위 특이적(acupoint specific)으로 교감신경에 영향을 미치게 된다면, 자침 시간은 혈위 특이적인 효과를 상쇄하거나 증폭시키게 될 것이다. 만약에 교감신경을 흥분시켜야 하는 상황이라면 井穴이나 滎穴을 짧은 시간 동안 자극하는 것이 도움이 될 것이고, 반대로 교감신경을 억제해야 하는 상황이라면 經穴이나 合穴을 길게 유침하는 것이 더 도움이 될 것이다. 낮은 주파수의 선침 자극 역시 교감신경의 유출을 억제하는 데 도움이 되는 것으로 알려져 있다.

그런 면에서 보면 용천혈과 소부혈 경혈에 30초간 지압을 통해서 확인한 쉬 실험은 보다 더 교감신경반사를 증폭시켜 井穴와 滎穴의 혈위 특이한 효과를 확인하는데 도움이 되지 않았을까 싶다. 실제 임상에서도 보통 한의원에서는 10분 이상 유침을 하게 되는데 이는 교감신경을 억제하는 혈자리들의 효과를 증폭시킬 수 있을 것이며, 반대로 팔체질침과 같은 단자침들은 교감신경을 흥분시키는 혈자리들의 효과를 증폭시킬 수 있을 것으로 예상된다.

그러므로 오수혈에 대한 혈성을 연구할 때는 혈위 특이적 효과와 자침 시간으로 인한 효과를 함께 고려하면서 연구해야 할 것으로 생각된다.

4 고혈압의 양약치료와 한의치료

① 고혈압의 양약치료

② 고혈압의 한의치료

고혈압의 양약치료

고혈압약 선택의 일반 원칙

고혈압약의 선택은 혈압 수치보다는 환자의 임상적 특징과 동반질환에 따라 정하는 것이 좋다. 현재 강압작용이 효과적이며 안전성이 입증되고 부작용도 비교적 경미하여 주로 사용되고 있는 고혈압약은 크게 5가지로 분류한다. 1) 안지오텐신전환효소억제제(angiotensin converting enzyme inhibitor, ACE억제제) 또는 안지오텐신 수용체차단제(angiotensin receptor blocker, ARB), 2) 베타차단제(알파-베타 차단제 포함) 3) 칼슘차단제, 4) 싸이아자이드(thiazide) 또는 싸이아자이드 유사 이뇨제, 5) 기타 약물(고리이뇨제, 알도스테론 대항제, 알파차단제, 혈관확장제 등). 이들 약은 용량을 조절하면 강압 효과의 강도는 서로 비슷하지만, 개개인의 강압 및 장기적 심혈관 예방 효과와 부작용 발생에서 차이를 나타낼 수 있다. 환자가 다른 질환을 동반하거나 위험인자가 있을 때는 이를 고려하여 고혈압약을 선택한다.

일차 고혈압약으로 주로 ACE억제제, ARB, 칼슘차단제, 이뇨제 중에서 선택하며 적응증, 금기 사항, 환자의 동반질환, 무증상 장기 손상 등을 고려하여 선택한다. 최근에는 베타차단제의 초기 사용은 일반적으로 권고하지 않는다. 노인에서 베타차단제는 치료이득에 대한 논란이 있어 특별한 적응증이 있는 경우에 주로 사용한다. 베타차단제와 이뇨제의 병용요법은 당뇨병의 발생 위험을 증가시키기 때문에 당뇨병 발생 위험이 큰 환자에게는 주의해야 한다.

특정 질환에서 권장되는 약물 및 병용 약물의 선택은 아래의 표 62, 63와 같다.

● **표 62.** 질환에 따른 추천 고혈압약

동반질환	ACEI/ARB	베타차단제	칼슘차단제	이뇨제
심부전	○	○		○
좌심실비대	○		○	
관상동맥병	○	○	○	
만성콩팥병	○			
뇌졸중	○		○	○
노인 고혈압	○		○	○
심근경색증 후	○	○		
심방세동 예방	○			
당뇨병	○	○	○	○

● **표 63.** 고혈압약의 적응증과 금기

	적극적 적응증	적응 가능	주의 요망	금기
ACEI/ARB	심부전 당뇨병신장병증 만성콩팥병		양측정 신동맥협착증 고칼륨혈증	임신 혈관부종
베타차단제	협신증 심근경색증	빈맥성 부정맥	혈당 이상 증가 말초혈관질환	천식 심한 서맥
칼슘차단제	노인 고혈압 수축기단독고혈압 협심증		심부전	서맥 (non-DHP)
이뇨제	심부전 수축기단독고혈압		혈당 이상 증가	통풍 저칼륨혈증

추가적인 고려사항들

고혈압치료에 있어 다른 여러 가지 고려사항들이 있겠지만, 몇 가지만 더 소개하면 다음과 같다.

특별한 동반 질환이 없으면 일반적으로 AB/CD 법칙을 권하는데, 젊은 사람은 ACEI/ARB(또는 베타차단제)를, 그리고 고령자에서는 칼슘차단제와 이뇨제를 우선 투여를 권하지만 이에 얽매일 필요는 없다.

베타차단제는 심방세동, 협심증 환자에게는 맥박수 감소목적으로 사용되고 불안감이나 스트레스로 인한 불안정 고혈압이 있을 때는 혈관확장성 베타차단제를 사용하면 심박수와 동시에 말초혈관저항의 증가를 줄일 수 있어 항고혈압제 1차 약으로 단독 사용이 가능하다.

대사증후군/당뇨병에서 고혈압약 선택 시 고려해야 할 사항 중 첫 번째로 ACEI/ARB는 다른 고혈압약과 비교하여 당뇨병 환자에서 심혈관 사건, 심부전, 신병증에 유리한 효과가 있음이 입증되어 있고, 인슐린저항성을 감소시켜 새로운 당뇨병의 발생을 낮추고 혈청 지질에 유리한 영향이 있으므로 가장 우선하여 선택해야 하며, 병용요법에서도 반드시 포함해야 한다.

실제 처방되는 고혈압약 순위

그러면 실제 고혈압약이 처방되는 순위는 어떻게 될까? 2018년도 기준으로 '기타 및 상세불명의 고혈압' 상병명으로 닥터게이트라는 사이트에서 검색해보면 1위부터 10위까지의 고혈압약 판매순위가 나오는데 표 64와 같다.

● 표 64. 고혈압약 판매순위

순위	성분명	점유율
1	AMLODIPINE BESYLATE	10.6%
2	LOSARTAN POTASSIUM	7.7%
3	AMLODIPINE BESYLATE & VALSARTAN (복합)	5.6%
4	HYDROCHLOROTHIAZIDE & LOSARTAN (복합)	5.4%
5	CARVEDILOL	4.7%
6	AMLODIPINE BESYLATE & TELMISARTAN (복합)	4.5%
7	VALSARTAN	3.9%
8	S-AMLODIPINE BESYLATE	3.6%
9	OLMESARTAN MEDOXOMIL	3.4%
10	TELMISARTAN	2.8%

AMLODIPINE은 칼슘차단제, TAN으로 끝나는 약재들은 ARB, CARVEDILOL은 베타차단제, HYDROCHLOROTHIAZIDE는 이뇨제이다. 그러므로 고혈압약은 대부분 ARB나 칼슘차단제가 처방되는 것을 알 수 있다. 그리고 칼슘차단제는 딱딱해진 혈관을 말랑말랑하게 하는 약이라면, ARB는 교감신경의 흥분으로 인해서 말초혈관이 수축되고 이뇨가 억제된 상태를 해결해주는 약이라고 할 수 있다. 칼슘차단제가 후부하를 낮추는 약이라면 ARB는 전부하와 후부하를 모두 낮춰주는 약이다. 그러므로 고혈압치료의 핵심은 말초저항을 어떻게 낮출 수 있느냐에 달려있다고 해도 과언이 아닌 것 같다.

고혈압약물로 본 고혈압에 대한 필자의 생각

우선 편의상 고혈압을 고혈압이 생기는 상황의 서로 다름에 따라서 크게 노인 고혈압, 비만 고혈압, 스트레스 고혈압으로 나눠보고자 한다. 이러한 방식으로 고혈압을 나눠보자면, 첫째, 노인 고혈압은 대동맥 경직도가 증가하면서 생긴 고혈압이며 수축기혈압과 맥압이 증가하는 형태의 고혈압을 말한다. 둘째, 비만 고혈압은 혈류량증가와 이어지는 말초저항의 증가로 인한 고혈압을 말한다. 대사증후군으로 인한 고혈압은 주로 여기에 해당된다. 셋째, 스트레스 고혈압은 반복적인 스트레스로 인해서 생긴 고혈압을 말하며, 압력수용기 반사회로에서 중추신경계에 장애가 생기고 여기에 체액량의 증가가 더해져서 만성 고혈압이 된 경우이다.

물론 이러한 분류는 정식적인 분류는 아니고 임의로 만든 분류이며, 세 가지 유형은 모두 서로 겹친 부분도 많을 것이다. 이렇게 분류하는 이유는 고혈압이 생기는 상황에 따라 나눔으로써 고혈압에 대한 이해를 높일 수 있으며 한의학적으로 접근하기 용이하게 하기 위함이다.

- 노인 고혈압: 대동맥 경직도 증가 → 맥압 증가 → 수축기 고혈압
- 비만 고혈압: 체액량 증가 → 심박출량 증가+고혈압 발생 → 국소 혈류량의 자동조절 → 총 말초저항 증가+심박출량 회복
- 스트레스 고혈압: 스트레스로 인한 교감신경의 반복적인 흥분 → 압력수용기 반사회로에서 중추신경계 장애+체액량 증가 → 만성 고혈압

노인고혈압은 대동맥 경직도가 주된 원인이기 때문에 칼슘차단제를 처방해서 대동맥 경식도를 줄여주는 것이 우선적인 선택이 된다. 비만 고혈압의 경우 체액량 증가와 말초저항 증가를 동시에 해결해야 하며 이런 경우 ACEI/ARB가 가장 적절하다. 스트레스 고혈압은 반복적인 스트레스로 인해 심장이 안 좋아지는 경우가 많기 때문에 베타차단제를 처방받는 경우가 생길 수 있으며, 이 경우에도 만성 고혈압이 된 경우에는 체액량 증가를 동반하기 때문에 기본적으로는 ACEI/ARB가 적절한 선택이 된다.

고혈압이라는 질환은 말초저항이 증가했다는 점은 분명한 공통점이며 다만 말초저항이 증가하는 상황이 서로 다르기 때문에, 서로 다른 상황에 맞게 말초저항을 낮추는 방법을 찾아가는 것이 고혈압을 효과적으로 치료하는 방법이라고 할 수 있

을 것이다.

고혈압이라는 질환에서 말초저항이 증가했다는 점은 분명한 공통점이며, 다만 말초저항이 증가하는 상황이 서로 다르다.

고혈압의 한의치료

한의표준임상진료지침 요약

고혈압의 한의치료에 대해서는 고혈압의 한의표준임상진료지침에 잘 소개되어 있으며, 진료지침과 함께 추가로 고혈압의 침치료 관련 논문들을 통해서 소개한 내용들을 다시 정리해보면 다음과 같다.

- 고혈압의 한의표준임상진료지침에는 고혈압을 다섯 가지 변증으로 분류하고 있으며, 간양상항, 습담, 어혈, 음허, 기허로 나누고 있다. 처방으로는 간양상항에는 전마구등음과 조구등산, 간신음허에는 육미지황환과 기국지황환, 습담내저에는 반하백출천마탕과 오령산, 기허에는 보중익기탕, 어혈에는 혈부축어탕 등의 처방들을 사용할 것을 권고하고 있다.
- 임상진료지침에서 고혈압의 침치료로 소개한 혈자리는 합곡, 태충, 내관, 족삼리, 백회 총 5자리이다.
- 임상진료지침에는 한약치료 침치료와 함께 뜸, 약침, 기공, 호흡법, 태극권 등의 치료방법도 권고하고 있다.
- 한의치료의 적응증이 될 수 있는 고혈압을 임상진료지침에서는 다음 표 65와 같이 소개하고 있다.

● **표 65.** 한의치료의 적응증이 될 수 있는 고혈압

중노년층의 경계성 고혈압
제1기 고혈압
심신증 경향이 강한 고혈압(일부 백의고혈압)
수반증상이 있는 고령자의 고혈압
특수한 경우로서 내장비만에 합병한 고혈압
고혈압전단계의 관리
합병증 예방 목적
삶의 질을 개선하기 위한 목적
항고혈압제의 부작용(칼슘채널차단제, 베타차단제, 안지오텐신전환효소억제제의 마른기침, 기립성 저혈압이나 어지럼증 등)의 개선

기타 내용들의 요약

- 수축기혈압 140–180 mmHg 또는 이완기혈압이 90–99 mmHg에 속하는 고혈압 환자에게 '내관–간사'+'족삼리–상거허'에 양측으로 30분간 전침치료 주 1회 8주간 치료하였으며, 8주 후에 수축기혈압 6 mmHg ($p<0.05$), 이완기혈압 4 mmHg ($p<0.05$) 떨어졌다.
- 폐경기 여성으로서 전고혈압과 1기고혈압 환자에게 풍지, 족삼리, 곡지, 삼음교, 양측으로 총 8자리를 30분간 시술하였다. 이 치료를 4주간 10회를 1세트로 하여 2년간 총 4세트 시술 후 2년 후에 수축기혈압 10.34 mmHg ($p<0.001$), 이완기혈압은 9.92 mmHg ($p<0.001$) 떨어졌다.
- 수축기혈압 120–159 mmHg, 이완기혈압 80–99 mmHg인 고혈압 환자에게 족삼리, 내관, 태충, 공손, 곡지 총 5자리를 양측으로 치료하였으며, 8주간 주 2회 총 16번 침치료하였으며, 8주 후에 수축기혈압이 6.5 mmHg ($p=0.042$), 이완기혈압이 4.9 mmHg ($p=0.006$) 떨어졌다.
- 천마구등음이나 조구등산과 같은 처방은 조구등이 군약이 되고 조구등의 주성분인 rhynchophylline은 L형 칼슘채널 억제 및 평활근 세포의 칼슘 감수성 감

소를 통한 혈관확장에 작용하여 칼슘채널차단제와 유사한 효과를 가지고 있는 것으로 다수의 동물 모델에서 관찰되었다. 특히 조구등산은 중년기 이후 고혈압 경향이 있는 환자의 만성 두통에 처방할 것을 권고되는 것으로 보아, 임상적으로도 노인 고혈압에 우선적으로 선택되는 칼슘차단제와 유사한 면을 가지고 있을 것으로 추정된다.

- ACEI/ARB는 말초저항과 체액량 증가를 함께 개선해줄 수 있는 약이며, 이는 대사증후군으로 인한 고혈압이나 비만 고혈압 환자에서 가장 우선적으로 선택된다고 볼 수 있다. 그리고 폐경기 여성에게 사용된 풍지, 족삼리, 곡지, 삼음교의 침치료는 특히 비만 고혈압에 상당한 효과가 있었다. 이렇게 적응증만 놓고 보면 풍지, 족삼리, 곡지, 삼음교의 침치료의 효과는 고혈압약 중에서도 ACEI/ARB의 효과와 가장 유사할 것으로 생각된다. 지황의 catalpol 역시 ACEI/ARB와 상당히 유사한 효능을 보이고 있기 때문에 소양인이나 음허로 변증이 될 경우에는 지황을 적절하게 활용해볼 수 있을 것으로 생각된다.
- 스트레스로 인해 교감신경이 항진된 경우 시호, 향부자, 황련 같은 약재들이 도움이 될 수 있다. 양적인 체질이라고 생각되는 경우 스트레스로 인해 일시적으로 혈압이 올랐다면 시호가 들어간 소시호탕이나 가미소요산 혹은 황련해독탕과 같은 보험한약을 응용해 볼 수 있다. 그리고 내관혈의 침치료도 비슷한 효과를 기대해 볼 수 있을 것이다.
- 이뇨제는 혈류량을 감소시키기 때문에 전부하를 낮춰서 혈압을 떨어뜨리는 효과가 있다고 할 수 있다. 특히 노인 고혈압에서 심부전을 동반한 경우 이뇨제를 선택할 수 있는데, 한의치료로는 오령산과 같은 과립제를 응용해 볼 수 있다.
- 만성 고혈압의 경우 신장기능이 손상되고 체액량 증가를 동반하기 때문에 체질을 고려한 한약처방들도 고려해 볼 수 있을 것이다. 비만 고혈압의 경우 태음인 처방이 더 빈번하게 활용될 수 있으며, 스트레스 고혈압일 경우 소양인 처방이나 소음인 처방이 더 빈번하게 활용될 수 있을 것이다.

참고문헌

서적

김기진 외 공역. 운동과 스포츠 생리학. 제5판. 대한미디어; 2018.

김기환, 김전. 인체생리학. 의학문화사; 2008.

김완희 편저. 한의학원론. 성보사; 1990.

김정구. 폐경기 여성의 관리. 군자출판사; 2007.

김호철. 한약약리학. 집문당; 2008.

대한가정의학회 편저. 가정의학(일차진료지침서). 의학출판사; 2015.

대한고혈압학회 편저. 고혈압. 개정판. 대한의학; 2020.

대한내과학회 편저. 일차 진료의를 위한 약처방 가이드. 한국의학원; 2010.

대한마취통증의학회. 마취통증의학. 제4판. 여문각; 2022.

대한임상노인의학회. 노인의학. 개정2판. 닥터스북; 2018.

대한중풍·순환신경학회. 고혈압 한의표준임상진료지침. 군자출판사; 2021.

대한피부과학회 교과서 편찬위원회. 피부과학. 제7판. 정우의학서적; 2020.

대한한방부인과학회. 갱년기장애 및 폐경기후증후군 한의표준임상진료지침. 한국한의약진흥원; 2021.

라이프사이언스 편집팀 역. Vander's 인체생리학. 제15판. 라이프사이언스; 2021.

안중배 외 공역. 대기과학. 제13판. 시그마프레스; 2016.

의학계열 교수 32인 공역. Guyton and Hall 의학생리학. 제12판. 범문에듀케이션; 2017.

이경준. 수목생리학. 서울대학교출판부; 2011.

이승훈 역. 침의 과학적 접근의 이해. 한미의학; 2021.

정일규. 휴먼 퍼포먼스와 운동 생리학. 대경북스; 2022.

조기호 편저. 한방처방의 동서의학적 해석. 퍼시픽출판사; 2006.

채동현 외. 쉽게 배우는 기상학. 제2판. 교육과학사; 2019.

한국기상학회. 알기 쉬운 대기과학. 시그마프레스; 2020.

한방약리학 편찬위원회. 한방약리학. 제4판. 신일북스; 2015.

허준. 국역증보동의보감. 남산당; 2000.

황도연. 대역 증맥 방약합편. 남산당; 1992.

Eva V. Osilla, Jennifer L. Marsidi, Sandeep Sharma. Physiology, Temperature Regulation. StatPearls Publishing; 2002.

논문

김진수. 수술 중 체온 이상. 대한중환자의학회지. 2000;15(1):24-30.

박기종. 땀분비와 연관된 신경학적 질환들. 대한임상신경생리학회지. 2012;2014:12-9.

박석원, 김황민, 김종수 외. 소아에서 비만이 운동 전후의 폐활량에 미치는 영향. 소아과. 2002;45(5):588-95.

박창규. 비만과 심혈관 질환. 순환기. 1997;27(1):130-4.

서범천. 체온 조절과 땀의 분비. 대한통증자율신경학회지. 2017;6(1):1-5.

양승범, 변신규, 김재효. 출혈성 쇼크 흰쥐 모델에서 경혈지압이 혈압과 심박수 변화에 미치는 영향, 경락경혈학회지. 2016;33(2):58-66.

임진희, 이임순, 고병희 외. 중년비만여성의 사상체질별 특성에 관한 연구. 사상체질의학회지. 2004;16(3):59-69.

최경묵. 비만과 심혈관질환: 비만 역설. 대한내과학회지. 2009;77(4):967-70.

Akita S, Namiki T, Kawasaki Y, et al. The beneficial effect of traditional Japanese herbal (Kampo) medicine, Hochu-ekki-to (Bu-Zhong-Yi-Qi-Tang), for patients with chronic wounds refractory to conventional therapies: A prospective, randomized trial. Wound Repair Regen. 2019;27(6):672-9.

Alvarez-Collazo J, Alonso-Carbajo L, López-Medina AI, et al. Cinnamaldehyde inhibits L-type calcium channels in mouse ventricular cardiomyocytes and vascular smooth muscle cells. Pflugers Arch. 2014;466(11):2089-99.

Baker FC, Siboza F, Fuller A, et al. Temperature regulation in women: Effects of the menstrual cycle. Temperature (Austin). 2020;7:226-62.

Boris Kingma, Frijns A, van Marken Lichtenbelt W. The thermoneutral zone: implications for metabolic studies. Front Biosci (Elite Ed). 2012;4(5):1975-85.

Cong Cong. Catalpol attenuates blood pressure and improves renal function in spontaneously hypertensive rats. Int J Clin Exp Med. 2021;14(1):604-10.

F Gucel, Bahar B, Demirtas C, et al. Influence of acupuncture on leptin, ghrelin, insulin and cholecystokinin in obese women: a randomised, sham-controlled preliminary trial. Acupunct Med. 2012;30(3):203-7.

Hao HF, Liu LM, Pan CS, et al. Rhynchophylline Ameliorates Endothelial Dysfunction via Src-PI3K/Akt-eNOS Cascade in the Cultured Intrarenal Arteries of Spontaneous Hypertensive Rats, Front Physil. 2017;8:928.

Harker M. Psychological sweating: a systematic review focused on aetiology and cutaneous response. Skin Pharmacol Physilo. 2013;26(2):92-100.

Li P, Tjen-A-Looi SC, Cheng L, et al. Long-Lasting Reduction of Blood Pressure by Electroacupuncture in Patients with Hypertension: Randomized Controlled Trial. Med Acupunct. 2015;27(4):253-66.

Li YW, Li W, Wang ST, et al. The autonomic nervous system: A potential link to the efficacy of acupuncture. Front Neurosci. 2022;16:1038945.

Li ZP, Cao Q. Effects of astragaloside IV on myocardial calcium transport and cardiac function in ischemic rats. Acta Pharmacol Sin. 2002;23(10):898-904.

Liu Y, Park JE, Shin KM, et al. Acupuncture lowers blood pressure in mild hypertension patients: A randomized, controlled, assessor-blinded pilot trial. Complement Ther Med. 2015;23(5):658-65.

Rahmouni K. Leptin-Induced Sympathetic Nerve Activation: Signaling Mechanisms and Cardiovascular Consequences in Obesity. Curr Hypertens Rev. 2010;6(2):104-209.

Rongen GA, Lenders J W, Willemsen J J, et al. Hypertension. 1996;27(4):933-8

Seo BN, Kwon OJ, Lee SW, et al. Effects of Acupuncture on Lowering Blood Pressure in Postmenopausal Women with Prehypertension or Stage 1 Hypertension: A Propensity Score-Matched Analysis. J Clin Med. 2021;10(7):1426.

Sessler DI. Temperature monitoring and perioperative thermoregulation. Anesthesiology. 2008;109(2):318-38.

Shinozuka N, Tatsumi K, Nakamura A, et al. The traditional herbal medicine Hochuekkito improves systemic inflammation in patients with chronic obstructive pulmonary disease: Letters to the editor. J Am Geriatr Soc. 2007;55(2):313-4.

Sui F, Lin N, Guo J-Y, Zhang C-B, Du X-L, Zhao B-S, et al. Cinnamaldehyde up-regulates the mRNA expression level of TRPV1 receptor potential ion channel protein and its function in primary rat DRG neurons in vitro: Original article. J Asian Nat Prod Res. 2010;12(1):76-87.

Tan YQ, Chen HW, Li J. Astragaloside IV: An Effective Drug for the Treatment of Cardiovascular Diseases, Drug Des Devel Ther. 2020;14:3731-46.

Tatsumi K, Shinozuka N, Nakayama K, et al. Hochuekkito improves systemic inflammation and nutritional status in elderly patients with chronic obstructive pulmonary disease: Letters to the editor. J Am Geriatr Soc. 2009;57(1):169-70.

Tostes R C, Nigro D, Fortes Z B, Carvalho M H C. Effects of estrogen on the vascular system, Braz J Med Biol Res. 2003;36(9):1143-58.

Wong BJ, Hollowed CG. Current concepts of active vasodilation in human skin. Temperature. 2016;4(1):41-59.

사이트

네이버 지식백과[인터넷]. Avilable from: https://terms.naver.com/.

위키백과[인터넷] Avilable from: https://ko.wikipedia.org/wiki/.

나무위키[인터넷] Avilable from: https://namu.wiki/w/.

사이언스올[인터넷]. 체온. Avilable from: https://www.scienceall.com/.

네이버 블로그[인터넷]. 미스터밥 수학학원. Avilable from: https://blog.naver.com/2mrbobmath.